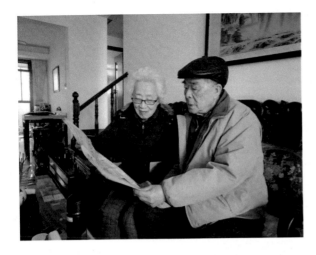

郑昌雄教授与其妻子合影

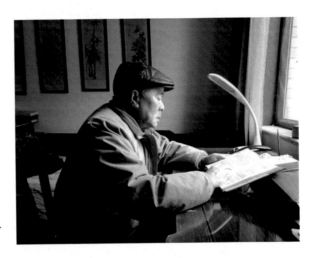

郑昌雄教授读书照片

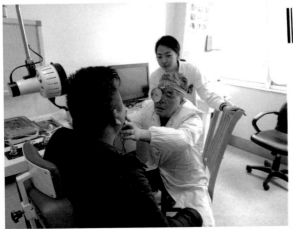

郑昌雄教授工作时传授指导学生照片

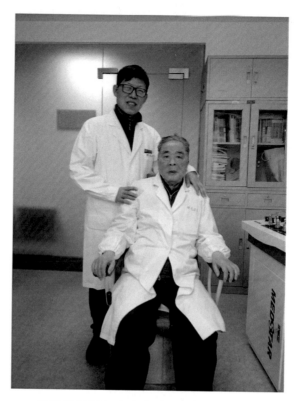

郑昌雄教授与本书主编忻耀杰教授合影

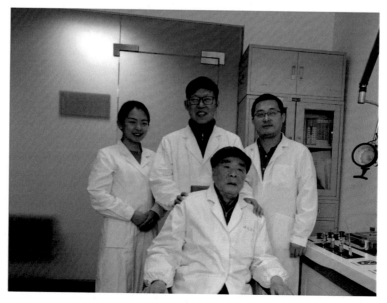

郑昌雄教授与学生们合影

　　本书受上海市中医、中西医结合临床重点扶持项目（项目编号：ZY3·JSFC-1-1020）和海派中医流派及特色技术扶持建设项目（项目编号：ZYSNXD-CC-HPGC-FC-003）资助出版。

海派中医学术流派系列图书

张氏喉科

郑昌雄临证经验集

忻耀杰　滕磊　主编

科学出版社
北京

内 容 简 介

郑昌雄教授系海派中医张氏喉科的传人,师从全国名老中医张赞臣先生,学识丰富,精于耳鼻咽喉各科病证,尤擅喉科,享誉全国。本书介绍了郑昌雄教授从医五十余年的临证经验及与张氏喉科的渊源,内容包括郑昌雄教授治疗耳鼻咽喉常见病的诊治经验、特色用药医话、常用方药、验方病案等,反映了郑昌雄教授临诊辨证审因、病证结合,处方用药取精用简,药用轻灵,既有张氏喉科的用药遗风,又独具其个人特色。

本书适合中医耳鼻咽喉科、中医外科临床医师,以及中医院校的师生、中医研究人员等参考使用。

图书在版编目(CIP)数据

张氏喉科郑昌雄临证经验集/忻耀杰,滕磊主编. —北京:科学出版社,2018.3
(海派中医学术流派系列图书)
ISBN 978-7-03-056668-3

Ⅰ.①张… Ⅱ.①忻… ②滕… Ⅲ.①喉科学–中医临床–经验–中国 Ⅳ.①R276.1

中国版本图书馆 CIP 数据核字(2018)第 040009 号

责任编辑:陆纯燕/责任校对:王晓茜
责任印制:谭宏宇/封面设计:殷 靓

科学出版社 出版
北京东黄城根北街 16 号
邮政编码:100717
http://www.sciencep.com
北京虎彩文化传播有限公司印刷
科学出版社发行 各地新华书店经销
*
2018 年 3 月第 一 版 开本:B5(720×1000)
2019 年 5 月第三次印刷 印张:15 3/4 插页:1
字数:258 000
定价:60.00 元
(如有印装质量问题,我社负责调换)

前　言

　　海派中医是具有"海派文化"特征的上海中医。在名医荟萃、学术争鸣、中西汇通为特征的众多沪上流派中，张氏喉科的创始人张赞臣先生以重视整体、固护正气、内外兼治等治疗特色享誉江、浙、沪一带。在民国"取缔中医"逆浪翻滚时期，中医药事业举步维艰，张老为捍卫中医药事业，挺身而出，据理力争，在近代医学史上产生了重大的影响。中华人民共和国成立之后，鉴于中医喉科后继乏人的现状，张老在全国范围内举办了多期中医喉科学习班，大力发展中医喉科，培养了众多的中医耳鼻咽喉科人才，并在上海中医药大学附属曙光医院创立了上海市首家中医喉科专科门诊，为挽救濒临灭绝的中医喉科做出了巨大贡献。但是，由于多方面的原因，继第二代海派中医张氏喉科传人之后，步后尘者寥寥，屈指可数。面对如此现状，上海市中医药发展办公室领导力挽狂澜，举办了多期中医紧缺专科人才培养学习班，培养了一大批中医专科紧缺人才，志在拯救奄奄一息的沪上具有特色的中医专科；并大量拨款给予资助，为我们继承海派中医张氏喉科搭台铺路。虽然我们有些遗憾，不能侍诊于张老之侧，聆听张老的教诲。但是，我们深感荣幸的是能够经常地跟随于郑昌雄教授身旁，他耳提面命，言传身教，为我们授业解惑。

　　郑昌雄教授是张赞臣先生的入室弟子，深得张老的真传。郑昌雄教授全面地总结、继承了张老的学术思想及临床经验。他曾主持编纂《张赞臣临床经验选编》，见解独到、深入浅出地总结了张氏喉科的诊疗特色，该书是研究张氏喉科不可多得的参考资料。在继承张老学术思想的基础上，郑昌雄教授还进行了传承和发扬，在上海中医药大学附属曙光医院创立了"郑昌雄名老中医工作室"，为张氏喉科的宣传、为中医喉科人才的培养，均做出了卓越的贡献。郑昌雄教授临证主攻中医喉科，尤其是嗓音病的诊治，特别在治疗喉白斑病、喉乳头状瘤等肿瘤疾病方面积累了丰富的经验，并自创"消结开音冲剂""消喉斑汤""口疮散"等验方，应用于临床，取得了较好的疗效。郑昌雄教授临证并不因循守旧，而是积极应用现代诊疗技术，如喉镜等的检查，使得局部病变情况了然于胸。他在明辨证因、洞悉症结的情况下，制订化痰散结、活血化瘀、攻补兼施的各种治法，有常有变、有缓有疾，运用于临床有得心应手之妙。

我们在跟随郑昌雄教授临证中，收集其临证医案、特色用药、特色诊治经验等资料，分门别类、归纳编次，并得到郑昌雄教授的审阅和指导，经过反复修改，编辑成册，以飨同道。由于我们水平有限，书中难免有片面、不足之处，恭请同道斧正。

主　编

2017 年 9 月

郑昌雄传略

　　郑昌雄，男，主任医师，教授。1936年8月出生于福建省宁德市。现任上海市中西医结合耳鼻咽喉科专业委员会顾问；曾任上海市中医耳鼻咽喉科专业委员会主任委员、顾问，上海市中医咽喉病医疗协作中心主任委员，上海中医药大学中医耳鼻咽喉科教研室主任等职。

　　1963年郑昌雄教授从福建中医学院（现福建中医药大学）本科医疗专业毕业，被分配到上海，跟随国内著名老中医张赞臣教授临证学习，同时投入到中医文献的整理、研究工作，他继承了张老的学术思想、临床经验，并深得其传。从事医疗工作五十余年，郑昌雄教授在中医药治疗耳鼻咽喉科疾病方面积累了丰富的临床经验，并且在继承张老学术思想的基础上有所创新发展，在治疗喉白斑病、喉乳头状瘤、声带息肉等嗓音疾病，以及鼻咽炎、小儿腺样体肥大、复发性口腔溃疡、口腔黏膜扁平苔藓、口腔黏膜白斑等疑难杂症方面尤为擅长。其在中医耳鼻咽喉科学理论上也有一些独到的见解，如在对疾病发生机制、诊治的认识方面，他认为耳、鼻、咽、喉、口腔等官窍各由相应的脏腑所主，官窍病变虽在局部，但其发病多因于人体内在脏腑功能的失衡。因此，他强调临诊须重视局部检查所见与全身症状相结合的辨证方法。在临证用药方面，郑昌雄教授针对临床滥用胖大海治疗喉喑病的现象，首次撰文指出胖大海并非通治音哑之药，并自创"消结开音冲剂""消喉斑汤""口疮散"等验方，应用于临床，取得了较好的疗效。

　　作为上海中医药大学中医耳鼻咽喉科教研室主任，郑昌雄教授不仅亲自承担大部分中医耳鼻咽喉科课堂教学任务，而且还重视培养年轻中医耳鼻咽喉科人才。不仅培养科内的年轻中医师，他还在1993年受到国家卫生部及上海市中医药学会的委托，主持开办了中医耳鼻咽喉科临床医师进修班，在全国范围内培养了大批中医耳鼻咽喉科新生力量。

郑昌雄教授曾作为第一承担者承担了上海市高等教育局的科研课题"消结开音冲剂治疗声带息肉的疗效及对血液流变性的影响"一项，获"局级三等奖"；其先后发表论文 30 余篇，如《中医药治疗喉白斑的临床观察》《消结开音冲剂治疗声带息肉的疗效及对血液流变性的影响》《中医治疗喉乳头状瘤》等；郑昌雄教授还主编了《张赞臣临床经验选编》《中医耳鼻咽喉科学》《中医五官科学手册》等多部著作。

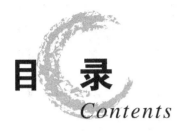

目 录
Contents

中篇　医案撷英

下篇　张氏喉科的传承与发展

附录

上篇　医家漫谈

第一章　学术思想集锦

第一节　张赞臣学术思想集锦

张赞臣（1904.9—1993.1），男，字继勋，晚号壶叟、蓉湖老人，江苏武进人，汉族。世袭中医，祖父张有铭、父亲张伯熙均为江苏武进名医，精于内、外、喉科。张赞臣自幼从父习医，16岁随父来沪，考入上海中医专门学校，后转入上海中医大学继续深造，1926年毕业（学制六年），又师从谢利恒、曹颖甫、包识生等名家深造。毕业后悬壶沪上，精内、外、妇、儿、五官各科，尤以外科、喉科见长。

1926年4月，张赞臣在上海创办学术团体"医界春秋社"，任执行主席，兼任主编，出版《医界春秋》月刊，前后历时十一年之久。1930年以来，张赞臣先后创办了上海国医讲习所、《世界医报》、中国医药研究所、上海中医专科学校、上海复兴中医专科学校、上海市中医师研究会等组织。他曾先后受聘于中国医学院、中华人民共和国医学院等院校，并任学院董事及教授。1929年，为维护中医学不至泯灭，针对国民党政府卫生委员会通过的"废止中医"议案，他率先以"医界春秋社"的名义著文通电全国各省市政府部门，发起组织全国医药团体总联合会，联合全国中医药界同仁奋力抗争，推举五人代表团赴南京要求撤销该议案，他任随团秘书，最终迫使国民政府取消原议。1935年，张赞臣揭露汪精卫阻挠实施"国医条例"的阴谋，终使"条例"公布施行。

中华人民共和国成立后，张赞臣历任上海中医门诊所所长、上海市公费医疗第五门诊部副主任、上海市卫生局中医处副处长、上海市中医文献馆副馆长；参加筹建上海中医学院的工作，并任方药教研组和五官科教研组主任；担任国家卫生部医学科学委员会委员、国家科学技术委员会中医中药专题委员会委员、中华全国中医学会理事及外科学会顾问；是中国中医耳鼻喉科学会的创始人之一，并任耳鼻喉科学会名誉主任委员、上海市中医学会副理事长。1978年张赞臣被聘为上海中医学院教授、曙光医院顾问。他是全国第一批500名中医之一。

张赞臣毕生致力于中医临床、教学和科研工作，可谓著名的中医学家，中医耳鼻喉科奠基人之一。中华人民共和国成立以前，张老多次创办医学报纸、杂志，行销全国，以发扬国粹。此外，张老多次创办国医校、所，自编教材讲学授课，他主编的《中国诊断学纲要》《中国历代医学史略》等先后多次出版，被上海中国医学院、无锡中国针灸学校、兰溪中医专门学校等中医学校作为教材采用。他曾先后受聘于苏州国医研究院、上海中国医学院、中华人民共和国医学院、上海中医学院等院校，主讲诊断学、本草学、医史学课程。1960年，他自编《咽喉口腔病概论》，此书被作为中医学院五官科学教材使用。1975年，他与上海中医喉科名医朱宗云、马鸿声等组织编写了《中医耳鼻咽喉科学》讲义。1978年张赞臣接受国家卫生部委托主办全国喉科医师进修班。1980年他又接受国家卫生部委托出任全国高等医学院校中医喉科师资进修班班主任，全面负责该班的教学工作，同年担任上海中医学院中医喉科硕士研究生导师。1987年，张老以耄耋之年主编《中医喉科集成》，全书100多万字。

张老博学多闻，融会贯通，务求"宗诸师而不泥，法各家而不陷，罗治法而兼备，集众长而并蓄"。其临证析疑决难，起沉破疴，使众多病家得其福泽；众多中、西医骨干广得其益，无不赞叹其为耳鼻喉科的巨匠，真是沪上"医之医"也。张赞臣培养的学生枚不胜数，多为中医界的名医、精英，或为一方名士。

【学术思想】

1. 强调五官疾病整体论

张老认为"整体观"是祖国医学的特点，也是其优点。大致可概括为：

1）在理论上强调整体观念，重视人体内、外环境的统一。

2）在诊治上强调"四诊合参"，辨证施治，具体情况具体分析，异中求同，同中求异，因时因地制宜。

3）在治疗上强调调动机体本身的防御功能。

这些基本点在中医耳鼻咽喉科上反映尤为突出，耳鼻咽喉虽属局部，但其起病的实质是脏腑功能失调，故诊治须从整体着手，局部与整体、内治与外治相结合，才能取得好的效果。

张老认为，耳鼻咽喉疾病，不论急慢，总不离风、火、痰、热相互为因，但辨风、火、痰、热有其一定之规律。辨证当审其外征，悉其内证，求本索源，明察细辨，而后定法选方治之。例如，风性轻扬，容易犯上，不少耳鼻咽喉疾患与风有关，张老则均从风论治之。对于耳鼻咽喉部的疮疡，张老内治以消肿散结为主，结合具体辨证，变通运用。对于耳鼻咽喉的多种疾病，张老常用通下法治疗，上病下治，能起到攻下导滞、引热下行、釜底抽薪的作用。如以通下泄热法治疗肺胃热盛所致的咽喉急性疾患、鼻衄等疾病，泻大肠火以清上部热；以通下平肝法治疗内耳性眩晕、急慢性中耳炎；以通下滋阴法治疗慢性咽喉炎、萎缩性鼻炎等疾病，往往药到病除，此即"病在上，治其下"的整体调治法之一。在通下法治疗中，张老一般对壮实之体多用大黄、玄明粉之类药物攻下之；瓜蒌仁、郁李仁、火麻仁等植物的种仁或果仁，具有润滑作用，分别用于病邪或热毒结于肠胃而成的里实之证，或素体阴虚火旺的血虚少津者。对于耳鼻咽喉慢性疾患，因诸多虚候，张老多以调补肺脾，调治肝脏，固护正气为治疗要法。张老认为，正气为人身之根本，在治病过程中时时处处要注意维护之。对治疗耳鼻咽喉实热证的患者，张老用药不避清热泻火之剂，但反对孟浪用药，滥投苦寒，要时时顾及患者之脾胃，指出对脾胃健运尚属正常者，苦寒之剂不能过量；若脾胃虚弱，更不能纯用苦寒，否则邪热未除，中气先损，败伤胃气，有碍康复。至于通下之品，尤其要慎用，不可不用，亦不得妄用，以免应用不当，诸如药不应证，病轻剂重，而损伤正气，消耗阴液。昔人所谓"留得一分津液，便有一分生机"。对于大便燥结而又体弱不耐攻者，张老多采用蜜导法（白蜜要熬稠凝，搓成枣形，塞肛门）、胆导法（猪胆汁灌肠）、甘油锭等多种方法润肠通便，俾使不伤正气。对阴虚病证，张老提醒用药当力避辛燥伤津助火之品。即使是治肝郁气滞之证，对久病体弱者，要忌用青皮等破气导滞药，慎用木香、吴茱萸等香燥药，而用佛手花、绿梅花、春砂花、郁金、制香附等芳香轻宣理气之品，疏散而不伤正。补益肝肾之阴，应采用滋而不腻的玉竹、何首乌、女贞子之类。对气虚者，益气不可升阳，健脾不可温燥，选用之药，多为甘润清养之物，如太子参、茯苓、炒白术、淮山药、川厚朴花、采芸曲等属性平和之品。

张老认为，内服之剂固属重要，外治诸法亦不容忽视。所以然者，盖外治药物可直达病所，内外合治，则其效可相得益彰。因此，在治疗上张老既重视局部病灶，又不忽视整体调治；既内治调摄，又不偏废外治。其于咽喉病证的外治法，常用吹药、嗽漱、外敷、局部切开排脓等法，以多种家传或自创外用验方，如珠黄青吹口散、提脓丹、玉露膏、银硼漱口液等，与内服药同用治疗疾病，使疗效倍增。

张老治病不忘精神调摄。他认为，治病必先治人。作为一名医生，不仅要重视治"身"，还须善治其"心"。药养固为重要，怡养心情亦不可少，百脉舒和，其病自愈。因此，张老于治病之初，必先察其心理，先安其心，在认真细致地诊察和综合分析后，将致病原因、病情转机告知患者，酌情多作解释，以解其顾虑，增其信心，再介绍服药及摄生的方法，告知摄生得宜，每可加速病愈。

2. 注重五官的局部望诊

在耳鼻咽喉疾病的诊断中，张老望、闻、问、切俱重，但侧重于耳鼻咽喉的局部望诊。

（1）观咽喉局部之表现：张老积数十年临床经验，深感喉科之重要性："病之所入，皆由咽喉，咽喉虽小如弹丸，却系食、气要冲，攸关整体，内脏失调可由咽喉病引发，也可引发咽喉病"，指出咽喉诸症，观局部之色，有白，有赤。对色白之症，必须明辨属寒还是属热，不可因症见色白，一概视之为虚寒之象，而凡色红者，则无不属之于火，唯红有深艳浅淡之分，火有虚实之别。色淡隐红者为虚火上炎；色艳红者则为实火。大凡咽部黏膜焮红兼肿胀疼痛者，多缘热毒壅盛，其中色大红或伴有肿烂者，多是肺脾积热、心肝火旺；红中带紫色为积邪于内，感邪于外；色淡红者为肺胃蕴热复感受风寒或寒包火；肿而色淡不甚红者往往是肺脾受寒或体弱不能抗病。斗底（咽后壁）小瘰（淋巴滤泡）色红而肿者为火盛；色淡白而肥厚有痰湿；形高突者为实；形扁平者多虚。斗底哥窑纹也称赤色丝脉（扩张之毛细血管），纹粗而色鲜红为虚火实火相参；纹细而色暗红者，则属虚火。咽喉局部肿胀散漫，若压之觉质硬为脓未成或脓在深层未达表，再结合病程及咽痛特点加以判断之：若局部红肿光亮高尖，顶成微白色，按之质软者示脓已成；而见肿硬麻木或高低不平者为恶候。咽喉表面渗出物色明净且局限，示肺胃热毒不深；若腐膜污秽，厚积满布，发秽臭之气，示热盛且预后差。

（2）望鼻膜之色泽：张老认为，一般而言，鼻膜淡白而水肿者，大多为气虚或有痰湿，老年鼻鼽者之鼻膜呈苍白、水肿状多，此乃肺肾气虚；鼻膜色鲜红而高突，为内有郁火；暗红而干，突起不显，为血瘀或阴虚火旺之证。

局部辨证须与全身辨证相结合，临床常见有局部充血明显而全身虚寒见证之真虚假实证；亦有局部色苍白而全身内热明显之真实假虚证，必须加以明辨细察，方不致误用方药。

（3）验鼻衄之血色，鼻渊之涕色：张老认为，鼻衄之血色鲜红，以郁热为多；

血色紫黑，为有瘀热之表现；血色暗淡，为正气不足。鼻渊患者，涕黄脓黏稠为有肺火或痰热；浓涕秽臭为邪毒甚；涕清稀如水或如蛋清为虚寒之证。

3. 首创舌下经脉诊察法

在诊断上，张老首创"舌下经脉诊察法"，特别注意观察舌下经脉的表现。

他指出，观察舌下经脉之色泽与形状，对疾病的诊断极有帮助。他认为舌下经脉与心肝两经关系密切。盖舌为心之苗，心主血，其充在脉；肝筋聚于阴器，而脉络于舌本。因此，身体任何部位有所瘀积或痰湿内阻，脉道不利时，皆可现之于舌下经脉，且其部位又在薄膜之内，清晰可辨，检查方便。

此法不但可以诊察病证之轻重，痰湿之有无，肝郁瘀滞之程度，而且对于治疗效果也可有一明确的标准。通过长期的临床实践，张老总结出，舌下经脉色淡而粗大伴舌下腺体肥厚者，为痰湿重；色紫而迂曲暴露者，为有瘀热。根据舌脉辨证治疗，病情控制后，舌脉也往往恢复。

4. 创制众多的经验良方

张老融会古今耳鼻咽喉科方药运用的临床经验，精通常法，又能灵活变通、通常达变，于治疗上效如桴鼓。

这主要体现于以下两个方面：其一是对古方应用得心应手。张老诊治喉病，或用古代专著中载述之原方，或以临床所见随证加减变化，法度井然。其二是针对某些耳鼻咽喉科病证，在临床诊治中创制新方。这些新方是在精熟古方的基础上予以化裁而成，是"独出机杼、圆机活法"的产物，它充实并丰富了耳鼻咽喉科的方治内容。

在方药选用方面，张老宗刘完素"流变在乎病，主病在乎方，制方在乎人"之旨，创设了金灯山根汤、养阴利咽汤、聪耳汤、辛前甘橘玉屏汤、丹芍茅花汤、消瘤汤、喉痹清解汤等众多经验良方。

5. 独特的内外用药特点

张老认为，真正懂中医，就要掌握中医治病的规律，按规律办事，就能预知疾病的变化，掌握治病的主动权。中医历来是医药分工不分家，医生不熟悉药性，如何能真正妥善处方用药、适应病证？应当杜绝医不识药，药不知医的现象。

此外，用药要结合天时，由此，医生还须懂天文地理，否则难以理解五运六气。张老通晓百草医理、天文地理，在药物应用上熟稔药性，辄中肯綮，有自己独特的创见。其用药一般皆取平和之品，不用滋腻辛燥、峻急之药，时时处处不忘护正。宗"轻可去实"之旨，药取轻灵，以轻宣、轻清、轻养为法，缘耳鼻咽喉皆属清空之窍，位于头面部，"治上焦如羽"，其用药剂量一般不大，总以"取去为度"，认为药不在多，贵在精当，轻药可治重病。

在治疗咽喉病证之常用药物中，张老有通用药与专用药之分。

专用药以用挂金灯、山豆根、射干、桔梗、甘草、僵蚕、牛蒡子、玄参居多。在通用药方面，张老从全身症状出发，而又根据不同表现分别选用之。如外感风热，多取荆芥、薄荷以疏散外邪；热毒里盛，多用金银花、连翘、黄芩、山栀子以清泄热毒；肝阳上亢，常选用生白芍、白蒺藜之属；肝气郁结，常选用郁金、蔷薇花之类；湿阻中焦，常选用茯苓、薏苡仁之辈；阴虚不足，常选用沙参、麦冬等品；对于热结便秘，多用玄明粉治之，而很少采用大黄，盖以为大黄既可引致腹痛，性苦寒，又有伤正之弊，而玄明粉则否；津少便秘，多用瓜蒌仁、桑椹为润肠之用；若局部肿痛较剧，又多佐以赤芍、牡丹皮以凉血消瘀；脓成将溃，又多选用皂角刺、芙蓉花以托毒排脓。此外，张老用药尚有如下特点：

（1）对药配伍，各擅其长：在治疗咽喉病证方面，对于急性咽喉病，张老常用的对药有挂金灯配山豆根、射干配牛蒡子、桔梗配甘草、川黄连配僵蚕、赤芍配牡丹皮、黄芩配知母、皂角刺配芙蓉花；对于阴虚火旺之咽喉红痛之证，张老喜用玄参配天花粉；对外感所致的暴喉喑，张老常用胖大海配蝉蜕；对久喉喑，张老常用凤凰衣配木蝴蝶。

在治疗肝脾病证方面，张老认为，中焦为脾胃所居，上为心肺，下为肝肾，凡上下所属之脏器出现虚实克胜之变，必然影响中焦之气，故四脏有一不平，中气必为之先郁。因此，常以芳香渗湿药物，如木香、砂仁、陈皮、茯苓、薏苡仁、扁豆、乌药之类悦脾醒脾，治疗中焦湿阻；也常选用厚朴花，因其能宽中理气，化湿开郁，而无厚朴之燥烈，一般不用苍术、半夏，恐其燥烈而伤阴。以健脾化湿之对药如茯苓配白术、扁豆配山药、木香配乌药治疗脾胃气虚、寒湿滞于中焦者。以理气宽中消胀的春砂壳、春砂花、佛手片等与山药、扁豆配用，治疗气滞中满者；亦常用枳术丸，然将枳实改为枳壳，理气而不破气。以太子参、土炒白术、茯苓、扁豆衣、淮山药、制黄精、炙甘草之类药性平和、不燥不腻的药物补中益气，培补脾土，常用的对药有白术配山药、白术配太子参。

张老认为，补中必须寓通，方不致使中焦滞满。因此，在补益药中常用木香、枳壳或陈皮佐以理气。亦常用"保和丸"，消、健同用。他喜用炙鸡内金振荡脾气，对体虚脾失健运者，则用采芸曲健脾而不燥。因黄芪易呆胃，且升气亦升阳，故无中虚明显者，张老一般不轻易应用。

平肝潜阳用天麻、钩藤、白芍、白蒺藜、白菊花、稽豆衣等，少用重镇药，常用白芍配白菊花、白蒺藜配稽豆衣。疏肝用柴胡、佛手花、制香附、郁金、炒枳壳、陈香橼皮、玫瑰花、野蔷薇花等芳香轻宣理气之品，张老尤喜用野蔷薇花斡旋气机，而不用木香、吴茱萸之类药物，唯恐其辛燥化火而伤阴。他常以香附、郁金为对药。柔肝用白芍、枸杞子、绿萼梅、制何首乌、桑椹等，张老喜以白芍与绿萼梅、白芍与枸杞子搭配应用。养肝用潼蒺藜、制何首乌、桑椹、制玉竹、枸杞子、女贞子、墨旱莲、山萸肉、五味子、酸枣仁等，滋而不腻，不像龟板、阿胶等碍胃滞脾。他喜用生、熟枣仁，潼、白蒺藜，制何首乌与白蒺藜，二至丸搭配应用。

（2）重视按经用药：张老认为，治疗咽喉疾病要特别着重于肺胃两经。其治咽喉病，每由肺胃着手，他说，咽、喉分别为呼吸之要道、饮食之关隘，与肺、胃经关系尤为密切，治疗当遵按经用药之原则。故对诸咽喉病证属于热毒患者，主以清泄肺胃热毒为法，创金灯山根汤治之。而病属阴虚火旺之证，则以清养肺胃为法，创养阴利咽汤治之。上述两方，于临床加减运用，屡建殊功，充分证实了治疗咽喉病证着重肺胃两经理论之正确性。

张老比较重视阴液的养护，他认为，阴液不足的原因主要有二：一是多因外感风热或暑热之邪侵袭人体后，易于化燥伤阴。诚如前人所说"温热为阳邪"和"阳盛伤人之阴"的道理。二是由于素体阴虚，或其他疾患迁延不愈，导致阴分不足。伤阴又多表现在肺胃两经，治疗当以甘寒生津、滋养胃阴为主。因此，常用太子参、南沙参、北沙参、天冬、麦冬、玉竹、石斛、天花粉、芦根等，以补充机体阴液的耗损不足，进而使人体阴阳恢复平衡，达到促进病愈的作用。

张老又善于采用养阴法治疗疾病，他对咽喉色红之治疗，多以泻火为法，但随虚实而分别施以清泄热毒、养阴降火。此即古人所谓的"泻阳之有余，即所以补阴之不足"。

对于邪热伤阴之证，张老认为，苦燥之药与养阴之品同用，反有润燥作用。但是，张老告诫说，疾病初起，邪热方兴未艾，或疾病中邪热亢盛而阴液未伤者，不应早用滋腻育阴药物；素体脾阳不足或痰火未伤阴者，也不可予滋阴之品。

（3）治疗咽喉病证的外用药：张老认为，喉科外用吹药，也要辨证用药。喉证色红，总咎之火，张老治疗咽喉病证的外用药，喜用西瓜霜、尿浸石膏、象牙屑、薄荷、土牛膝、冰片、硼砂等；外用吹药中，均用冰片，乃借助冰片开窍遂痰、芳香通关之力。

（4）独特用药：张老治疗咽喉病喜用白芍、挂金灯、土牛膝、白桔梗、天花粉、山慈菇等药。张老善用白芍，不论急性或慢性病证，处方每以白芍开首。由于白芍炮制的方法不同，功效亦有所不同。生用能行气分，清血热；炒用养血柔肝；酒炒后，能引药上行，增强活血能力；土炒则健脾治痢止痛。因此，张老常用白芍配白菊花以平肝；白芍配绿萼梅或枸杞子以柔肝；白芍配制香附以疏肝；

白芍配白蒺藜以养肝；白芍配茯神以宁心安神；白芍配白术、茯苓以健脾益气；白芍配乌药以健脾理气；白芍配牡丹皮以清热凉血兼养血敛阴；白芍配当归以和血补血、柔肝敛阴；白芍配北沙参、麦冬、制玉竹、女贞子之类以滋养肺肾之阴；用生白芍取其平肝潜阳，作为治衄要药。张老对白芍的应用，其实质是治肝、治脾。

朱丹溪谓：挂金灯"苦能除湿热，轻能治上焦，故主热咳咽痛"，张老以其质轻而性苦寒，入肺经，将其作为多种咽喉病证的治疗主药。如在金灯山根汤中，即以挂金灯配合山豆根为主药，治疗各种咽喉部急性炎症。张老认为：土牛膝清热利咽消肿之功效甚为显著，不仅是内服要药，又可作为外用药物；白桔梗化痰利咽功效佳，又能宣肺气而止咽痒，为治疗咽喉病证所常用，不少喉科医师疑其性升，有助火上炎之弊，实质上白桔梗佐于清热解毒药中，具引经报使之功，因本品系手太阴引经之药，借其升提之力，可引诸药力至病所而奏速效，再配合甘草之甘缓，能发挥其长处，而克服其弊端，服之无不良反应，无论是风热初起、热毒炽盛，抑或阴虚火旺之急、慢性咽喉病悉为适宜，白桔梗还有消痈排脓之功效，可治喉痈，若与前胡搭配应用，辛开而苦泄，祛痰排脓，用治鼻渊也颇有成效；天花粉清热生津，善化肺中燥痰，妇科用治胎衣不下，外科用以消肿祛腐排脓，故于喉科用之可消除因痰涎壅滞或水湿积聚所生之声带息肉，亦可用来消散囊肿，张老用天花粉配合北沙参、生白芍治疗阴虚喉痹及喉喑，配合玄参、百合治干性喉疳，配前胡、白芷治鼻渊，配桔梗治喉痈；山慈菇长于清热解毒、消痈散结，中医外科多用于治疗瘰疬结核，《本草正义》谓其"能消坚散结，化痰解毒，其力颇峻"，故长于消瘤，张老用其作为治疗鼻、喉部乳头状瘤的主药，再配以僵蚕、贝母、天花粉、夏枯草加强化痰散结之功效，更以炒荆芥、仙鹤草散瘀破结、消痈肿之功效而加强消瘤力量，为方便患者长时间服用，亦可合川贝母研粉，蜂蜜调服之。

6. 倡导中西医结合

张老非常重视中西医结合，不仅平时不断地学习积累西医学知识，还曾专门花一年时间学习西医知识。他认为轻视中医学继承工作的态度，固然不对；但因循守旧，不敢越雷池一步的态度和方法，也是不可取的。他强调中西医要互相取长补短，提倡在学好中医的同时，必须掌握现代科学知识和方法，不断去发展和提高中医耳鼻咽喉科学。

同时，张老又告诫大家，中医不能西化、洋化。发展中医的原则是立足自身、洋为中用。中西医结合的基础在于尊重中医的精神实质，要搞清中医的基本点，搞中医现代化不能离开中医原有的基础，脱离整体，仅研究局部，没有扎实的中医基础，中西医结合只是一句空话，即所谓"离本之木，总归枯死"。

【相关学术著作】

1. 张赞臣. 方药考论类编. 上海: 医界春秋社, 1930.
2. 张赞臣. 中国诊断学纲要. 上海: 医界春秋社, 1930.
3. 张赞臣. 咽喉病新镜. 上海: 医界春秋社, 1931.
4. 张赞臣. 中国医学自修书目. 上海: 医界春秋社, 1931.
5. 张赞臣. 中国历代医学史略. 上海: 千顷堂书局, 1933.
6. 张赞臣. 中国历代医学史略·附药物学史略. 上海: 中国医药书局, 1936.
7. 张赞臣. 精简经穴治疗学. 上海: 千顷堂书局, 1954.
8. 张赞臣. (科学注解)本草纲要. 上海: 上海卫生出版社, 1956.
9. 张赞臣. 中医外科诊疗学. 上海: 上海卫生出版社, 1956.
10. 秦伯未, 张赞臣. 常用丸散膏丹手册. 上海: 千顷堂书局, 1956.
11. 上海中医研究所. 张赞臣临床经验选编. 北京: 人民卫生出版社, 1981.
12. 张赞臣. 中国外科医籍存佚考. 北京: 人民卫生出版社, 1987.
13. 张赞臣. 中医喉科集成. 北京: 人民卫生出版社, 1987.
14. 上海中医研究所. 张赞臣临床经验选编. 北京: 人民卫生出版社, 1984.
15. 张重华. 喉科启承——张赞臣经验精粹. 上海: 上海医科大学出版社, 1999.
16. 上海中医研究所. 现代著名老中医名著重刊丛书——张赞臣临床经验选编. 北京: 人民卫生出版社, 2005.

【内容整理参考】

1. 张重华. 喉科启承——张赞臣经验精粹. 上海: 上海医科大学出版社, 1999.
2. 赵尚华. 红烛燃尽 光芒永存——深切怀念张赞臣教授. 山西中医, 1998, 14(6): 46-48.
3. 郑昌雄, 张剑华. 张赞臣. 中国医药学报, 1987, 2(3): 55-63.
4. 黄素英, 张利. 启承研求 励精创新——记中医学家张赞臣. 中医文献杂志, 2009, 2: 47-50.

第二节　郑昌雄学术思想集锦

郑昌雄，男，（1936—），上海中医药大学附属曙光医院主任医师；现任上海市中西医结合耳鼻咽喉科专业委员会顾问；曾任上海市中医耳鼻咽喉科专业委员会主任委员、顾问，上海市中医咽喉疾病医疗协作中心主任委员和上海中医药大学中医耳鼻咽喉科教研室主任等职。1963 年郑老从福建中医学院医疗专业毕业后，师从全国著名老中医张赞臣教授，深得其传。郑老从事中医耳鼻咽喉科医疗、教学和科研工作近 50 年。郑老临床上主张：师古又不泥于古，临床实效作考量；树衷中参西之风，揭耳鼻咽喉之秘；效法经典探病机，化痰行瘀除顽疾。治疗疾病方面，郑老主张中西医双重检查，在疾病明确诊断后，采用中医药治疗，务必根据中医学理论进行辨证施治，方能取得较好的疗效。他在治疗喉白斑病和喉肉芽肿等喉科疑难杂症方面有独到之处，表现在其继承张赞臣教授学术思想的基础上有所创新发展，特别在治疗喉白斑病、喉乳头状瘤、声带息肉等嗓音疾病，以及鼻咽炎、复发性口腔溃疡、口腔黏膜扁平苔藓、口腔黏膜白斑等疑难杂症方面尤为擅长。在中医耳鼻咽喉科学理论上他也有一些独到的见解，如在对疾病发生的机制、诊治方面，他认为耳、鼻、咽、喉、口腔等官窍各由相应的脏腑所主，官窍病变虽在局部，但其发病多因于人体内在脏腑功能的失衡。因此郑老强调临诊须重视局部检查所见与全身症状相结合的辨证方法，并自创"消结开音冲剂""消喉斑汤""口疮散"等验方，应用于临床，取得了较好的疗效。

【学术思想】

1. 学术渊源

郑老早先跟随全国名老中医张赞臣教授学习，深刻领会其善治急性咽部炎症，以及养阴法在耳鼻喉科临床上的应用，他整理发表恩师张赞臣教授学术经验10篇，编著《张赞臣临床经验选编》（1984年）等专著。在临床中，郑老发现很多嗓音疾病很难治愈，给患者的生活和工作带来严重的影响。因此，在继承恩师张赞臣教授擅长治疗急、慢性咽部炎症的基础上，他通过长期的临床实践，在运用中医药治疗喉科嗓音疾病方面，积累了丰富的临床经验。

2. 遵古又不拘于古，临床实效作考量

郑老在临诊中，善于对药物的功用疗效进行观察总结，遵古又不拘于古，常有自己独到的见解。例如，中药胖大海治疗音哑很灵验，这在《本草求真》中早有记载，为临床常用之品，对于音哑之症，历来多在辨证的基础上加用胖大海治之。但郑老通过长期的临床观察和文献考证，认为"音哑一症，常与声带充血、生赘生物和声带活动度等因素有关，但由于当时没有喉内镜检查，很难发现声带病变情况，所以难免以一概全"。他提出"胖大海仅对急喉喑初起（声带轻度充血和声带活动良好）者有效，不能通治音哑"的观点。这一论点，已

得到中医同仁的认同。

3. 化痰行瘀，揭痰瘀之秘

《灵枢·忧恚无言》曰："咽喉者，水谷之道也。喉咙者，气之所以上下者也。"嗓音疾病就是发生在喉咙的，可发生于声带、室带及声门下区的有形疾病，亦可蔓延到下咽及气管，引起声音的嘶哑。因此，嗓音疾病的发生与气机的升降失常有关。

声音由肺所司，肺藏气，而气之激宕则为声。肺的功能是宣发和肃降，容不得一丝浊阴，正所谓"上焦如雾"，正常情况下痰涕不生，肺的宣发和肃降功能正常。如果肺的功能失调，肺气不降，则上焦不清，痰涕形成。而《黄帝内经》所云"气之所以上下者"的喉咙正是气机停滞的地方，也由肺所司，这是局部病理因素"痰"的成因。而气滞则血瘀，喉窍脉络受阻，经气郁滞不畅，气血瘀于局部，结聚喉窍，致声带形成喉白斑病、乳头状瘤或声带息肉等有形之结，妨碍声门的开合，这是"瘀"的成因。若患者肺胃素有蕴热，或过食辛辣，或外感邪毒，或用声过度，则内外邪热相搏，肺胃火热循经上蒸咽喉，痰热交蒸，久滞咽喉而成肿块，这是局部"毒"的因素。《景岳全书·卷二十八》对"声喑"的病因病机、证候特点及辨证论治有全面的论述，确立了"金实不鸣，金破不鸣"的理论基础，对后世喉病研究有着深远的影响。郑老认为嗓音疾病实际上往往是虚实夹杂，痰瘀兼毒是其局部的病理表现，还和患者的素体虚弱，脾胃功能失调，过劳伤肾，或久病失养，肺肾阴亏等密切相关。

化痰散结法，郑老喜用僵蚕和桔梗配对。僵蚕能够化痰散结，还略有一点清热祛痰的作用。桔梗善于祛痰，有载药上行的作用，僵蚕和桔梗的药对配伍能够有效地起到化痰散结之效。郑老为增其疗效，通常还会辅以夏枯草清肝散结和生薏苡仁利湿散结。杜红花是郑老喜用的活血化瘀之药，其祛瘀力强，郑老用活血化瘀法往往只用此一味即可达到效果。解毒消肿软坚之品，郑老则喜用半枝莲和白花蛇舌草，其相须而用有清热解毒消肿之功，广泛用于喉白斑病、喉乳头状瘤的治疗。而海藻、昆布相须而用则是软坚散结必不可少之品。

4. 常需考量清火降逆

三焦之火，随太阳膀胱之经下行，温水脏，出腘中，贯腨肠，而入外踝。少阳之火降，水得此火，而后通调，所以说三焦独主水道。水性本寒，少阳三焦之火，随太阳而下行，水得此火，火秘于内，水敛于外，是以下焦不寒。木火主里，自内而生长之，故里气常温；金水主表，自外而收藏之，故表气常清。阳藏则外清而内温，阳泄则内寒而外热。凡上热之证，都是甲木之不降，相火之不蛰。相火上炎就是阳泄于外，阳泄则内寒而外热，上热而下寒。上述上焦肺气不清的原因除了与患者肺胃素有蕴热，或过食辛辣，或外感邪毒，或用声过度等因素有关外，从患者自身的体质来说，往往是相火刑金的结果，金被火刑则肺气不清，上焦常热，故而治疗上往往需要考虑清火降逆。郑老经验，在经过其中医药治愈的喉乳头状瘤、声带白斑患者，治疗后如果仍见声带充血明显者，此时若停药随访观察，其复发的可能性较大，而声带无充血者，往往不易复发，这就是上焦有热的表现。因此，玄参、麦冬、沙参、天花粉之类轻清之品皆为郑老所习用。

【相关学术著作】

1. 郑昌雄. 张赞臣临床经验选编. 北京：人民卫生出版社, 1984。
2. 郑昌雄. 中医耳鼻咽喉科学——中医师进修读物. 上海：上海科技教育出版社, 1994.
3. 郑昌雄. 实用中医五官科手册. 上海：上海科技教育出版社, 1993.
4. 郑昌雄. 中国医籍大辞典——耳鼻咽喉口齿分册. 上海：上海科学技术出版社, 2002.
5. 张赞臣. 中医喉科集成. 北京：人民卫生出版社, 1995.
6. 郑昌雄. 梅楝四逆散治疗五十一例胆道蛔虫病. 福建中医药, 1962, 7(2): 37.
7. 郑昌雄. 血小板减少性紫斑. 福建中医药, 1962, 7(3): 45.
8. 郑逸智, 郑昌雄. 乳糜尿. 福建中医药, 1963, 8(2) : 46.
9. 郑昌雄. 加味黄连阿胶汤治疗心肾不交失眠症. 上海中医药杂志, 1963, 9(12): 23.
10. 郑昌雄. 七粒扣合剂治疗白带. 福建中医药, 1966, 11(2): 27.
11. 郑昌雄. 琥珀多寐丸治疗经期夜游症. 中成药研究 , 1982, 5(2): 46.
12. 郑昌雄. 中医中药治疗乳腺癌术后局部复发 1 例. 中医杂志, 1985, 26(1): 19.
13. 郑昌雄. 中医中药治疗喉乳头状瘤 1 例. 中医杂志, 1988, 29(9): 59.
14. 郑昌雄, 忻耀杰. 中医药治疗声带息肉 19 例. 中西医结合杂志, 1989, 9(5): 288.
15. 忻耀杰, 郑昌雄. 自拟"鼻渊方"治疗慢性化脓性鼻窦炎 58 例. 上海中医药杂志, 1989, 23(12): 25.
16. 郑昌雄, 忻耀杰, 张剑华, 等. 消结开音冲剂治疗声带小结和声带息肉及对血液流变性的影响. 中医杂志, 1993, 34(8): 486-488.
17. 郑昌雄. 中医药治疗喉白斑 1 例. 中国中西医结合杂志, 1996, 16(6): 329.
18. 郑昌雄, 忻耀杰, 李春芳. 中医中药治疗喉白斑. 上海中医药杂志, 2003, 37(1): 41-42.
19. 曹建国, 朱敏君, 金杰, 等. 喉癌前期病变的中西医结合治疗分析. 上海医药, 2004, 26(3): 126-127.
20. 李春芳, 忻耀杰, 张弢, 等. 喉白斑和喉乳头状瘤的中医治疗. 中国中西医结合耳鼻咽喉科杂志, 2006, 14(1): 43-44, 72.
21. 郑昌雄. 对《黄帝内经》"阳气衰于下则寒厥, 阴气衰于下则热厥"的体会. 福建中医药, 1963, 8(4): 27-28.
22. 郑昌雄. 中医药治疗支气管哮喘的概况. 上海中医药杂志, 1965, 11(2): 36-40.
23. 郑昌雄. 著名老中医张赞臣在五官科临床运用养阴法的经验. 上海中医药杂志, 1979, 13(5):

17-19.

24. 郑昌雄. 张赞臣老中医治疗鼻衄五法. 福建医药杂志, 1980, 2(5): 58-60.

25. 郭天玲, 郑昌雄. 曹惕寅治疗咳喘的经验. 江苏中医杂志, 1981, 2(1): 14-15.

26. 郑昌雄, 张剑华, 陈亚南. 著名老中医张赞臣运用"养阴利咽汤"治疗阴虚喉痹的经验. 上海中医药杂志, 1982, 16(5): 18-19.

27. 郑昌雄, 张剑华. 外治法在喉科临床应用中的体会——名老中医张赞臣治疗经验. 福建中医药, 1983, 14(4) : 8-11.

28. 郑昌雄, 张剑华. 张赞臣. 中国医药学报, 1987, 2(3) : 55-63.

29. 孔令春, 滕磊, 郑昌雄. 生黄芪在耳鼻咽喉疾病治疗中的应用——郑昌雄临证治验举隅. 上海中医药杂志, 2013, 47(3): 16-18.

30. 王建芳, 滕磊, 郑昌雄. 郑昌雄治疗嗓音病验案 5 则. 上海中医药杂志, 2013, 47(9): 14-16, 61.

31. 滕磊, 忻耀杰, 郑昌雄. 郑昌雄教授应用鸡血藤治疗嗓音病的临床经验浅谈. 中医药信息, 2015, 32(1): 67-68.

第二章 郑昌雄特色诊疗经验

郑昌雄教授诊治疾病非常重视宏观辨证与微观辨证相结合。他认为，五官七窍由经络相连，内通脏腑而各为其官窍，脏腑的盛衰活动反映于其所主官窍，官窍的功能活动情况亦反映了相应脏腑的虚实。因此临证必须参合脏腑辨证、八纲辨证等全身辨证和耳鼻咽喉所示症状、体征的局部辨证，而后方能精准地辨证施治。郑老认为，耳鼻咽喉虽各有其主，但是与其他脏腑也有着密切的联系。耳病虽由足少阴所主，但与肝、胆、心、脾亦密切相关；鼻病虽由手太阴所主，但与肝、胆、脾、胃、心、肾亦密切相关；咽喉病虽主要由手太阴、足阳明所主，但与脾、肾、肝亦密切相关。故临证参以经络辨证，结合分经论治有助于提高临床疗效。

第一节 鼻鼽的诊治经验

"鼽"字含义有三。一为"鼻塞不通"，正如《释名·释疾病》所说："鼽从久，涕久不通，遂至窒塞"，《说文解字》亦说："鼽，从鼻九声，病寒鼻窒也"；二为"中医人体解剖名称"，是指面颊、颧弓之处，如《素问·气府论》说："面鼽骨空各一"；三为中医鼻流清涕的证候，如刘完素《素问玄机原病式·卷一》所说："鼽者，鼻出清涕也。"

现代中医解释鼻鼽，是指突然和反复发作的以鼻痒、鼻塞、流清涕、打喷嚏等为主要特征的鼻病。鼻鼽可常年持续性发病，亦可呈季节间歇性发作，鼻鼽可能会诱发哮喘，是临床常见病和多发病。郑老认为，鼻鼽是一个广义的概念，泛指所有鼻出清涕的鼻病，因此它包含西医学的变态反应性鼻炎、血管运动性鼻炎、嗜酸细胞增多性非变应性鼻炎等疾病。

鼻鼽与肺的功能失常关系密切。肺开窍于鼻，肺的主要功能是宣发肃降和通调水道，以使"上焦如雾"。正常情况下，肺气轻清，通过不断地呼浊吸清，吐故纳新，促进着气的生成，调节着气的升降出入运动，从而保证了人体新陈代谢的正常进行。因此《灵枢·脉度》说："肺气通于鼻，肺和则鼻能知臭香矣。"肺气和则呼吸利，嗅觉灵敏。若肺气虚寒，宣肃失职，则雾露不清，水湿停聚，以致清涕长流。日久可因为水湿凝聚而发生鼻息肉；或因寒郁为热，煎灼肺津，上灼肺窍，而使鼻腔黏膜充血、干燥。肺通喉而开窍于鼻，外邪袭肺，多从鼻喉而入，肺的病变，也多见鼻塞、流涕、喷嚏、喉痒等症状。此外，鼻鼽还与脾、胃、心、肾、肝、胆的功能失常关系密切。

郑老指出，鼻鼽在临床上常常容易被误诊为与之症状相似的"伤风鼻塞"，临证需加以辨别。郑老认为，从发病病因来说，鼻痒、打喷嚏、流清涕、鼻塞，可以因外感所致，也可以因内伤所致。从外感而致者，是外来之邪客于肺经，闭塞肺经清道，使肺气不得下降，因此而致鼻窍不通，清涕满溢，又因风邪动摇而致鼻痒、打喷嚏，患者必定会出现发热、恶风、恶寒、头痛、身痛等表证症状。从内伤而得者，多由心肺之阳不足，不能统摄津液，而致清涕流出。脾为肺之母，肾为肺之子，肾络又通于肺。脾阳不足不能温运津液，水湿内停，而塞鼻、清涕满溢；肾阳虚衰，阴寒内生，不能收束津液，而清涕溢出，患者没有外感表证症状，多伴有困倦无神，大便稀薄，或喷嚏不休，或畏寒背冷，或手脚冰冷。从喷嚏表现来说，伤风鼻塞引发的喷嚏频频，嚏声多较响亮，这是因为阳气较充足，欲驱邪外出。其恶寒症状是由于阳气被遏郁，不能外达所致，属于表证、实证。而鼻鼽的喷嚏时作，其嚏声相对低弱，甚至欲嚏难出，这是因为阳气不足，无力驱邪。其畏寒感觉是因为阳虚而致生的外寒，属于里证、虚证。但是鼻鼽亦有因于肺经蕴热者，其人可有表证的症状、体征，但是相对不明显，追索肺热鼻鼽的本源，总归是肺气不足，无以祛邪，属于"本虚标实"之证。因此，鼻鼽的辨证首要考虑的是由脏腑虚寒所致，以肺气虚寒为主，治疗当遵"急则治其标，缓则治其本"的原则，以温阳益气通窍为固本大法，酌情投以祛邪之法。

一、特色辨证

1. 辨清水鼻涕

《嵩崖尊生·鼻分》说："鼻鼽，鼻流清涕，经年累月不止是也。" 鼻流清水涕是鼻鼽的主要症状之一，郑老常从鼻流清水涕的发作状况和清水涕量的多少来辨别鼻鼽的寒热虚实属性。他说："中医五行学说中有'五脏化五液'之说，由肺所化之液是为涕。正常情况下，肺根据机体需要，化生适量的涕液，刚好得以滋润鼻窍，如果涕液量过多外溢，则为病态。"一般来说，患者遇寒则鼻流清涕者，多由肺气虚寒，涕液不能收制所致；如果患者鼻流清涕，长年不愈，多属脾肾虚寒证，是阳虚不能上温肺气所致；鼻流清涕冬天加重，或老年人清涕不止者，多为肾阳不足，摄纳无权，不能收束津液所致。上述诸证就好像水龙头开关不同程度的失灵，以致水液渗漏。如果是感冒风热而见鼻流清涕者，多由肺热气盛所致，就好像水煮沸蒸发，化水而成清涕外流，随化随流。

2. 辨鼻痒、喷嚏

鼻痒、喷嚏均为鼻鼽的主要症状。郑老认为鼻鼽的鼻痒因风而起，风之所起有因于虚者，亦有因于实者。虚者当责之于肺气不足，固护不密，腠理疏松，风邪异气乘虚侵袭，鼻痒常常是遇寒而发；实者多因于寒郁肺经化热，热胜起风而动，鼻痒常常是遇热而发。《素问·太阴阳明论》说："伤于风者，上先受之。"风为阳邪，其性开泄，易袭阳位，鼻又为明堂，是人体的阳中之阳。因此，鼻鼽每兼鼻痒，治之当佐以祛风止痒之法。

在人体阴阳调和的状态下，偶然的喷嚏是人体自身防御的一个驱邪过程，对人体有保护作用，但是频发喷嚏则是一种病态表现。郑老认为，打喷嚏的状态和喷嚏声音响度在一定程度上能反映机体的元气虚实和邪气所在部位的深浅。一般来说，喷嚏短促、嚏声响亮，多表示元气充足；喷嚏延迟、嚏声低弱，甚至欲嚏不出，多表示元气不足，阳气不足以发越其邪，故见欲嚏而不出。若为邪气内袭引发的喷嚏，由邪热客肺所致者，通常表现为嚏声响亮；由寒邪袭肺所致者，通常表现为嚏声低沉有力。喷嚏次数越多，往往提示邪气所在的部位越深。

二、特色诊治

1. 首重补益肺气

鼻鼽的病机以虚寒为主，由脏腑虚损，正气不足，卫表不固，风寒异气乘虚侵袭所致，故而治疗上当以温阳益气为主。郑老辨治鼻鼽首重补益肺气，认为肺气虚寒，功能失调是鼻鼽的主要病机。因为肺气虚寒，宣肃失职，以致上焦雾露不清，水湿停聚，所以鼻流清涕；肺气不降，阳气从上泄越，从而喷嚏频作；肺气虚寒，郁阻不降，而致鼻窍窒塞。因此，治疗上宜温阳益气，尤其要注重补益肺气，使肺气充实，则上焦自清，痰涕不生，清窍通利。郑老处方重用生黄芪即为此意，既可补肺健脾，又能固护肌表，多获良效。

2. 兼顾脾胃功能

"人以水谷为本"。天生五谷以养人之五脏，人是以水谷为生命之根本的，而水谷之养有赖于脾胃的正常功能。脾胃居于中焦，是阴阳升降的枢轴，脾主统血、旺于四时，以升为健；胃为"仓廪之官""水谷气血之海"，主受纳和腐熟水谷，以降为和。脾升胃降共同完成摄纳、运化水谷的功能，化生气血津液，供养全身，方能得以维持人体正常的生理活动。郑老非常重视脾胃的升降功能，他说："脾胃功能好，脾气升发，能滋养元气，使元气充沛，如此人体才有生生之机，疾病无由所生；如果脾胃功能损伤，不能滋养元气，元气不充，则百病皆由所生"。郑老诊治疾病十分重视胃气，常把"保胃气"作为重要的治疗原则。他认为，肺主卫气，鼻鼽的病机除了肺气虚寒，卫外不固外，脾胃的功能失常也是重要的原因。因为正气之源在于脾胃，脾胃运化水谷精微，上输于肺，生成宗气，宗气行于脉外及体表，则成为抗御外邪的卫气，而卫气的强弱则取决于脾胃的盛衰。脾胃的升降轮转正常与否，直接影响着肺气的肃降和阳气的升发，而肺气的肃降又是以胃气的顺降为前提的，胃气不降则浊气上逆，肺气不清；脾气不升则清阳下陷，清阳之气升而无力，鼻鼽由此而生。通常"母病及子"，脾虚又每致肺失所养，肺虚则固卫功能势必亏乏。因此，郑老强调治疗鼻鼽必须要兼顾脾胃。而且，鼻鼽随着病情的发展，病久必然会犯及脾肾，若单一治肺则常常劳而无功，必须肺脾同治，理肺健脾才能奏效。因此，兼顾脾胃既是温阳益气固表的需要，也是肃降肺气的需要。黄芪甘温，入脾、胃经，为补中益气的要药。对于鼻鼽证属脾虚者，郑老经常使用黄芪治疗，同时配伍应用炒白术、薏苡仁，以增健脾升阳化湿之功。

3. 佐以宣通鼻窍

鼻通天气，为肺系之阖闾，连于喉，接气道，下通于肺，具有助肺行呼吸、主嗅觉、协发音、司清化之功能。头面为诸阳所聚，鼻居面中，为阳中之阳，是清阳交会之处，所以鼻又称为"清窍"。清窍以通为用，鼻窍不通则生"鼻塞"之症。因此，治疗鼻鼽还需要调整气机，宣通鼻窍。郑老喜用的宣通鼻窍之品，主要是苍耳子配薄荷，他认为苍耳子善通鼻窍，薄荷药性升散，可以辅佐苍耳子，起到宣通开泄的作用。

4. 药随窍症出入

局部的表现是郑老辨证的主要参考内容，通过前鼻镜或鼻内镜的检查，可以看到鼻黏膜的局部表现。大部分鼻鼽患者的鼻黏膜呈苍白水肿状，属于虚寒证；少数患者鼻黏膜呈暗红充血状，属于郁热证。对于鼻黏膜以水肿为主者，郑老常仙鹤草、五味子同用；鼻黏膜以充血为主者，则加用乌梅和薄荷叶；兼有鼻痒者，郑老喜用防风、白芷以祛风止痒；兼有眼痒、耳痒者，郑老喜用柴胡止痒；兼有清涕长流者，郑老常在补益肺脾的基础上辅以收涩之品，加入五味子，可使清涕自止。

三、特色用药

1. 防风配白芷止痒

鼻痒是鼻鼽最常见的症状之一。鼻鼽的发病是在肺、脾、肾三脏虚损的基础上，感受风寒异气，清窍受邪所致。临床上绝大多数患者在打喷嚏之前有鼻痒、鼻内有蚁行感的症状，或伴眼痒、耳痒、咽痒等症状。六淫风邪，其性轻扬，善动不止。风邪摇动于鼻窍则生鼻痒，摇动于目窍则生眼痒，摇动于耳窍则生耳痒，摇动于喉窍则生咽痒；人之正气欲驱邪于外，邪正相争，此消彼长则喷嚏频作、泪水盈盈、咳嗽声声。《灵枢·终始》说："病在上者阳也，病在下者阴也，痒者阳也。"郑老认为，头面七窍居于上，属于阳部，七窍之痒属于阳证，在上者应以发散法治之。防风和白芷是郑老常用的药对，郑老用其治疗鼻鼽的鼻痒症状，主要是取其散风除湿之效。防风和白芷都含有挥发油，具有芳香气味，能够辛散通窍。防风辛温发散，气味俱升，善于祛风解表止痒。但是，防风以辛散祛风解表为主，散寒略逊，却能胜湿、止痛，且甘缓微温而不峻烈，故外感风寒、风湿、风热表证均可配伍使用。借防风发散之性治疗鼻痒，其机制非常贴切，是借防风祛风之功以止鼻痒，其疗效也如影随形。因此，郑老断言："凡鼻痒者皆需用防风治之。"郑老的体会：①防风以祛风见长，药性平和，不管是寒是热所致的鼻鼽皆可配伍使用。②防风发散作用温和，对卫气不足，肌表不固者，可与黄芪、白术等益卫固表药同用，其功效相反相成，祛邪而不伤正，固表而不留邪，可臻扶正祛邪之效。白芷在鼻科疾病的治疗中应用非常广泛，郑老认为：①白芷祛风解表散寒之力较温和，止痛、通鼻窍之功则为其所长，又具祛风止痒之能，用于治疗外感风寒而致的头身疼痛、鼻塞、鼻痒、流涕诸症为宜。②白芷辛温香燥，入足阳明胃经而善除阳明经湿邪，因此也适用于阳明经头额痛及鼻部的鼻塞、脓涕、鼻痒等症；同时也可用于敛涕。

因此，郑老喜以防风和白芷配伍，在改善鼻鼽的鼻痒、鼻塞、流涕等症状上，均获显效。对于鼻痒严重者，郑老还常加柴胡同用。

2. 仙鹤草补虚消肿

鼻黏膜苍白水肿是变态反应在鼻腔黏膜的局部表现。其病理机制是鼻黏膜毛细血管扩张，通透性增高，组织水肿，腺体分泌增加，嗜酸粒细胞聚集，感觉神经末梢敏感性增强。

鼻黏膜的苍白水肿是中医的"水湿"在鼻腔的局部表现，人体的水液代谢有赖于阳气的温化转运，主要由肺、脾、肾三脏所主。在生理上，"肺主通调水道，脾主运化水湿，肾主温化水液""肺为水之上源，肾为主水之脏"。若肺、脾、肾功能失常，水液代谢障碍，容易聚湿生痰，因此有"肺为贮痰之器，脾为生痰之源"之说。鼻为肺之官窍，与其他脏腑都有关联。肺、脾、肾三脏相互协调，共同完成人体气的生成、运行，以及水液的敷布转运功能，则鼻鼽的病情能够得以缓解稳定。若肺、脾、肾三脏气弱，鼻窍失养，易受风寒异气乘虚侵袭，正邪相争则鼻鼽诸症往来发作。鼻黏膜的苍白水肿在传统中医文献中未见有描述，中医传统的辨证方式局限于宏观的"四诊合参"法，现代科学技术的进步使中医传统辨证方法得以发展，借助局部检查可以清晰明了地窥见局部特有的体征表现，使中医学的"四诊合参"法得到拓展，进入微观化。郑老学贯中西，并且衷中参西。他主张中西医双重检查诊断，在明确疾病诊断后，发挥中医药学的优势和亮点，采用中药治疗。郑老认为只有在中医药学理论的指导下，进行辨病与辨证相结合、宏观辨证与微观辨证相结合，而后审证施治，方能收到较好的临床效果。因此，他诊治疾病不仅能准确精当地进行中医辨证施治，而且每在施行中医药治疗前，借用西医的检测手段先明确诊断，做到明察病证；同时，他动态地观察疾病的变化，随变而动，以提高疾病诊治的准确率和有效率。

郑老对于鼻鼽患者鼻腔黏膜的苍白、水肿，用药非常独特和巧妙，常加用一味仙鹤草，屡建奇功，对严重患者，则合用五味子。郑老熟晓仙鹤草的药性，他说："仙鹤草能收缩周围血管，有很强的抗炎作用，还有相当强的收敛作用。仙鹤草走心入肝，收敛止血，药性平和，因而全身各部，无论寒热虚实的出血之证都可应用；尤其是仙鹤草还有补虚、强壮的作用，可以消除劳力过度，以致脱力所引发的神疲乏力、面色萎黄之症，所以仙鹤草又被称为'脱力草'。"变态反应性鼻炎鼻黏膜水肿是由于鼻黏膜毛细血管扩张，血管扩张后血管的通透性增高，组织水肿，腺体分泌增加，治疗变态反应性鼻炎鼻黏膜水肿的关键是抑制鼻腔黏膜血管的扩张和腺体的分泌。郑老认为，仙鹤草性善收敛，能够涩肠止泻，也一定能够收缩鼻黏膜的血管和腺体，涩鼻消肿，消退鼻黏膜水肿。再说，鼻鼽以虚寒体质多见，其病的本质为肺、脾、肾三脏虚冷。因此，中药对于变态反应性鼻炎的干预就应当以温补肺、脾、肾三脏的阳气为主，仙鹤草恰好具备补虚、强壮的作用，其药性与鼻鼽鼻黏膜水肿的病机十分契合。

郑老的临床应用验证，仙鹤草既可收湿止涕，又可补虚健体，对于鼻黏膜水肿的消退效果非常明显。用仙鹤草治疗鼻黏膜水肿，体现了郑老对中医中药的深思熟虑，是中医大家认真思考药性、分析病因病机的结果。

3. 五味子敛涩止涕

变态反应性鼻炎除了局部有鼻黏膜的水肿以外，还有一个显著的临床症状就是流大量的清水样鼻涕。清水样鼻涕也是由于鼻腔黏膜血管扩张，通透性增高，组织水肿，腺体分泌增加引起的。中医学认为这是水不循经的结果。水谷入胃，脾气散精，上输于肺，肺气流溢，水精四布，精华入于脏腑，糟粕入于大肠膀胱，这是正常的生理功能。若肺气不清，上焦雾露不散，即形成痰涕。清水样鼻涕，给患者带来了巨大的痛苦，应用敛涩止涕药物可以减少清水样鼻涕，减轻患者的痛苦。对此，郑老就会用到五味子。他说："五味子除了在鼻黏膜消肿方面能够发挥作用外，对于清涕长流也是一味绝佳的中药。"五味子味酸甘性温，既走上焦心肺，又入下焦肾经，能够敛肺滋肾、敛汗生津、涩精止泻。郑老据此灵活用于治疗鼻鼽之清水涕多症状。他认为鼻鼽的病机虽多言肺、脾、肾三脏虚损为本，但是鼻鼽之所以反复发作，其原因之一就是机体内伏有阴邪，而五味子尤其擅长收阳中之阴气。郑老说，头在上，手三阳经和足三阳经都循行交汇于此，所以头为诸阳之会，而鼻窍则为清阳之窍；清水鼻涕属于水，为阴邪之气。因此鼻窍所流的清涕，是阳窍中的阴气。人体津、精、汗、涕异体同源，五味子善于收阳中之阴气，其酸涩收敛之性，上敛肺气，下滋肾精，既然可以敛汗、涩精、止泻，那么对于虚损为内因的鼻鼽清水涕多症也应该是同样适用的。郑老用五味子治疗鼻鼽清水样鼻涕多，疗效常常是如影随形，尤其是因于虚寒所致者。然而，郑老提醒说："五味子只是收涩之品，临床治疗清水样鼻涕多还需要补益肺脾之气以治其本，可配伍生黄芪等药同用，只有肺脾之气充实了，清涕才能自止。"

另外，郑老还发现五味子能改善鼻鼽患者由于清涕长流、喷嚏频频而导致的头昏脑胀、精神不振等症状，认为它之所以有效，可能是由于五味子对大脑皮层的兴奋和抑制过程有调整作用，能改善人的智力活动，提高工作效率，对免疫功能具有双向调节作用。

4. 柴胡和解以止痒

针对鼻痒，郑老应用最多的药对是防风配白芷。鼻鼽患者如果鼻痒的症状特别严重，且伴有眼睛痒、耳朵痒，甚至头皮发痒等症状，郑老常加用柴胡。

柴胡味苦辛性微寒，走心包三焦，入肝胆。柴胡长于疏解半表半里之邪，功能和解少阳，被认为是治疗少阳证的要药；柴胡又善于疏肝解郁，能治疗肝气郁结的病证；此外，柴胡升举阳气，临床常用于气虚下陷证。郑老善于活用柴胡治疗鼻痒一症，他说："之所以用柴胡治疗眼睛痒、耳朵痒，甚至头面部作痒各种痒症的原因，与鼻鼽的发病机制和柴胡的归经、功效有关。鼻鼽的发病是因为正虚之人感受风寒异气所致，正虚之人卫外不足，以致风寒异气容易侵入少阳经。足少阳胆经在人体的循行路线是自头上向足部行走的，起始于眼睛的外眦部，从耳下行至颈项，行走身体的两侧，由胸部循胁肋，绕胃口而下行至足部，头面、眼、耳、鼻皆为足少阳经循经之处。鼻鼽的局部症状一般表现为鼻塞、鼻痒、流清涕和连续性喷嚏，一旦出现眼睛痒、耳朵痒，则提示病涉少阳。少阳经病则经气逆行，上克戊土而刑辛金。又因为痒的病机之一是风邪郁于肌腠，柴胡主入少阳经，是少阳经的引经药，既可引邪出表，又可引诸药达其病所；柴胡疏解风邪，可以祛风止痒；柴胡升举阳气，能引导阳气温煦鼻窍，所以柴胡的药效功能与鼻鼽的病机深为契合，用之止痒效果奇佳。"

5. 五味麻黄治寒鼽，乌梅薄荷疗热鼽

鼻鼽有因寒而发者，亦有因热而发者。因寒而发者，多因中气虚寒，不能上温肺气；或肾元亏虚，脑失所温，肺失所养所致；因热而发者，表象显示为肺经有热，实际还是因为中气虚寒，无以驱邪，以致阳热之邪内伏所致。对于寒证鼻鼽，郑老解释其病机说："脾肾阳气不足，清阳之气不能上升温养肺脑，肺脑之气不足以驱除入侵之寒邪，如同天寒呵气成水汽一般，遇寒而化液下溜。"对于热证鼻鼽，郑老则解释说："鼻为肺之官窍，涕属肺气所宣化，肺气清和，则鼻窍密固，鼻涕不会外泄。如果肺经积热，肺热气盛，熏蒸灼烁，则气化水而成为清涕，之所以不成为稠浊涕的原因，是由于火性急速，随化随流，来不及变成黏稠浊涕。但是，之所以清水涕多，根本原因还是在于中土虚寒，脾虚运化失司，水津内停，加上肺热气盛，火迫津气，化为清涕。"

郑老指出，鼻鼽虚寒证的临床特点是鼻塞，鼻痒，喷嚏频频，清涕如水，嗅觉减退，畏风怕冷，气短懒言，语声低怯，自汗，面色苍白，或咳喘无力，舌质淡，舌苔薄白，脉虚弱。检查见下鼻甲肿大光滑，鼻黏膜淡白或灰白，鼻道可见水样分泌物。热证的临床特点是鼻痒，喷嚏频作，流清涕，鼻塞，常在酷热暑天或由于热气引诱而发。全身或见咳嗽，咽痒，口干烦热，舌质红，苔白或黄，脉数。检查见鼻黏膜色红或暗红，鼻甲肿胀。从局部辨证来说，其区别就在于鼻腔黏膜的颜色，鼻膜淡白水肿提示气虚或痰湿；鼻膜色鲜红高突提示内有郁火。

对于鼻鼽，郑老结合鼻腔局部辨证有两个常用的药对：五味子配伍炙麻黄和乌梅配伍薄荷叶，以寒热辨证为准则分别应用。寒证用五味子配炙麻黄，热证用乌梅配伍薄荷叶。这两个药对的特点都是收散结合，联合应用，既能祛风散邪，又可固表止鼽。其中五味子配炙麻黄，五味子酸涩收敛，性温燥，用于鼻腔分泌物过量，麻黄疏风散寒，一收一散，酸收温散；乌梅配薄荷叶，乌梅酸涩收敛，性平和，也用于鼻腔分泌物过量，薄荷叶疏风散热，一收一散，酸收凉散。

第二节　鼻渊的诊治经验

鼻渊，是以鼻流浊涕，量多不止为主要特征的鼻病。临床上常伴有头痛、鼻塞、嗅觉减退等症状，是鼻科的常见病、多发病之一。《素问·气厥论》说："胆移热于脑则辛頞鼻渊。鼻渊者，浊涕下不止也。"由此可知，鼻渊是由于气之厥逆，使胆移热于脑而成。其主要症状为鼻根部有酸胀辛辣之感，浊涕常流，与现在认识的鼻窦炎的症状类似。"渊"在《说文解字》解释为"一潭打漩涡的深水"，在《管子》解释为"水出地而不流者"，用"鼻渊"作为病名，表明了本病具有浊涕黏稠，以及鼻涕量多的特性。

鼻渊的发病原因主要是因为风热外邪侵袭，循经上犯鼻窍；或因胆腑郁热，移热上入于脑，邪热熏蒸，以致阴气不固，阴液失于内藏而下渗于鼻；或因肺经郁火，郁而不宣，壅遏鼻窍；或因脾胃湿热，蒸灼鼻窍，腐肌蚀骨，以致腥脓渗下；或肺气虚寒，上焦元气不足，邪滞鼻窍，而致鼻塞不利；或是脾气虚弱，中气不足，清阳不升，鼻失温养。但在古医籍中关于"胆腑郁热，移脑犯鼻"引发鼻渊的相关文献记载最多。郑老通过长期的临床实践，发现鼻渊患者因于感冒风寒者相对较多，并由此悟到不能盲目的一味遵古，但见鼻渊就联想到"胆热"，具体还须结合患者的症状、体征来辨其寒热虚实之所属。

一、特色辨证

郑老诊治鼻渊重视对鼻渊的主要症状、体征进行辨别。

1. 辨头痛部位

头痛位于前额，病属阳明；头痛位于巅顶，病属督脉；头痛位于颞部，病属少阳；头痛位于枕部，病属太阳；头痛位于眶上连眼球后，病属厥阴。

2. 辨鼻分泌物性状

鼻涕黄脓黏稠，为肺火或痰热；鼻涕清稀色白，不腥臭者，初起为寒实，日久为虚寒；脓涕秽臭，为邪毒甚。

3. 辨鼻腔黏膜色泽

鼻腔黏膜淡白而水肿者,提示气虚、痰湿;鼻腔黏膜鲜红而肿起者,提示内有郁火;鼻腔黏膜暗红而干,突起不显者,提示血瘀或阴虚火旺。

由于临床表现错综复杂,故临诊须注意局部辨证与全身辨证相结合,加以详察。

二、特色诊治

鼻渊的辨证,当别寒热。涕臭属热,或为肺热,或为胆热,或属脾胃湿热。治疗当以清泄为主,以疏风、清热、通窍、排脓为原则。涕清不臭,自觉味腥者属寒,或为肺气虚寒,或属脾气虚弱。治疗当以扶正为主,同时佐以清泄通窍,通调兼施,标本同治。对因于感冒风寒引发的鼻渊初期者,应发散风寒,希冀早日散邪,以免寒邪郁而化热,加重病情。

1. 通利鼻窍

通利鼻窍是郑老治疗鼻病的常法。郑老常用的通窍药是苍耳子和石菖蒲,酌情选用于任何疾病的鼻塞症状。由于苍耳子有小毒,郑老一般多先用石菖蒲,对于鼻塞严重,或者应用石菖蒲疗效不满意者,则加用苍耳子。他说:"苍耳子、石菖蒲性偏温燥,更适于湿浊蕴肺者,对于舌尖红,热邪较重者应当配伍黄芩、桑白皮等清热药物同用。"

2. 清补排脓

"脓成排脓"是中医内、外治法的常规。内治排脓药,郑老常常首选野菊花,这是郑老的特色用药之一。郑老临诊体会到,野菊花对鼻病脓涕多者排脓效果较佳,但凡见鼻病有黄脓涕者,郑老均会随证加用野菊花3~6g,效果明显。若脓涕量多,郑老会加用败酱草、皂角刺,以清热排脓。其他排脓药郑老还喜用薏苡仁、白芷、天花粉和生黄芪,认为薏苡仁有化湿排脓之效,还可利湿健脾,具有驱邪而不伤正之妙;白芷辛温,宜于风寒之证;天花粉味甘性寒,能清热生津,消肿排脓;生黄芪则可补托排脓,既可补虚,也可排脓。

3. 疏风散邪

对于外感六淫所致的鼻渊,郑老常用疏风散邪法治之,薄荷、荆芥、防风、辛夷等临诊酌情辨药性寒热而用之。郑老说:"荆芥、辛夷、防风为辛温解表药,而薄荷则是辛凉解表药,四药均有发散表邪的功效,外表一散,兼以通窍,则头痛、鼻塞之症均得以消除。"郑老尤其喜用薄荷,薄荷辛凉,辛可以祛风,凉可以散热。其气轻清，可使药气透于巅顶。薄荷入手太阴肺经，发表退热，善泻皮毛，可治伤风头痛。郑老应用薄荷主要取其轻清凉薄，虚扬上达之性，既能去巅顶之上及皮肤的风热，又能引诸药入营卫，从而发散风邪。但是必须注意薄荷辛香，容易乏气，不可多用、久用。郑老处方，用量一般在3g之内。

4. 补肺益脾

对于虚证鼻渊，郑老常喜用生黄芪，或取其补益肺脾，或取其托毒排脓。郑老强调，应用生黄芪须注意三点事项：第一，痰火炽盛，舌体瘦薄尖者，不可应用，否则反会助火炼痰，加重病情；第二，鼻渊初起，邪热方兴未艾，或病程中邪热亢盛而正气未伤者，不应早用生黄芪，此时应当以清热祛邪为主；第三，应用生黄芪要注重酌情调节用量，因人而异。黄芪为补气药之长，应用范围甚广，但临床应用疗效有时却不尽如人意，其中的原因郑老认为与黄芪的应用剂量有关。生黄芪中黄芪苷的含量较低，故临床应用时应根据病情适当地加大用量，但对于慢性鼻窦炎患者，生黄芪的用量却不宜过大，以免发生腹胀不适。

5. 按经用药

郑老治头痛是按照头痛的部位分经用药的。如额部痛多提示病在足阳明胃经，每选白芷、藁本；巅顶痛属督脉，常常选用蔓荆子；偏头痛属手少阳经，每选用白芍和白蒺藜；枕部痛属足太阳膀胱经，也宜用蔓荆子；眶上连眼球后痛属足厥阴肝经，可选用决明子和青葙子。

三、特色用药

1. 野菊花清消脓涕

菊花在民间已被广泛应用，其功效主要为清热解毒。郑老喜欢用野菊花来清消鼻渊脓涕。他说："野菊花和菊花都有疏风、清热、明目、解毒的功效，临床都可用于治疗热毒病症。但是，它们各有所长与不足。其区别之处在于，野菊花的苦寒之性胜过菊花，但是辛散之力相对较弱。"野菊花的清热解毒之功较为强烈，药理研究也证实野菊花具有一定的抑制病毒、广谱抗菌、抗病原微生物、促进白细胞吞噬功能和提高免疫功能的作用。因此，临床上治疗疔疮痈疡肿毒等火热炽盛的病症用得较多；而菊花的辛散之力比野菊花强，能疏散上焦头目风热，治疗风热表证用得较多。

郑老用野菊花治疗鼻病，主要应用于鼻涕黄绿黏稠者。鼻窦炎在中医学称为鼻渊，其特点是"浊涕下不止"。鼻渊若见黄脓涕多，其病机大多是"胆移热于脑"。

郑老在众多的清热解毒药中独好野菊花。他认为，在生理上，人体一身之火皆由心所主，肝胆两经互为表里，鼻又为肺之官窍。在药理上，野菊花味苦辛性微寒，归心走肺入肝。从野菊花的性味、归经来看，正合鼻渊黄脓涕下不止的病机。因此，郑老但见鼻流黄脓涕者，多会随证加用野菊花3~6g，效果非常显著。然而，郑老又同时告诫说："野菊花是苦寒之品，苦能泄，寒能清，其清热解毒之功猛烈，一旦肺热得清，肺的肃降功能恢复正常，鼻塞、脓涕症状缓解，则需调整剂量或停用，以免损伤脾胃阳气，要把控好'中病即止'的原则。"

2. 苍耳子配石菖蒲温通鼻窍

鼻渊（鼻窦炎）的主要症状之一是鼻塞。鼻塞也见于其他鼻科疾病中，如鼻窒（慢性鼻炎）、鼻鼽（过敏性鼻炎）、鼻槁（萎缩性鼻炎）等。各种不同的鼻病所致的鼻塞有着各自的特点和原因。鼻窒的鼻塞特点是交替性、间歇性鼻塞，或呈持续性鼻塞，其原因是鼻黏膜的肿胀或增生；鼻槁可以呈持续性鼻塞，患者鼻腔宽大，但是仍可感觉鼻塞，其原因是鼻腔黏膜的感觉神经末梢萎缩变性，感觉不到呼吸气流的出入。郑老喜用药对"苍耳子与石菖蒲"治疗各种鼻塞的症状。因为苍耳子味苦性温，苦能燥湿，温能通畅。郑老认为，苍耳子祛风，苦燥而能疗一身之湿，同样能祛除鼻腔内的风湿邪气；其性温而能温散一身的风寒之气，也同样能温通鼻窍。苍耳子又上通巅顶，能散头脑诸风，祛风湿而主风寒、风湿为病。因此可用于由于感受风寒所致的头痛、鼻塞、流涕、眩晕、耳痒、耳疼、耳湿、耳聋等各种病症。石菖蒲味辛性温，辛散芳香而开窍，温胃醒脾而化湿，临床上一般在耳鸣、耳聋的治疗中应用较多。郑老将石菖蒲和苍耳子联合应用以通利鼻窍，主要是取其性温升上，能使上窍皆通，以生用或鲜用疗效为佳。

郑老分析药对说："首先，这两味药都具辛温之性，善通鼻窍，因此适用于各种鼻塞，但是，由于药性略偏温燥，更加适用于湿浊蕴肺者；如果患者热象明显，见有黄脓涕，鼻腔黏膜充血者，虽可应用该药对，但要注意适当配伍清热药。其次，苍耳子有一定的毒性，可能会引起肝脏损害，其原因主要是用量过大（一次超过30g或10枚）和炮制不当，临床应用要严格控制用量，以3~9g为宜。再次，石菖蒲芳香化湿，化湿可醒脾健运，可作为鼻渊的补益扶正之品；芳香可升上达巅，可用于治疗头昏、头胀等鼻源性不适的症状。苍耳子、石菖蒲两者联合应用，一偏通窍，一偏化湿，可共奏通窍排脓之效。"

3. 薄荷散邪利窍

薄荷也是郑老在鼻科疾病治疗中使用频率非常高的一味中药，在鼻渊、鼻鼽等疾病中都被广泛地应用。薄荷味辛气凉，辛散入肺而疏风解表，气凉走肝而清利头目。薄荷性偏寒凉，既可疏风散邪，又可通利鼻窍，常被郑老用于治疗鼻渊，其用药理由：第一，薄荷轻清凉薄，虚扬上达，不但自身能祛高巅及皮肤风热，而且可作为引经药，引诸药上行外达病所，从而增益发散风邪、行关节而祛贼风的功效。第二，薄荷辛散而疏风解表，能够散邪通窍，特别适宜于伤风鼻塞（急性鼻炎）、实证鼻渊（急性鼻窦炎）等外感疾病。第三，薄荷气凉而清利头目，能够缓解鼻炎、鼻窦炎所致的头痛、头昏等不适症状。第四，薄荷入肝经，其疏肝解郁之功效与鼻渊"胆移热于脑"的病机贴切，肝胆郁滞疏解，则相火不炎，胆热不作，则鼻渊得解。

由于薄荷性辛香升散，容易耗散正气，所以郑老处方用量较少，通常用3g，偶用6g。

第三节　喉痹的诊治经验

"痹"是"闭塞不通"之意。喉痹在清代之前的古医籍中大多是指因内、外邪毒积聚咽喉，导致咽喉经脉痹阻不通，出现咽喉红肿疼痛、吞咽不利、咽部堵塞等症状的咽喉口齿疾病的统称，其中包括喉风、喉痈、乳蛾等各种急危重症在内。至清代，由于咽喉病的盛行，众多医家对咽喉部疾病的病因病机、诊断、治疗、预后转归及预防调护等不断地总结经验，从而对咽喉部疾病有了较为深入、全面的认识。逐渐地将喉痹区分为广义喉痹和狭义喉痹。如清代沈善谦在《喉科心法》中指出"凡红肿无形为痹，有形为蛾"，明确地将乳蛾（扁桃体炎）和喉痹（咽炎）做了区别，使喉痹的含义细化、单一。

一、特色辨证

1. 喉痹之本是阴虚

郑老认为"痹"，是"不通""不仁"之意，是各种原因造成了咽部经脉的气血不通，从而导致咽部功能失常（不仁）。其临床表现多样化，如咽部红肿疼痛、异物梗阻感、言语费力、间或有发热恶寒、痰多黏稠等，也即目前所认为的狭义喉痹。文献记载，历代医家根据病因、病机及临床表现的不同，将喉痹分为风热喉痹、伏寒喉痹、虚火喉痹、酒毒喉痹、阳虚喉痹、格阴喉痹等多种不同的类型。郑老根据个人的临床体会归纳总结说："阴虚是诸多喉痹的根本原因。"他认为喉痹的病机主要反映在两个方面：一是"阴常不足，阳常有余"；二是"阴常不足，阳非有余"。前者主要是由于阴液不足，正气亏虚，轻者无以抵御亢实君火的侵扰，甚者无以潜隐妄动相火的上跃。后者主要是因为阴精亏虚，日久阴损及阳，阳气不足，浮越于上所致。郑老说："中医学把阴归属于物质，阳归属于功能，阳气功能的正常发挥必须要有充足的阴液物质基础。因此，阳气功能的正常运行与阴液是否充足密切相关。"实证喉痹的发作主要是由于平素肺胃之阴润养不足，息灭肺胃邪火之力匮乏，以致肺胃火热逐渐旺盛、上炎，燔灼咽喉为病。虚证喉痹主要是由于阴液亏虚，咽喉滋养乏源所致，或因阴液供给不足，阳气功能失常所致。阴液亏虚，咽喉滋养乏源者，即所谓"阴虚喉痹"，是由于肺阴亏虚、肾阴不足，或肺肾阴虚，无力制约炎上咽喉之虚火所致，主要表现为咽部暗红、干燥作痛、梗阻不利、痰黏等。阳气功能失常者，若因脾虚气弱所致，即所谓"阴火喉痹"，是由于饮食劳倦、七情等因素损伤脾胃，导致脾胃虚弱，脏腑功能失调，阳气浮动，气火上扰咽喉所致，主要表现为咽痛，口干不多饮，多饮则胀，易恶心，时有呃逆反酸，平素身热而烦，汗出恶风，倦怠乏力，少气懒言，胃纳欠佳，或腹胀，大便溏薄，脉洪大按之无力等脾胃气虚和火热亢盛两大证候群。若因肾阳不足所致，即所谓"阳虚喉痹"，甚至"格阳喉痹"，是由于少阴阳衰，阴寒太盛，虚阳上浮外越所致，主要表现为咽干痛，哽哽不利，有异物感，咽部黏膜淡红，痰涎稀白，面色苍白，形寒肢冷，腰膝冷痛，夜尿频而清长，下利清谷，甚至面红如妆，脉大按之如丝等上假热下真寒之征象。

郑老指出，阴液的生化输藏与脾、胃、肺、肾有关，而心肝火旺，又可影响津液的盈亏。因此，心火旺盛、肺胃积热、肝阳偏旺、肾阳不足、脾胃虚弱等，都是形成阴虚的原因，而阴虚又是上述病理现象发生的基础。临床可通过辨别证候及咽喉局部表现，来审定病因予以施治。

2. 审症详辨何脏疾

咽痛、咽干灼热、咽部不适、咽痒、异物感或颈部紧束感等是喉痹的主要症状。这些症状或可一并共现，或仅现一二，阴虚为其内在因素。判断其全身伴随症状有助于辨别五脏阴虚之所属，若见咽痛剧烈，发热，口干唇裂，口气臭秽，大便燥结，小便短赤者，为肺胃津伤，肺胃火热之证；若见头晕目眩，眼红目赤者，是肝阴亏虚，肝火偏旺之证；若见夜寐不佳，夜梦纷扰者，是心阴不足，心火旺盛之证；若见脘腹胀满而大便干结者，为大肠阴液不足，肺气失于濡润；若见语声无力，动则觉气急，舌红少津者，是肺阴虚夹有郁热；若见胸膺闷塞，晨轻暮重者，为肺经气阴两亏；若见痰黏喉头，咯吐不爽者，是痰热互阻，内烁肺津之证；若见纳少，食后脘腹满闷或大便溏泄者，乃脾胃失运，津液不得上承；若见咽部如有异物梗阻，吞之不下、吐之不出者，与"梅核气"相近似，此多由肝气郁结所致。

3. 察辨喉象论虚实

郑老指出，咽喉病的诊治，局部喉象的诊察尤为重要，包括对咽喉黏膜和喉底颗粒的观察。郑老认为咽喉黏膜，其色或暗红或焮红，总属于火。其色焮红者，或为新感风热，或为肠胃积热；其色暗红者，多为阴虚有热。也就是说暗红者属于虚火，焮红者属于实火。咽后壁淋巴滤泡的表现也可辅佐辨证，其色鲜红而高突者，为火盛；其色暗红者，为虚火上炎；其色淡而肥厚者，属于痰湿互阻。

二、特色诊治

1. 喉痹以养阴为本

喉痹多与阴虚有关，故治疗以益阴为主。对于阴虚喉痹，不仅要滋阴润肺，还要同时滋补肾阴。正如《辨证录》所言："欲救肺之干燥，必先救肾之枯涸也。"临床尚需结合症情参用他法，若为风邪侵袭，肺经风热证，治宜疏解风热，以疏风清热为主，佐以生津润肺，多用轻清透热法为宜；若为肺胃津伤，肺胃火热证，治宜清热养阴，以清热解毒为主，佐以滋阴生津，多用甘寒解毒法为宜；若为肝阴亏虚，肝火偏旺证，治宜泻肝养阴，以清泻肝火为主，佐以滋阴养肝，多用清肝柔肝法为宜；若为心阴不足，心火旺盛证，治宜泻心养阴，以清心泻火为主，佐以养心宁神，多用泻火滋水法为宜；若为脾胃虚弱，气阴两亏证，治宜健脾益阴，以健脾益气为主，佐以利咽生津，多用甘温益气法为宜；若为肾阳不足，虚阳浮越证，治宜温肾益阳，以温补肾阳为主，佐以滋补肾阴，多用阴中求阳法为宜，切忌表散、清降、寒下等剂；若为痰热互阻，内烁肺津证，治宜清热化痰，以清化痰热为主，佐以养阴生津，多用甘寒清润法为宜。

郑老治疗喉痹不忘固护阴液。因为"汗""下"之用皆能伤阴，所以他用表散药与苦寒通下之品都比较慎重，常常是中病即止。此外，他还告诫说："养阴不能过于滋腻，以免碍脾胃；清肺要慎用苦寒，以免损伤胃气；对阴虚喉痹要避免辛燥伤津助火之品；益气不可升阳，以免助火上炎伤阴；健脾不可温燥，对素体阴虚者尤应注意，因为'留得一分阴液，便有一分生机'。临床治病难就难在如何养阴。"因此，郑老治疗喉痹用药多在甘寒清润、酸甘敛阴、养胃生津的范围，以图缓缓治之。总的来说就是滋阴为治，兼顾脾胃。

郑老滋阴用药以"酸甘化阴"为主。他喜欢用某些具有敛阴、益阴、生津作用的酸味药与某些具有滋阴、益精、补血作用的甘味药作特殊的配伍，用以化生津液、濡润脏腑、收敛浮阳、缓解急迫，从而产生"化阴"的临床效果，常用玄参、沙参、百合、天花粉、白桔梗、生甘草等组方配伍。沙参、玄参、百合、天花粉等药味甘性寒，同入肺经，甘能养阴，寒能清热，同用可达清肺润燥、补气祛痰之效。而且天花粉能清泄胃热，滋养胃阴，生津力强，又能消肿排脓；百合能宁心安神；桔梗味苦辛性平，既升且降，善开肺气，不燥不滞，既能清肺化痰，又能宽胸利咽；生甘草泻火解毒，调和诸药，与桔梗相配即为《伤寒论》的"甘橘汤"，可用以治疗少阴咽痛证。

2. 用药随主症而变

（1）咽红干燥：咽红干燥症状，当辨虚实。

实证者，初起咽喉充血，咽痛，多为外感风热，可选用薄荷、牛蒡子、蝉蜕等疏散风热；若咽痛剧烈不解，咽喉焮红，充血明显者，郑老常用其恩师张赞臣教授的"金灯山根汤"治之，以挂金灯、山豆根等药清咽利喉，急则治其标；对于咽痛剧烈，大便秘结，脘腹胀满者，郑老常在"金灯山根汤"基础上酌情加用玄明粉和（或）生大黄等苦寒泄泻之品，以达釜底抽薪之功，多可获效。

咽部隐红者，属于虚火。咽喉干燥疼痛，轻者饮水后缓解，重者即使多饮亦不得改善，每于午后及夜间为甚，此为津液不足所致，需要多用生津之品，药用玄参、沙参、麦冬、百合、生地黄等，其中玄参滋肾水、利咽痛，能去无根之火，麦冬能治虚热上攻咽痛，以去心麦冬为佳。

津液的生成，来自于脾胃的化生，并上输于肺，而后灌溉于一身；肾藏精，以供人体生命活动所需。肺、脾、肾功能失常，则会影响到津液的盈亏。因此，治疗咽喉干燥、干痛，不能一味地滋补阴液，单用益阴生津之品，必须溯本求源以治其本。如兼见脾胃虚弱，大便溏薄、腹胀者，可合用炒白术、山药、茯苓、扁豆等健脾利湿之品；若见语声无力，动辄气喘的肺气不足患者，可合用百合、玉竹、黄芪等补益肺气；若见腰背酸痛、遗精、小便淋漓不尽者，可合用益智仁、山萸肉、菟丝子等益肾固本；若见头晕目眩，肝阳上亢者，可选用稆豆衣、嫩钩藤、白菊花、白蒺藜等平降肝阳；若见心悸怔忡、自汗、夜寐不宁等心气不足者，可配伍五味子、浮小麦、麦冬、沙参等敛养心气。如此，方可使津液的运化恢复正常，从根本上改善咽干的症状。

（2）咽部异物感：喉痹患者常伴有咽部异物感症状，自觉咽喉如有物梗阻，咽之不下，吐之不出。有的患者为了要消除这一感觉，经常反复地做清嗓动作，喉间每作"咕咕"或"咳咳"之声。诊察时，若因喉间有黏痰难咯而清嗓，是为痰阻所致，须用化痰之品；若喉间无痰而动喉，仅仅是喉间如有物梗阻，咽之不下，吐之不出，则属于气机逆上，结于喉间，可用芳香清宣理气之品，如绿萼梅、佛手片、野蔷薇花等。如痰阻气结，宜用射干，射干味辛苦，苦能下泄，辛能润燥上散，清火消痰之效最佳。

（3）痰黏：喉痹患者常常会有痰黏的症状，感觉咽喉部有痰黏着异物感，患者常常有意识地咳咯，可咳出少量黏痰，甚至呈胶冻状。中医学有"脾为生痰之源，肺为贮痰之器"之说，因此痰之为患当责之于脾阳不足，脾气失运。然而，人体维持水液代谢正常的前提是肺、脾、肾三脏的功能正常，肺、脾、肾三脏的气机升降正常，则可推动、运行机体内的水津四布，若气机升降失常，则水津内停，聚而为痰。痰涎之物又随气升降，气逆痰滞，则形成疾病。痰若滞于肺，则胸闷不舒，喘逆而咳唾黏稠痰涎；痰若滞于脾，则脘腹胀满，食谷不香。因此，治痰亦须兼治肺肾。《丹溪心法》有"喉痹大概多是痰热"之说，所以咽喉部痰黏总是肺中热郁，痰滞于肺。郑老指出，痰黏辨证还需结合观察咽部黏膜的色红程度来判断郁热之轻重，虚实之所属。在用化痰药时，温燥药必须慎用；川贝母、浙贝母、杏仁、海蛤壳等可作为常用之品；若暴感风热而痰多黏稠，则可用蝉蜕、僵蚕、牛蒡子之类，以祛风清热化痰；若兼见舌苔厚腻，则还需伍用陈皮、半夏、茯苓、薏苡仁等化湿之品。

三、特色用药

1. 桔梗配僵蚕化痰软坚散结

桔梗和僵蚕是郑老治疗喉科疾病中常用的对药配伍组合，有化痰软坚散结之效。郑老认为，喉科的诸多有形之病都是痰瘀互结所致，用桔梗配僵蚕治之，有化痰散结、消散肿块之妙。

桔梗味苦辛性平，专入肺经，是诸药之舟楫，为肺经的引经药，具有宣肺、祛痰、利咽、排脓的功效。桔梗辛散苦泄，可开宣肺气，祛痰，无论寒热之证皆可应用。桔梗能宣肺泄邪而利咽开音，治疗外邪犯肺，咽痛失音者，可配甘草、牛蒡子等同用，以宣肺开音利咽；治疗热毒壅盛，咽喉肿痛者，可配射干、马勃、板蓝根等同用，以清热解毒利咽；治疗风热壅盛，咽喉肿痛者，可配伍桔梗、生甘草、僵蚕等同用，以疏风解毒利咽。桔梗性散上行，能利肺气以排壅肺之脓痰，治疗肺痈之咳嗽、胸痛。桔梗清除壅于肺中脓痰的机制，可能是桔梗所含的桔梗皂苷对口腔、咽喉、胃黏膜部位的直接刺激，反射性地使支气管黏膜分泌亢进，从而使痰液稀释，易于排出。

僵蚕味咸辛性平，走肝入肺，功能息风解痉，疏散风热，解毒利咽，祛风止痒，化痰散结。僵蚕化痰息风而定惊止痉，对惊风、癫痫而夹痰热者尤为适宜。僵蚕辛散祛风，化痰通络，常与全蝎、白附子等同用，临床多用以治疗口眼㖞斜。僵蚕味咸，尤能软坚散结，又兼化痰，所以临床也常用以治疗痰核、瘰疬。

郑老认为桔梗药性升散，能载药上行，所以在喉科中应用广泛，僵蚕不是喉科的专用药物，但僵蚕辛散，能祛外风、散风热、止疼痛、止瘙痒；味咸，尤能软坚化痰散结，善消有形之结；僵蚕解毒利咽，又能治疗咽喉肿痛。僵蚕与桔梗合用，有化痰散结、清热消肿之功。喉科的诸多有形之病，如喉癌前病变喉白斑病、喉乳头状瘤、喉鳞状上皮重度增生等，其病机都是痰瘀互结，其病理特点就是痰瘀毒互结于咽喉局部，其治疗原则应该是活血化痰，解毒消肿。可用杜红花活血化瘀散结；僵蚕、桔梗化痰软坚散结；白花蛇舌草清热解毒散结；辅以夏枯草、生薏苡仁、海藻、昆布等具有化痰软坚功效之药，以助消肿散结。喉肉芽肿的病机主要是痰湿内阻夹瘀，上逆于喉，所以治疗宜化痰祛湿为主，佐以行瘀，也可用桔梗、僵蚕化痰散结。声带小结和声带息肉形成的主要机制也是痰瘀凝结，或伴有虚火上炎的表现，可用红花活血行瘀；僵蚕、桔梗化痰散结；辅以夏枯草、生薏苡仁、天花粉等有散结功效之药。

由此可见，喉科的良、恶性肿瘤皆因痰瘀互结所致。郑老治疗喉科嗓音疾病，处方常用桔梗和僵蚕配伍，取其化痰软坚散结、清热消肿之功，用以消散肿块，妙不可言。

2.金银花配生黄芪解毒生肌

金银花和生黄芪也是郑老治疗喉痹的常用药对。金银花味甘性寒，走上焦心、肺经，入中焦胃经，功能疏散肺经风热，清解上、中二焦的热毒。其有清热解毒、散痈消肿之功效，被誉为治疗一切痈肿疔疮阳证的要药。金银花与连翘、薄荷、牛蒡子等药同用，芳香疏散，而散肺经热邪，清心胃热毒；金银花与生地黄、黄连等同用，透热转气，可治疗舌绛神昏、心烦少寐等热入营血之证。

黄芪味甘性温，走脾、肺两经，擅补脾、肺之气，又善升举阳气，为补气升阳的要药。黄芪与白术或人参合用，可以治疗食少便溏、倦怠乏力等脾胃气虚、中气下陷及肺气虚病症；与当归合用，可以补气生血，治疗气虚血亏病症；与附子合用，可以补气助阳，治疗气虚阳衰所致的畏寒、多汗病症；与人参、白术、升麻等同用，可治中气下陷、久泻脱肛、脏器下垂病症；合人参、龙眼肉合用，可以治疗气不摄血的便血、崩漏病症；与人参、五味子合用，可以治疗肺气虚弱，短气喘咳病症。黄芪益卫固表，与白术、防风同用，可以治疗表虚卫外不固之自汗，易感冒病症。黄芪托毒生肌，可以治疗因气血不足所致的痈疽不溃或久溃不敛病症。黄芪利水消肿，可以治疗浮肿、尿少病症。药理研究显示黄芪有提高免疫力和应激能力的功效，可延缓衰老，有强心、扩张血管、改善微循环、降低血压、抑制血小板聚集、促进骨髓造血、保肝、抗炎、抗菌、抗病毒等作用。

中医喉科有"咽喉病总谓之火"的说法，因此历代医家常用清热泻火法治之。这是因为耳鼻咽喉疾病是"在上之清窍病变"，火性炎上，所以耳鼻咽喉疾病多责之于火。郑老认为临床上的疾病是复杂多变的，难拘常法。因此，郑老治疗耳鼻咽喉疾病时，除对局部的表现进行辨证外，还注意观察患者舌体的形态和舌苔色泽的变化等。对其中一些上焦热证，郑老常取补中益气法合清热泻火法治之，其常用的药物就是金银花和生黄芪的配对，临床效验常常优于单纯的清热泻火法。特别是对于口腔黏膜病变，郑老喜用金银花配伍生黄芪治之，既能清热解毒泻火，又能托毒生肌，认为金银花是治疗疮疡的要药。

3. 桔梗配甘草化痰止痛利咽

《伤寒论》说："少阴病，二三日，咽痛者，可与甘草汤，不差，与桔梗汤。"桔梗汤方由桔梗和甘草配伍组成，是治疗少阴咽痛的良方。

桔梗因其化痰利咽功效佳，又能宣肺气而止咽痒，为治疗咽喉病症所常用，但是不少喉科医师顾虑其性升上而有助火上炎之弊，实际上有点多虑了。桔梗佐于清热解毒药中，能起到引经报使之功。因为桔梗是手太阴肺经的引经药，借助它的提升之力，可以引诸药力到达病所而奏速效，再配合药性微寒的甘草之甘缓解毒，能发挥其长处，而克服其弊端，服之并无不良反应。桔梗可单用煎汤浸渍，或熬膏内服。与紫花地丁、连翘等清热解毒、消肿散结之品配伍，可用于治疗热毒疮疡病。与板蓝根、牛蒡子等清热解毒利咽之品配伍，可用于治疗热毒咽喉肿痛。桔梗对附子等多种药物，或多种食物所致的中毒，有一定的解毒作用。因此，桔梗和甘草配伍无论是对于风热初起，热毒炽盛，又或对于阴虚火旺之急性和慢性咽喉病症均为适宜，其止痛、利咽之效甚良。桔梗还有消痈排脓之功效，可治喉痈；若与前胡搭配应用，辛开而苦泄，祛痰排脓，用治鼻渊也颇有成效。但是桔梗对胃有刺激作用，用量不可太大，郑老一般常用4.5~6.0g。

第四节　喉喑的诊治经验

　　"喑"在《说文解字》中解释为小儿由于哭啼不止所致的喑哑无声。《黄帝内经》认为"喑"是由于邪搏于喉部所致。"喑"分为两种病症："喉喑"和"舌喑"。"喉喑"是由多种原因引起喉部本身病变所产生的声音嘶哑，包括急性喉炎、慢性喉炎、声带小结、声带息肉等，它仅仅导致发声嘶哑或失音等嗓音改变，表现为声音嘶哑，而舌体转运正常，能够正常讲话，属于中医学"喉喑"范畴；而"舌喑"是因为中风舌不转运所致的不能讲话，喉的发声功能是正常的，不属于中医学"喉喑"范畴。

　　中医学认为，声音之发与心、肺、肾关系密切。心主神明，肺主气，肾藏精；心为声音之主，肺为声音之门，肾为声音之根。所以古有"言者心之声，声者肺之韵"之说。然而肾为人的根本，是元气化生之所，人之魂神由元气所化，元气则由肾精所生，如果肾精亏虚，阴虚无以化气，则元气化生不足，魂神难达清明充盈，喑哑之病则变化而由生。因此声喑之标在心肺，而声喑之本在于肾。但是，五脏有疾都能导致喑病：心病致喑，可因于忧思积虑日久而喑；肝病致喑，可因于惊恐愤郁瘁然而喑；肺病致喑，可因于风寒袭于皮毛，或火燥刑于金脏，咳嗽而喑；脾病致喑，可因于饥饱无常，或疲劳过度，伤败中气，上气不足，喘促而喑；肾病致喑，可因于酒色过度，欲火燔灼，以致肾水枯涸，阴亏而盗气于阳，精竭而移槁于肺，肺燥嗽久而喑。五脏有五声，都禀气而通之；肺主气，五脏皆受气于肺；喉通天气，又归属于肺系；更重要的是肺金主声，五行中又只有金能鸣响。肺金上应于天乾，天性为阳，健动，金病易上犯咽喉，因此各种喉喑病症多和肺金有关。因此《张氏医通》说："失音大都不越于肺。"因为音声出于肺，正常情况下，肺体清虚，以气鼓迫之则鸣响，就好像悬架着的钟磬，其中空虚，敲击它就会发出清脆的响声；如果肺内有污浊壅窒，那么气鼓迫肺就好像敲击在实心物件上一般，声音混浊而闷哑。

　　形成喉喑病症的原因一般有三类：一是内热痰郁，窒塞肺金，以致声哑不出，或咳嗽日久，耗散元气，以致发声无力，这是内因；二是感受风寒，腠理闭塞，寒束于外，邪郁于内，咳嗽而致声哑，或突然吸风，以致卒然声音不出，这是外因；三是由于发声不当，如与他人竞相大声号叫，或因歌唱伤气，以致失声，这是不内外因。

一、特色辨证

郑老诊治"喉喑"病，非常重视分辨"金实不鸣"和"金破不鸣"。他通常首先辨明脏腑虚实，继而辨别病之所由，同时参合局部病变的辨证，审因论治，缓缓图之。

1. 首辨脏腑虚实

《景岳全书》说："肺本属金，盖金实则不鸣，金破亦不鸣。金实者，以肺中有邪，非寒邪即火邪也；金破者，以真阴受损，非气虚即精虚也。"郑老通常通过对喉喑患者的病程、声音之辨，来初步判断其肺金之虚实。他说："喉喑有'暴喑'与'久喑'之分，发病时间短的属于暴喑，发病时间长的属于久喑。一般来说，暴喑多实，是由于肺金感邪所致；而久喑多虚，与脏腑虚损有关。"郑老指出："要想了解患者元气的虚实情况，可以通过听其声音的强弱加以辨别，若患者讲话声响，滔滔不绝，多属实证；若患者语音低微，不欲多言，多属虚证。如此通过闻声可以识情，辨而达知。"因此，通过了解患者的病程、听患者讲话的声音，就基本可以判断出患者宗气的强弱和体质的虚实。

2. 继辨病之所由

郑老认为，暴喑实证多因肺金不清，闭塞喉窍所致；或因风寒袭表，热郁于内；或因火邪侵肺，上焦热甚；或因肝火暴逆，气闭而喑；或因痰热内蕴，壅遏肺金所致。而久喑虚证多因正气不足，肺金失养所致；或由饥饿疲劳，伤损中气所致；或由劳伤阴液，肺肾阴虚所致。因于风寒袭表，热郁于内者，常见卒然声音不扬或失声，喉内作胀疼痛，舌苔薄白，舌淡红，脉浮；因于火邪侵肺，上焦热甚者，常见卒然声音嘶哑，咽喉疼痛明显，口干咽痒咳嗽，舌苔偏黄，舌边尖红，脉数；因于肝火暴逆，气闭而喑者，常因情绪不佳而突发声哑，或见气声发音，咽喉或有如物梗阻感，口苦咽干，舌红，舌下经脉色暗弩张，脉弦数；因于痰热内蕴，壅遏肺金者，常见声音嘶哑严重，甚至失声，咽喉干痛明显，咳痰黄稠，口渴欲饮，舌红，苔黄腻，脉滑数；因于中气伤损者，常见声音低微，言难持久，遇劳则加重，舌苔白润，舌胖，有齿痕，舌下经脉色淡粗大，脉细弱；因于肺肾阴虚者，常见声嘶日久，咽喉微痛，干痒咳嗽，痰黏难出，喜作清嗓动作，舌红，苔薄，脉细数。

3. 参合局部辨证

郑老指出，在辨明喉喑虚实及病因的基础上，要结合现代检查仪器，如纤维喉镜或电子喉镜等检查设备，直观地观察喉部的病变。郑老认为喉喑的发病主要由咽喉部肌肉劳损，声带病变所致，所以造成喉喑的疾病在声带的局部检查上一定会有所发现，如急性喉炎可表现为声带急性充血，慢性喉炎可表现为声带慢性充血、肥厚，声带息肉、声带小结可见新生物等，不同疾病的表现是不一样的，这就是局部的辨证基础。声带表现为红肿充血的要考虑实证风热袭肺；声带水肿是津液输布不利而水湿滞留在局部造成的；声门闭合不良多由气虚所致；声带运动障碍常因风湿阻滞经络所致；气郁血瘀日久可致声带息肉形成；痰瘀互结日久可致喉部乳头状瘤、喉白斑病、喉肉芽肿等，诸如此类疾病都会影响正常发声，导致声音嘶哑。上述各种状况可以交叉综合存在。因此，对于喉喑的治疗，必须通过仔细辨证，将局部病变与整体功能联系起来考虑，有针对性地用药，才能发挥中医治病的特长。

二、特色诊治

1. 审症求因，审因论治

郑老认为暴喑实证较易治疗，只需要像去除钟磬上的泥土浊垢一般，去除其病因，而后即可扬声鸣响。他说："因风寒侵袭，闭塞喉窍所引发的喉喑病症，可以通过发散法治之；因火邪乘肺，闭塞喉窍所引发的喉喑病症，可以通过清泻法治之；因肝郁气滞，闭塞喉窍所引发的喉喑病症，可以通过理气法治之。"因此郑老对临床辨证为外感风热所致的暴喑，常以疏散风热、宣肺开音为法，治用蝉蜕、桔梗、胖大海、牛蒡子、生甘草为主药，佐以荆芥、防风、薄荷等品；对辨证为肺火炽盛者，治用蝉蜕、桔梗、胖大海、牛蒡子、生甘草为主药，佐以山豆根、挂金灯、黄芩、连翘、知母等药；对辨证为火为寒遏所致的暴喑，治以祛风豁痰、开肺利水为法，药用荆芥、防风、前胡、杏仁等，配以桔梗、牛蒡子、甘草之类。久喑虚证是肺金伤损所致，就好像钟磬被敲坏一样，声音破碎，一般比较难治，想要使它恢复如故，需要重新铸造，因此治疗上应扶正祛邪并举，局部与整体相结合，辨而治之，方可得法。

2. 谨守原则，缓缓图之

对喉喑日久者，郑老遵照"缓则治其本"的原则，在治疗上着重于滋肾养肺，顾护脾胃，佐以开音之品，常以"养阴利咽汤"为基本方随证加减，以补肺气、滋肾水、养金润燥，则其声自出。对喉喑日久兼有肺气虚弱者，选加珠儿参、黄芪；兼有阴血不足者，选加麦冬、黄精、芦根等；兼有脾不健运者，选加白术，淮山药，生、熟薏苡仁等；兼有痰湿见证者，选加僵蚕、浙贝母、杏仁、薏苡仁等；兼有风湿入络者，选加桑寄生、秦艽、络石藤等；兼有肝郁气滞，气机不畅者，选加野蔷薇花、佛手花、川楝子、广郁金等；兼有肝旺之象者，选加白菊花、白蒺藜、稽豆衣之类平肝之品；检查见黏膜间有白腐者，加用蒲公英。郑老指出："金破不鸣，久喑病症必伤肺金，治疗必须先本后末，'益气养阴清热'为其基本法则。但是'益气养阴，宜以补水养阴为主'。"对此，郑老解释说："五行中有'脾为肺之母'之说，且中医有'实则泻其子，虚则补其母'之古训，按理说应当以补脾为主，然而脾胃虽能生金，但是补土之药，多属阳药，肺又喜润而恶燥，用阳药以补土，则阳旺而容易伤阴，反而有损于肺金，所以有欠妥之处。而五行中又有'肺为肾之母'之说，我在临床中体会到'肾子水旺能减轻肺母生养之负担，有利于肺金的将息休养'，所以治法宜以补肾子之水为主，肾水旺则肺金自足。"另外，郑老又强调说："养阴清热须同时并进，不可一味地只清热不养阴。"因为"心火之所以有余，与肾水不足有关。肾水亏虚不能上承制约心火，火性炎上，以致上焦热盛，心火刑金。肺金喜凉而恶热，最怕心火之克。久喑病症，金气已衰，加上心火过旺，易致刑金太甚，导致肺失清肃，肺金气热炽盛。肺肾为母子，肾水生则心火降，所谓壮水之主以制阳光，所以补肾就是救肺。如果不滋补肾水，只是用寒凉之药清热泻火，那么火无水制，火热更盛。因此，治法必须泻心火之有余，滋肺金之不足，热清则肺可安，阴养则肺能润。临证须详加察辨，要杜绝一见热象就用苦寒之药清热泻火的陋习。一旦辨证对路，就要善于守方进取，不可因一些小变化而乱更药品。如此缓缓图之，日久自见成效"。

三、特色用药

1. 鸡血藤温通血脉治喉喑

鸡血藤，因其藤汁如鸡血而命名，其味苦甘性温，归肝、肾经，功能活血舒筋，养血调经。临床多用于治疗手足麻木，肢体瘫痪，风湿痹痛，妇女月经不调、痛经、闭经等症，与嗓音病的治疗似乎并无直接关系。但是，郑老在嗓音病的治疗中却善用鸡血藤，并有其独特的临床经验。瘀血导致喑病古有记载，王肯堂曾在《证治准绳》中就提出了"瘀血失音"的观点，此后，王清任在《医林改错》中又说："气无形不能结块，结块者，必有形血也。"临床上声音嘶哑常常与喉部声带的形态、色泽、活动度和新生物生长等因素有关，这些病理变化，最终都将影响声带的开合运动，一旦声带活动受限、闭合不全，发声必然嘶哑。以前由于没有内镜等检查设施，无法明确声带的局部病变情况，难免存在管窥之弊，现在可以借助内镜检查，以及病理活检，能够早期发现声带组织结构、形态和色泽等病理变化，这也丰富了中医学在微观方面的辨证内容。中医学认为，声音之发主要由肺所调节，肺主一身之气，百脉朝会于肺，肺的宣发肃降功能正常，则气血冲和，肺气充沛，肺阴滋养，声音洪亮，音质清脆润泽；反之，外邪犯肺、肺气不足或肺阴亏虚等原因导致气血失和，咽喉失养，都会引起咽喉发音障碍，轻则嘶哑，重则失音。郑老将现代医学检查方法的结果融合于中医辨证中，认为声带息肉、喉乳头状瘤、喉白斑病等长时间的声音嘶哑，皆与痰瘀互结有关。而鸡血藤可以抑制肿瘤细胞增殖，还有改善造血系统、抗血栓形成和抗氧化等作用。郑老认为，鸡血藤的活血舒筋之效，在嗓音病应用中，有减轻声带充血、改善声带血瘀之功，因此可以促进声带的闭合，改善声音嘶哑。现代人平素好食肥甘厚味，贪凉喜冷，最伤脾胃。脾胃虚弱则水湿不化，久则水停痰阻，阻碍气机，气机不畅则气血失和，继而成瘀，鸡血藤甘温之性疏肝养血，祛瘀生新，无伤脾胃，其苦可泄降，下冲破结，亦可改善血瘀之征，用于声音嘶哑，则有减轻声带充血、改善声带血瘀病理的妙用。

郑老根据多年的临床经验，体会到当归与鸡血藤合用，在治疗声带麻痹方面颇具效用。当归味甘辛性温，为治疗血证的一种要药，常用于治疗妇人月经失调及血虚而致的病症。因其甘温补血，辛香善行，与味苦微甘，有舒筋活络作用的鸡血藤相伍而用，可以提高其补血行血通络之效用。因此，郑老常用此两味中药来治疗因刀伤喉部引起的血虚失音者。曾有一中年女性患者，罹"甲状腺瘤"，术后出现声音嘶哑，讲话时须努力提气方能发出低微的声音，又或饮水时每易呛咳不停，历时半年许。动态喉镜检查发现左侧声带内收外展功能失常，声带黏膜波减弱。诊断为"左声带麻痹"。采用软坚益气、利喉开音中药治疗 1 个月许，失音症状未见改善，后考虑到患者是因刀伤喉部而使血虚筋脉失养所致，故于方中加当归、鸡血藤两味中药，连服 1 个多月后，失音日见好转，动态喉镜复查见左侧声带活动正常，声带黏膜波也恢复正常。随访半年，未见复发。

2. 桔梗、甘草化痰利咽开喉喑

桔梗、甘草的配伍应用也是郑老治疗喉喑中出现频数较高的药对。甘草有补脾益气，祛痰止咳，缓急止痛，清热解毒，调和诸药等功效，应用十分广泛。甘草长于解毒，生品药性微寒，可清解热毒，是治疗咽喉肿痛的要药。桔梗、甘草同用适用于咽喉的一切缓急之症，咽痛、咽喉异物感、声嘶者无不可用。桔梗化痰利咽，引药上行；甘草清热解毒，甘缓利咽，合用可以利咽开音，急、慢性喉炎均可应用。

3. 玄参、沙参养阴清热润咽喉

久喑虚证，往往由于新哑失治迁延而致，郑老认为主要是由于肺肾阴亏，而出现虚实夹杂、本虚标实之病症。局部声门区红肿，以及长期吸烟者，往往还伴有阴虚火旺的病症表现。对于阴虚火旺的声门红肿，郑老喜用玄参配南沙参。玄参咸寒，能解肺胃之热、血分之热，是壮水制火之药，能退无根浮游之火而消咽喉之肿，虚证、实证均可应用。若兼心火旺盛，可配麦冬、竹叶卷心、连翘心等药；若兼胃火上炎，可配石膏、知母等药。郑老选用玄参还是取其甘寒质润，有清热生津、滋阴润燥之功效。

沙参味甘性寒，有养阴清肺、清胃生津、补气化痰之效，是补益肺胃阴虚的佳品。沙参甘润而微寒，能补肺阴、润肺燥，兼能清肺热；亦适用于阴虚肺燥有热之干咳痰少、咯血或咽干音哑等症；沙参还能养胃阴，生津止渴，并清胃热。郑老应用沙参一般喜用南沙参而不用北沙参。他说："北沙参与南沙参来源于两种不同的植物，两者功用相似，均以养阴清肺、益胃生津为主要功效，但北沙参清养肺胃作用稍强，肺胃阴虚有热之证较为多用，而南沙参尚兼益气及祛痰作用，较宜于气阴两伤及燥痰咳嗽者，对于胃阴脾气俱虚之证，有气阴双补之效，对热病后期，气阴两虚，余热未清不受温补者，尤为适宜。因为玄参本就有清解肺胃之效，辅以南沙参的补肺胃之阴之效，则一清一补，可收摄咽喉无根之浮火。"

4. 丹参活血散瘀消郁肿

喉暗的局部辨证是郑老用药的主要参考，很多慢性喉炎患者都有声带暗红、充血的表现，郑老认为这是血瘀的表现，郑老曾对声带暗红、充血患者进行临床观察研究，发现该类患者的血液多处于黏聚状态，血流缓慢，说明了血瘀痰凝是形成这些表现的不可或缺的病机。而气郁血瘀日久甚至还可形成声带息肉或小结。在治疗这类患者时，郑老常加用丹参。他说："中医有'一味丹参功同四物'之说，丹参味苦性微寒，具有养血安神的功效，是活血补血的良药。"丹参能够活血散瘀、消肿止血、消炎止痛、扩张冠状动脉、改善心肌缺血状况、降低血压、安神静心、降血糖和抗菌。丹参还具有抗血小板凝聚、降低血液黏稠度及调节内外凝血系统的功能。用丹参来治疗声带暗红、充血，恰好能够改善患者血液黏聚、血流缓慢的病理状态。

第五节　喉痈的诊治经验

喉痈是指发生在咽喉及其邻近部位的痈肿。根据患者的病程、症状、体征，以及脓液的性质等，可分为冷脓肿和热脓肿。一般冷脓肿病程较长，局部充血不明显，其脓液色淡、质地清稀，疼痛相对较轻，全身多表现为虚羸不支的征象；而热脓肿则病程较短，局部充血明显，其脓液色黄、质地黏稠，疼痛较重，全身多表现为火热实证的征象。热脓肿若未及时治愈，日久可能会转化为冷脓肿，甚至形成瘘管。正如《疡医大全·卷十七·咽喉部》所说："喉痈，此毒因七情郁结而成。毒生喉间，若不速治，恐毒气内攻喉骨，若出必致口内出脓，虽不伤命，即成冷瘘，终身之痼疾也。"临床上以热脓肿为多见，且多来势凶猛，甚至症情凶恶。因此《灵枢·痈疽》说："痈发于嗌中，名曰猛疽，猛疽不治，化为脓，脓不泻，塞咽，半日死。"

一、特色辨证

喉痈的病势特点就是发展迅速，每致咽喉肿塞、剧痛、吞咽困难，甚则阻塞呼吸而危及生命。历来本病大多从热毒辨证，如《黄帝内经》说："热胜血，则为痈脓也。"其热毒之患与肺胃肝胆壅热均有关联。临床根据痈肿的发病部位、发病原因、形色及证候特点等，提出了众多的名称，如喉关痈、积热喉痈、大红喉痈、锁喉痈等。现代则统一根据发病部位来命名：生于喉关的称喉关痈或骑关痈（扁桃体周围脓肿），生于会厌的称会厌痈（急性会厌炎及会厌脓肿），生于喉底的称里喉痈（咽后脓肿），生于颌下的称颌下痈（咽旁脓肿）等。

郑老认为，喉痈的发生属于热毒为患，临床上多见于年轻人，其发病按照传统认识与肺胃肝胆壅热有关。但是现代的年轻人，大多工作繁忙，压力大，往往平素心肝火旺者多，如果适逢郁怒、积愤，或寒暖不适，或过食辛辣炙煿，就会引发君相之火熏蒸咽喉。君火势缓，渐致热结而为痛为肿，相火势急，迅即热结而为痛为痹，致生痈肿之患，出现咽内一侧或双侧肿胀，疼痛波及颈项、颌下、耳根等处，以致出现汤水不能下咽，涎水外流，言语不清，妨碍呼吸与饮食等状况。临诊需从整体着眼，仔细地询问病史，检查喉痈局部表现，同时结合闻声音、观吞咽、察身热、问疼痛、询二便、视外候等方面综合分析，明察细辨，就能在辨证时左右逢源。

1. 喉痈的问诊要点

喉痈患者常以咽喉的肿胀疼痛或吞咽呼吸困难为主诉前来就诊。就诊时，为了全面掌握病情，"四诊"非常重要，作为四诊之一的问诊，重点要问的是发病的原因、疼痛的情况及二便的状况。①发病的原因，喉痈患者常有乳蛾（扁桃体炎）的急性发作史，初起时咽喉红肿疼痛，4~5日后疼痛不但未缓解反而加重，以致喉关肿塞；会厌痈多有外感病史，或异物、创伤病史，以及邻近器官急性炎症史；里喉痈多见于 3 岁以内婴幼儿，如果 3 岁以内婴幼儿出现畏寒，高热，咳嗽，咽痛，吞咽困难，小儿拒食，吸奶时啼哭或呛逆者，要高度怀疑里喉痈的可能。②疼痛的情况，发病初期，多为胀痛，且疼痛常散漫无定处，若疼痛集中于一处，且有跳痛若鸡啄米般者，提示喉痈局部已成脓，此时疼痛的程度也较前剧烈，且持续不减。③二便的状况，喉痈初起，二便不通者，必有实火；二便通利者，为热入营分或阴分不足。但是，便秘的形成并非都是由实热内火所致，还可以是因为阴液亏虚，无水行舟，或元气不足，无力行舟，或气机不畅，气滞不通而舟停于内。应当鉴别，特别须注意的是喉痈病 3~4 日，因不能进食而无大便者，不能以上法作判断。

2. 喉痈的查喉要点

喉部的检查属于喉痈的中医望诊内容。喉痈的望喉要点，包括局部的望诊和整体的望诊。首先须望喉痈患者的面部表情，看有无痛苦表情和急重病容，其次望喉痈的发病部位：①确定喉痈是发生在喉关（咽峡），还是会厌，又或是咽侧壁、咽后壁等。不同的喉痈各有其独特的局部表现，能够帮助我们诊断疾病，如骑关痈是单侧发作还是双侧发作。临床上骑关痈多是单侧发作的，痈肿可位于喉核（扁桃体）之前或之后，高突不如乳蛾明显，但黏膜色泽红而较光滑；若骑关痈位于喉核之前，患侧的喉核及咽侧壁常向咽中线突起，但喉核不红肿，对侧喉核完全正常。②观察局部的色泽、形态、肿胀程度及是否已经成脓。喉痈未成脓时，外观局部肿胀散漫，以压舌板触按之，质地坚硬，且疼痛散漫；成脓后，外观局部红肿光亮，用压舌板触按之，软而凹陷，举之迅即恢复高突，疼痛集中于一处，且有跳动感，穿刺可抽出脓液。③观察是否出现颈部僵直、活动不利，患侧颈部、颌下是否有肿胀，局部触诊是否有坚硬、压痛等。里喉痈、颌下痈等多有各自独特的头位。

3. 喉痈的外候之辨

除了喉痈的局部辨识之外，还需察辨与喉痈相关的外候情况，包括发热、吞咽功能、言语情况、痰涎性质、乳蛾及其周围组织的色泽、颈部肿胀等。①辨发热：喉痈多有咽痛、发热症状。如果是先咽痛后发热，喉关黏膜鲜红而红肿高突者，属于实热之证；如果是咽痛，伴有发热、恶寒而咽喉色淡微肿者，是感受邪毒，火热被寒邪包裹，郁闭于内；如果是但发热无恶寒，发热不甚，提示体弱正气不足，抗病能力较弱，无力驱邪外出。②观吞咽：涎多、吞咽不利者为痰盛；无涎而吞咽困难者为热盛或阴虚重症。③闻语声：语声清朗者，病轻；语声重浊者为寒邪遏郁；痰多而声音不清者为痰盛；声嘶语塞、呼吸费力者要提防气道堵塞，不可掉以轻心。④痰涎性质：痰色黄黏或白稠者为痰热；痰涎白沫者为风痰。⑤乳蛾及其周围组织的色泽：如若见喉核中间光红有白点，四周漫肿者为将转变成喉痈之兆；若喉核色大红，甚至局部肿烂，白点边界不清，往往是肺脾积热，心肝火旺；若喉核色红带紫色者，为积寒于内，感邪于外；若喉核色淡红者，多见于肺胃蕴热，复感风邪或寒包火；若喉核肿而色淡不甚红者，往往是肺脾受寒或体弱抗病能力较差。⑥颈部肿胀：关内之喉痈，多可扪及颌下肿大的臀核，触痛明显；关外之喉痈，常可见患侧颈部耳根下肿胀；发于喉底部的喉痈，多表现为前颈粗肿，是为危候。

二、特色诊治

喉痈的治疗方法与一般痈疡相同，临床上以清热解毒为主。喉痈初起一般多兼有卫分表证，所以治疗以疏风泄热为先；中期火热壅盛，多表现为大热、便秘等症状的气分实热证，治疗宜通腑降火泻热为主；后期火毒腐肉化脓，治当排脓解毒。《包氏喉证家宝·咽喉总论》说："（喉痈）其证虽繁，多归于火……火者痰之本，痰者火之标，故言火，则痰在其中矣。"因此临床所见喉痈患者大多痰涎较多。对于痰盛者，当急予清热豁痰。总之，喉痈在脓未成时以消为主，可用苦降通幽、泄热涤痰等方法治疗，并配合局部药物外敷治疗。脓已成者，不可发表攻下，而宜尽早切开排脓，并用药托毒透脓。在整个治疗过程中，必须始终运用清化热痰法，同时配合清心泻肝，以挫败壅盛之火势，避免火生痰涎，壅塞气道，加重病势。

1. 分段治疗，随症加减

郑老治疗喉痈是根据患者的病情分阶段而治的。喉痈初期未成脓，若兼有表邪，而见头痛，发热，怕风，颈项强痛，渐渐肿赤，治以疏解散邪，选用金灯山根汤加减，并加用牛蒡子，势轻者即能消散。若火热较重，局部漫肿，4~5日后寒热不解，便欲成脓，治当清热和营，选用五味消毒饮，配合应用山豆根。《本草纲目》记载，山豆根能解诸药毒，消肿止痛，解咽喉肿毒极妙；而野菊花是消除疮疡的圣药，联合应用一般多可见效。若夹有痰湿，而见痰涎黏稠，痰鸣气急，可加僵蚕、胆南星等以豁痰消肿。喉痈成脓期，热毒炽盛酿脓，局部红肿高突，触之柔软，治宜排脓解毒，壮者攻下，可用仙方活命饮加玄参、桔梗之类；老弱补托，可用托里消毒散。喉痈溃后期，气阴两伤，余邪未清，治当益气养阴，清解余毒。气虚为主的可选用补中益气汤培补元气，阴虚为主的，可选用养阴清肺汤养阴和营。同时选加蒲公英、桔梗、野菊花等以清除余毒。喉痈治疗一般需历时半个月左右才能收功。

2. 上病下治，重视整体

中医内治有"汗、吐、下、和、温、清、补、消"八法。喉痈实热证的治疗，除了用清热解毒法之外，还应当因势利导，导邪外出。釜底抽薪，通利之法，可以使太阳、阳明郁火自二便分消。釜下柴薪既抽，咽喉釜中之火自然而退。值得注意的是，通利二便法的应用必须抓住时机，若该通时不通，则火不得下泄，咽喉红肿难消；不该通时却通之，则有伤元气。郑老的体会是咽喉火热实证2~3日，如果大便干结难解，伴有腹部胀满不适者，应当采用通下法。根据患者的病情和体质，或联合应用大黄加玄明粉，或单用玄明粉，以泻阳明实热，引导肺气清降。郑老说，玄明粉不一定要待出现大便秘结时才用，因为通下法的目的在于泄热降火，所以在喉痈出现火热实证时就可稍加玄明粉，使地道畅通，邪有出路。郑老喜用玄明粉而少用生大黄，每次用玄明粉 9~12g，分两次冲服，他认为服用玄明粉没有服用大黄的腹痛之弊。

3. 内服外治，相得益彰

外治之法，即内治之理。喉痈的治疗，除内服药物外，还须配合外治之法，可以增强疗效，减轻患者的痛苦，并缩短病程。喉痈初起，局部稍肿，可用珠黄青吹口散吹喷患处；红肿甚时用喉科牛黄散外吹，并用银硼漱口液含漱。银硼漱口液中重用土牛膝，能促使痰涎外出，并能使咽喉局部的白腐脱落。如颈项等处肿胀者，可用芙蓉软膏外敷（涂厚厚一层），对改善症状大有帮助。喉痈脓熟后，要切开排脓，切开排脓要掌握时机，一般在发病第 5 天左右。切开过早，脓未成熟，会徒伤气血；切开过迟，则脓液内腐益深，皆有碍早日痊愈。用刀操作必须注意深浅适度，免致意外。用刀过深，内脓虽出，良肉亦伤，存在脓毒流窜之虞；而脓深刀浅，则脓毒不得外泄。

三、特色用药

1. 海蛤壳清肺化痰

咽喉之证，总属于火。而火为痰之本，痰为火之标。喉痈风火相搏，痰热壅滞喉间。因此，清热化痰利咽是治疗喉痈的一个主要法则。清肺化痰的药物选择中，郑老比较喜欢用海蛤壳。

海蛤壳味咸性寒，归肺、胃两经。一般认为海蛤壳功能清肺化痰，软坚散结，能够化稠痰，治疗痰热喘咳。郑老的临床体会是海蛤壳清肺热效果非常显著，对于痰热为患，郑老常用海蛤壳配伍海浮石、白前、桑白皮等。由于海蛤壳还有软坚散结之功，所以能够软化喉间稠痰，增强化痰的效果。如果火热较甚，可以加入青黛、大青叶等同用。

郑老临床应用海蛤壳不只是用于治疗喉痈，还经常用于治疗其他辨证为痰热证的喉科疾病。郑老认为，耳鼻咽喉均为清窍，清阳上升，浊阴下降，孔窍均为轻清之所在，喜清喜空，容不得一丝浊阴。若脾陷胃逆，浊阴上泛，上焦雾露不清，则往往有上热之表现，即所谓的相火刑金。一旦肺气不清，则会产生各种耳鼻咽喉疾病。耳鼻咽喉各孔窍有黄色脓性分泌物，提示上焦有热，热灼津液，从而导致肺热痰稠。究其原因还是由于中焦湿旺，湿旺则气郁而水湿内停不行，停留于中焦的水湿受到上焦郁热的熏蒸，则化为痰热。郑老说，患者口中痰涎增多者，多是肺热不清，痰涎不降所致，海蛤壳功能清肺化痰，非但可以清热，还能减少痰涎的分泌，一举两得。因此，各种急性咽喉病见有痰涎增多者，都可酌情选用海蛤壳，能够有效地化解黄白脓痰。另外，海蛤壳的软坚散结功效，还有助于消散喉痈的痈肿。

郑老说，如海蛤壳短缺，也可以选用鱼腥草治疗。鱼腥草味辛性寒，主入肺经。其性寒凉而能泄降，其味辛腥可以散结。鱼腥草以清肺见长，有解毒消痈的功效，为治疗痰热壅肺，发为肺痈，咳吐脓血之要药。新鲜鱼腥草的清肺化痰功效明显优于干燥的鱼腥草。其可与桔梗、芦根、瓜蒌等药同用。若痰热证伴有咳嗽者，可配伍黄芩、贝母、知母等药；用于治疗喉痈等热毒疮疡病症，可配伍野菊花、蒲公英、连翘等药。

2. 大青叶清散热毒

大青叶味苦性寒，归心、胃两经，具有清热解毒，凉血消斑的功效。大青叶善解心、胃两经实火热毒；又入血分而能凉血消斑，气血两清。《黄帝内经》说："一阴一阳结谓之喉痹。"《诸病源候论·咽喉心胸病诸候》说："六府不和，血气不调，风邪客于喉间……气壅而不散，故结而成痈。"郑老认为："所谓一阴，就是指肝与心胞两经；所谓一阳，就是指胆与三焦两经。此四经皆有相火，而心所主之火是为君火。人体的血是主于心而藏于肝的，君相二火过旺，必然燔烁营血，以致血府灼热不安，造成人体血之不调；喉痈是热毒为患，与肺胃肝胆壅热均有关联。胃腑乃六腑之一，人体一身之气主于肺而源于胃，胃气不清，逆上不降，必然导致肺气失于清降而生郁热，造成人体气之不调。血气不调，容易壅结成痈。"大青叶味苦性寒，既能清心胃实火，解毒利咽，又能凉血泄热，消肿利咽，用治喉痈实为相宜。若与葛根、连翘等药同用，表里同治，可用于喉痈初起，兼有发热头痛，口渴咽痛等风热表证者；若与蒲公英、紫花地丁、生地黄、大黄、水牛角、栀子等药同用，泻火解毒，可用于喉痈心胃火盛，咽喉肿痛者；大青叶还可用鲜品捣烂外敷患处，有助于局部肿胀疼痛的缓解。药理研究证明，大青叶对金黄色葡萄球菌、溶血性链球菌均有一定抑制作用。因此，大青叶应用于喉痈早期，可以疏风泄热；应用于喉痈热盛肿胀之时，可以清热解毒；应用于喉痈脓成之时，还可以清散排脓。由于大青叶的清散解毒之效深合喉痈的病理机制，所以，在整个治疗过程中均可配伍应用大青叶。

3. 金银花配全瓜蒌消肿排脓

金银花味甘性寒，归肺、心、胃经，具有清热解毒、疏散风热之效，善治痈肿疔疮，是治疗一切内痈外痈之要药。喉痈初起，红肿热痛者，可单用本品煎服治疗，也可与牛蒡子配伍，以疏散风热、化痰解毒；红肿明显时，可与紫花地丁、蒲公英、野菊花同用，以清热消肿；若3~4日内红肿未消，可加入皂角刺、穿山甲，以增强清热解毒之效。痈脓形成时，可与鱼腥草、全瓜蒌等同用，以消肿排脓。郑老治疗喉痈喜用金银花和全瓜蒌配伍。他认为金银花和瓜蒌味甘性寒，都归肺、胃两经，都具有清热解毒之功效，两药的性味功效基本雷同。差异之处就是金银花还有疏散风热的功效，尤其适用于喉痈发病初起，未成脓时期，而瓜蒌味苦，清热力量相对较强，善清肺热、润肺燥而降痰火、利咽喉，用治痰热阻肺之证。另外，瓜蒌利气开郁，润肠通便，能导痰浊下行而奏消痈肿疮毒之效；瓜蒌清热散结消肿，配合清热解毒药常被用以治疗痈证。因此，金银花配伍全瓜蒌同用，两者相辅相成，相须而用，金银花辅助瓜蒌增强清热解毒之效，而瓜蒌的散结消肿又能加强金银花的清热之功，个中妙处，实为可叹。

4. 扶正药物顾护脾胃

喉痈多是实热病证，临床用药苦寒为多，容易损伤脾胃，且患者往往因为咽痛剧烈而不敢吞咽，饮食减少，中焦虚乏。因此，顾护脾胃显得尤为重要。一般脾胃功能正常者，常规用量的苦寒泄热药应用即可；脾胃虚弱者，则不能耐受，因此治疗用药不可纯用苦寒，避免邪热未除，中焦亏败，反而影响疾病的愈合。郑老用药非常重视固护脾胃，其选用苦寒药物，用量总以起效为度，中病即止，唯恐中伤中焦脾土。他常用的固护脾胃药物包括炒白术、党参、黄芪、甘草、薏苡仁等。

第六节　喉咳的诊治经验

"喉咳"，顾名思义是指因咽喉疾病所致的咳嗽，其主要特征是阵发性咽喉干痒，咳嗽，无痰或少痰，或有咽部异物感。由于十二经脉直通或旁达咽喉方寸之地，所以五脏六腑的功能失常皆可累及咽喉，致生咽喉疾病，从而引发喉咳。

喉咳病程可长可短，短者数周，长则可达数月，甚至年余。特别是在季节变换的时节更容易发作。由于咳嗽不止，患者多会想到是否因肺病所致，往往就诊于呼吸内科，呼吸内科医生可能会从气管-支气管肺炎等疾病上考虑检查治疗，不少患者经过胸部 X 线片、计算机断层扫描（CT）、血常规等一系列检查后，可能还找不出咳嗽的原因，苦恼的是服用很多止咳化痰、抗炎药，咳嗽未得到缓解，甚至加重了，并出现一些新的不适症状，而后才想是否与咽喉疾病有关。其实，这是因为咽喉部受各种特殊刺激以后，引起咽喉黏膜下的末梢神经过度敏感所致，中医学称为"喉咳"。

一、特色辨证

中医学认为喉咳与六淫侵袭、体质禀赋、脏腑功能失调等有密切关系。郑老认为，喉咳为本虚标实之病。其发病虽与感受六淫外邪和异气有关，但其发病与否还与人体的体质有关，取决于人体正气的盛衰。喉咳病位虽在肺，但与其他脏腑的功能失常影响及肺亦有密切关系，所以喉咳不止于肺，但亦不离于肺。《素问·咳论》所说的"五脏六腑皆令人咳，非独肺也"即为此意。喉咳的临床辨证须注意以下几点。

1. 肺失宣肃之辨

《医学三字经·咳嗽》说："肺为五脏之华盖，呼之则虚，吸之则满，只受得本脏之正气，受不得外来之客气，客气干之则呛而咳矣。"喉咳多继发于感受外邪之后，肺气因受邪而被阻遏，肃降失常，肺气逆上而作咳。《河间六书·咳嗽论》说："寒、暑、湿、燥、风、火六气，皆令人咳嗽。"那么，具体到患者个体究竟是由何气使然？这就需要参合四季气候变化与疾病的相关性来加以辨析。由于四时脏气不同、人体体质禀赋差异，故容易感受的致病外邪自然也有区别。春季风动肝木当令，夏季暑盛心火当令，长夏湿胜脾土当令，秋季燥行肺金当令，冬季寒凝肾水当令，不同季节容易感受其旺气之邪。喉咳的特点是因痒而咳，痒之所成或因风生，或因燥热。春季风胜，秋季燥胜，因此喉咳之病尤以春秋季节为多发。六淫外邪以风为首，风为百病之长，其余诸邪多随风邪而犯人体，或为风寒，或为风热，或为风燥，皆可引起肺气郁闭，造成肺气不清，失于宣肃，上逆而发阵咳。《景岳全书·咳嗽》说："外感之嗽，必因风寒。"风邪犯肺虽以夹寒者居多，但是，风寒入体大多迅即化热而成风热之证；日久风热化燥，伤阴而易成风燥之证。因此喉咳当及时治疗，若治之不当，可内蛰而成伏邪，迁延为患。临诊可以通过详细地询问病史，了解病之所由，并详察患者的体征表现，来分辨肺气失于宣肃是因于何邪所致。

《医学心悟·咳嗽》指出："肺体属金，譬若钟然，钟非叩不鸣，风寒暑湿燥火六淫之邪，自外击之则鸣，劳欲情志，饮食炙煿之火自内攻之则亦鸣"，提示喉咳不仅可以是风、寒、暑、湿、燥、火六淫之邪自外叩肺，使肺失肃降，肺气上逆而致，亦可能是其他脏腑功能失调，自内扰肺，肺脏只受得脏腑之清气，受不得脏腑之病气，病气干之，肺欲祛邪则呛而咳嗽。每个季节都有其易伤之脏，春季容易伤肝而生肝风病证，夏季容易伤心而生心风病证，长夏之季容易伤脾而生脾风病证，秋季容易伤肺而生肺风病证，冬季容易伤肾而生肾风病证。此类可以根据喉咳的伴随症状，辨察其病由何脏之患累及肺的宣肃功能，导致肺气不清，逆上而为喉咳。

通过上述之辨，审因论证，有助于更好地辨证施治。

2. 虚实表里之辨

"正气存内，邪不可干，邪之所凑，其气必虚"。郑老认为喉咳病症当明虚实表里之辨。"咳之为病有新久虚实之殊，新咳者肺有实邪……久咳者属虚属郁"（《杂病广要》）。六淫外邪致咳，其邪在表，为肺有实邪，大多先罹肺气失宣，后患肺失肃降。病久则邪实转为正虚。所以喉咳患者初起咽痒咳嗽可兼有鼻塞、打喷嚏、流清水涕、汗出、恶风、遇风受凉即作咳嗽等肺失宣散之症；若未得到控制，咳嗽逐渐加重，言谈数语即感喉痒气喷而咳，可伴有咳嗽气急，甚则呛咳作呕、胸闷等肺失肃降之症；日久因久咳伤气耗阴，而出现咳则汗出气喘，神疲乏力，咳甚矢气、遗尿等症。这是因为外邪侵袭，宣散受遏，渐致肃降失常，久而正气虚弱，内虚外邪相合，久滞咽喉而使喉咳不已。

3. 脏腑失常之辨

喉咳虽以咽痒、干咳为主，但总有一些其他兼夹症状。若喉咳伴有咳声短促，频频"清嗓"，发音不能持久，或声嘶，劳则加重，神疲乏力，少气懒言，纳呆便溏，胸闷脘痞等症，属于脾虚之象；若伴有咽喉发痒微痛，咽干不适，饮水则舒，多言则咳，神疲消瘦，面部潮红，五心烦热，腰酸腿软等症，则是肺肾阴虚，虚火内旺之象；若咽痒咳嗽伴有胁肋胀痛，甚至胁痛不能呼吸、转动者，多为肝失调达，气郁化火，上逆犯肺之象。

二、特色诊治

郑老治疗喉咳病症，重视扶正祛邪，调畅气机，辨证而分别治之。或以宣肺止咳，或以清肺止咳，或以润肺止咳，或以拨正五脏之乱而和肺止咳，总以调整肺的气机升降为法度。

1. 宣肺发表

郑老认为，外邪伤肺，肺伤不清是咳嗽的主要原因。治疗六淫喉咳，应当辨感邪之不同分而治之。他说："肺主皮毛，开窍于鼻，直接与外界相通交接，极易感寒受风，所以临床上喉咳患者常因衣着起居不慎，为风寒所侵而引发或加重，这是因为风寒束肺，使肺失宣肃所致，患者咳嗽可兼有咽痒、少量清稀痰等症。""外感之邪多有余"，对此，郑老喜用"三拗汤"为基本方进行治疗。三拗汤中麻黄解表散寒，宣发卫郁，有助于肺气的宣发，配伍杏仁平喘降逆，有助于肺气的肃降，一宣一肃，一散一敛，调和肺的气机升降。痒甚者，加蝉蜕祛风止痒。风寒未解，容易化热，化生风热之证，患者咳嗽可兼有喉燥、口渴等症。对此，郑老常加桑叶、菊花、薄荷以疏解风热，咳甚者，加枇杷叶、浙贝母、紫菀清宣肺气。咳久热伤肺津，实中有虚，患者咳嗽可兼有咽燥、口干等症，宜兼补以散之，对此，郑老常加沙参、麦冬以清热生津。

2. 扶正固表

郑老的临床体会：内伤之病多不足，喉咳久治不愈者，大多见于正气不足，卫表不固的患者。患者咽痒咳嗽，其咳声常低微而不扬，甚至声音嘶哑，常伴有过敏性鼻炎、哮喘等疾病，这些患者大多禀质特异，体质虚寒。一旦吸入异气后，容易导致肺气上逆，呛咳不止。由于正气不足，邪不胜正，每致邪滞喉间，蠢蠢欲动，经常在张口讲话，或进寒凉饮食时咽痒干咳发作，严重者可因咳甚而作呕，咳时遗尿、矢气；患者可伴有畏风怕冷，气短懒言，神疲乏力，大便偏软等症。对于此类正气虚弱者，郑老皆投以益气固表之药。他说："此类病证，黄芪不但要用，而且要用重剂，至少要用至30g，以扶正固表。"对于其他证型的喉咳，郑老总是根据咽喉局部及全身表现进行辨证：若见有干咳少痰，而咽喉黏膜充血、干燥者，当属阴虚火旺之证，这是因为水涸金枯，使肺苦于燥热，肺燥则生痒，痒则咳嗽不止，治疗应当滋阴降火，润喉止咳，可用麦冬、玉竹等滋养肺阴；若见咽痒不舒，伴有咳痰黏稠，神疲乏力，少气懒言者，当属脾气虚弱之证，这是因为虚劳导致脏腑气衰，内邪伤肺，治疗上应当健脾化痰，利咽止咳，可用山药、扁豆以补肺脾之虚。如此扶助正气，有助于固护藩篱，使邪不可干。喉咳病症每每虚中夹实，对此，郑老处方常兼施"清以润之"之法，在方中加入黄芩，以清上焦肺热。

3. 止痒治咳

咳嗽是人体祛邪外达的一种防御性生理反应，是身体的自我保护动作。轻微的咳嗽对身体无妨，不需止咳。但是，咳嗽严重，则影响生活和休息，这时需辨明原因而后治之。喉咳的特点是因痒而咳，不痒不咳，所以止痒治咳是喉咳治疗的重要举措。郑老认为，喉痒的产生与风邪和肺燥关系密切。风邪引发咽痒，主要是指外风，包括风寒外邪和风热外邪。对于风寒所致的痒咳，郑老常用三拗汤加味治之；对于风热所致的痒咳，郑老常加用枇杷叶、紫菀、江剪刀草等治之。咽痒因于肺燥者，可以是由外邪不解，日久入里伤阴所致，又或是肝火伤肺，肺阴枯涸所致。肺燥喉咳，若是因于风邪入里化热，热胜风动所致者，其咳多在凌晨寅时，郑老常用麦冬、天花粉、竹沥半夏、杏仁、桔梗治之。郑老认为，麦冬、天花粉可清肺燥而息热，竹沥半夏、杏仁、桔梗能降肺逆而止痒咳。肺燥喉咳，若是因木火刑金所致者，其咳多在午夜子时，对此，郑老常用柴胡、白芍、枳实、前胡、款冬花。郑老认为，柴胡、白芍功能清泄肝热，舒畅肝气，消散热邪；枳实、前胡、款冬花功能降泄肺家阻塞之气，导气下行而止痒咳。如此肺金得以清降，气机升降得以正常，肺气无以上逆致咳。

另外，郑老告诫："久咳必然耗伤元气，治咳之药也容易消耗肺气，对于久咳不愈者，还需注意酌加益气养阴，扶助正气之品。"因此郑老处方常选加党参、茯苓、炙甘草、白芍、仙鹤草等，补中土以降肺气。

喉咳的转归不仅与治疗是否恰当有关，与平时的调摄更是密切相关。喉咳患者必须注意：①咳嗽发作期尽量少说话；②戒烟酒，避免接触刺激性、敏感性气体；③忌生冷、辛辣、油腻及海腥食物；④忌食甜品及糖浆类药物；⑤注意保暖，尤其是颈、背、足部的保暖；⑥常备热水，于咽痒咳嗽即作时饮用，可以有效地缓解咳嗽。

三、特色用药

1. 仙鹤草镇咳止痒

郑老治疗喉咳有一个特色用药，就是仙鹤草。仙鹤草味苦涩性平，归肺、肝、脾经。一般认为其功能收敛止血、健脾补虚、消积止痢、杀虫止痒。临床主治多种出血证，脱力劳伤证，腹泻、痢疾诸证，滴虫性阴道炎等，并未提及有止咳之效。郑老深谙药性，触类旁通。他说："喉咳的发病机制是肺气逆上而作咳，而仙鹤草的性味是苦涩收敛，其药性平和，所以喉咳无论寒热虚实任何证型，都可在辨证用药的基础上加入，以增止痒、止咳功效。"况且药理研究发现，仙鹤草醇浸膏能收缩周围血管，还有很强的抗炎作用；仙鹤草含有缩合型鞣酐，具有相当强的收敛作用。因此能够收缩血管，从而抑制咽喉局部黏膜的血管扩张、血管的通透性增高和组织水肿，起到镇咳止痒的效果。

2. 江剪刀草止咳化痰

江剪刀草是郑老常用的一味中药，其味辛苦性微温，归肺、肝两经，既可药用，又可作为蔬菜食用，具有清热利尿、活血通经、镇咳化痰、健胃理气、解毒的功效。郑老喜用其治疗各种咳嗽病症。他说："江剪刀草辛开苦降，有助于调节肺、肝两经的气机升降，使肝气得以温升，肺气得以凉降，逆上之肺气得以平复，咳嗽自然消除。江剪刀草药性微温，适用于过敏性咽炎、慢性支气管炎等各种咳嗽。"药理研究发现江剪刀草还有降压利尿，凉血止血之效。对于高血压患者服用卡托普利等降压药引起的咳嗽尤为适合。

第七节　声带息肉（小结）的诊治经验

声带息肉和声带小结的主要特征是声音不扬，甚至嘶哑失音，喉镜检查可在声带的前中 1/3 交界处见单发息肉或对称性粟粒样突起的有形之结。本病小儿及成人均可罹患，成人患者往往与职业用声及性格有一定的关联。本病属于中医学"喉喑"的范畴，由于声带息肉或小结容易反复发作，并且病程较长，或迁延不愈，所以中医学又称其为"久喑""久无音""久嗽声哑""久病失音"等。

一、特色辨证

《景岳全书》以"金实不鸣""金破不鸣"的理论提出喉喑有虚实之分，并对喉喑的病因病机、证候特点及辨证论治作了较全面的论述。郑老发现临床上喉喑病不唯虚实两类，尚存虚实夹杂之证，属于喉喑范围的声带息肉或小结的病机多属痰瘀凝结兼夹阴虚，其病皆属虚实夹杂之证。郑老认为，声带息肉、声带小结患者大多是用嗓太过，以致耗气伤阴，喉失所养，邪浊壅喉而致，且大多数患者的脾气性格比较急躁；亦有因燥热伤肺、或过劳伤肾，或久病失养，以致肺肾阴亏，肺津无以上布，肾液无以上承，喉窍失滋，导致声户失健而喑；部分患者是由于素体阴虚，滋生内热，虚火上炎，熏灼喉窍，加重了声嘶的形成。上述种种原因导致喉窍脉络受阻，经气郁滞不畅，气滞则血瘀痰凝，结聚喉窍，使声带发生肿胀或形成小结及息肉，妨碍声户开合，以致久喑难愈。因此，痰瘀凝结于声带只是声带息肉和声带小结病变的局部表现，而其形成的病因病机则可总括为痰、瘀、虚。

1. 痰凝之辨

痰是机体水液代谢障碍所形成的病理产物，包括咯吐出来可见的"有形之痰"，以及瘰疬、痰核和停滞在脏腑经络等组织中未被排出的"无形之痰"。"有形之痰"可从痰液的颜色、痰量、黏稠度、咳痰顺畅度、咳痰时间等状况进行辨证，而对于"无形之痰"，临床上则可通过其所表现的证候来进行判断。机体的水液代谢与肺、脾、肾，以及三焦的功能正常与否密切相关。一般认为痰饮的形成多由外感六淫，或饮食不节，以及七情内伤等因素，使肺、脾、肾及三焦等脏腑气化功能失常，水液代谢障碍，以致水津停滞而成。郑老认为，声带息肉或小结患者往往因为反复过度发声，造成肺气壅遏或肺金不清，痰饮孳生，气机不利，累及喉部则喉窍壅闭，无形之痰随气机升降流窜，留聚于声门即形成声带息肉或小结。

2. 血瘀之机

瘀血是指体内有血液停滞，包括积存于体内的离经之血，以及艰涩不畅，阻滞于血脉内的血液。瘀血和痰饮一样，既是疾病形成过程中的病理产物，同时又是致生某些疾病的致病因素。

离经之血的形成，主要与内外伤、气虚失摄或血热妄行等因素有关：内外伤损，伤及血脉则血溢脉外；气能摄血，气虚则固摄无能而血溢脉外；火热旺盛伤及阳络，阳络伤则血外溢。血脉内的瘀血主要与气虚、气滞、血寒等因素有关：气为血帅，气行则血行，气虚或气滞，气行不畅，不能推动血液的正常运行，则血行不畅而凝滞于脉络；阳气虚衰或寒邪客入血脉，使经脉踡缩拘急，血行艰涩不畅而凝滞于脉络。

郑老认为，部分声带息肉或小结患者因为经常高声或过度发声，损伤喉窍声门脉络以致瘀血内生；或因多言耗气伤阴，以致气阴亏虚，继续勉力发声，以致气虚无力运血，气机阻滞，使喉窍脉络、经气郁滞不畅，气滞血瘀胶结痰浊，结聚而生声带小结及息肉，如此每每久喑难愈。

3. 阴虚之诊

不少声带息肉或小结患者在声嘶的同时，常伴有咽喉干痒，咳嗽，痰少黏稠，"吭""喀"清嗓频作，午后尤为明显的症状，其舌质偏红，少津，脉细数；喉镜检查除了有声带息肉或小结外，喉窍黏膜及室带、声带常常呈现为慢性充血状。郑老说，咽喉喜润恶燥，润则滑利顺畅，燥则艰涩阻滞。肺肾阴虚，肺津不足无以上布，肾液亏虚无以上承，喉窍失于润养，必致声户干涩，功能失健；如若阴虚严重，渐生内热，虚火飘摇上炎，熏灼喉窍，必致声户开合不利。反复的咳嗽、清嗓动作，又容易损伤喉窍肌膜，促使声带息肉或小结的形成，已形成的声带息肉或小结则可因此而更加严重。因此，对于声带息肉或小结患者伴有咽喉干痒，咳嗽，痰少黏稠，喜做清嗓动作等症状的，皆要考虑阴虚之证。

二、特色诊治

声带息肉或小结是"久喑"病症，多属虚实夹杂之证，常因新哑失治，迁延而致，较难根治。郑老认为此病由痰瘀互结，兼夹阴虚或气阴两虚所致，所以其治法以扶正祛邪并举，局部整体结合为度，总体处方原则是活血行瘀、化痰散结，兼以养阴。

1. 音哑不用开

郑老治疗声带息肉或小结，在用药方面有其独特的思想观点，他说："治疗此病应该按照中医辨证论治原则，要会活用'音哑不用开'的治疗方法，不能纯用胖大海、木蝴蝶、蝉蜕之类开音药，纯用开音药治疗嗓音病，就如同西医对症处理的治病模式，是中药西用之法，有时可能效果适得其反。中医治病必须重视辨证施治，通过仔细辨证，明察病机，而后投药治之，方可得法。"

2. 活血行瘀，化痰散结，不忘养阴利咽

声带息肉或小结患者常见声嘶难愈，讲话费力，喉内有异物感、痰黏着感等症状，可伴有胸闷不舒，舌质暗滞，脉细涩；其喉镜检查除可见声带息肉或小结外，声带还可见慢性充血。郑老认为，声嘶难愈，讲话费力因于声户开合不利；喉内有异物感、痰黏着感是因为血瘀痰凝，黏附声带之故；胸闷不舒是气滞之征；声带暗滞，小结或息肉的形成是因为邪滞喉窍脉络日久，经气郁滞不畅，气滞血瘀痰凝，结聚喉窍所致；舌质暗滞，脉细涩则为血瘀之候。凡此，皆可以红花活血行瘀。声带息肉的组织病理表现为声带血管扩张，血管通透性增加，声带的细胞间隙中组织液积聚，出现局部水肿致息肉形成，并进一步变性、纤维化，这都是痰凝的表现，当予以僵蚕、桔梗化痰散结，辅以夏枯草、生薏苡仁、天花粉等增加散结消肿之效。同时，考虑到大部分患者阴液不足，有喉部干燥之症，可伍以玄参、天冬、麦冬以养阴润燥；针对本病的主要症状声音嘶哑，可加入蝉蜕，以宣肺开音。

三、特色用药

1. 红花活血行瘀

红花是郑老常用的活血行瘀中药，既用于治疗声带息肉、声带小结，又用于喉白斑病、喉乳头状瘤或喉肉芽肿等有形之结疾病的治疗中。

郑老认为，声带是韧带组织，在中医学称作"筋"，肝主筋，所以声带病变可从肝论治；气血不通，气滞血瘀是声带息肉、声带小结发病的病机之一，心主血脉，肝又藏血，主疏泄，气血功能的正常与否与心、肝两脏的功能关系密切。红花味辛性温，辛散温通，又归心、肝经，专入血分，其活血祛瘀效力较强，为治血瘀证的常用之品。红花走心、肝经，其活血祛瘀的药效功能与声带息肉、声带小结的病因病机正好切合，所以咽喉有形之结皆可应用。另外，药理研究发现，红花中的红花黄素有抑制血小板聚集和增加纤溶作用；红花对免疫功能还有调节作用。鉴于此，郑老处方喜用红花活血行瘀，且往往只用此一味，既取其活血祛瘀化滞之功，又可获扶助一身正气之力，使扶正祛邪一举两得。

2. 僵蚕、桔梗化痰散结

郑老治疗咽喉有形之结，还喜用药对僵蚕配桔梗，以化痰散结。

郑老认为，声带息肉、声带小结的形成，除了与肝经功能失常有关外，还与肺、脾两经功能失常有关。由于脾虚无力健运，以致水湿停聚；肺经有热，热灼咽喉，容易炼津为痰，痰凝成结。所以治疗还需清热化痰，软坚散结。

郑老认为，僵蚕归肝、脾经，功能化痰散结，用于痰核、瘰疬；僵蚕还略有一点清热祛痰的作用，适用于痰热内阻之证，可用于肺热咳嗽、痰多等症。郑老用僵蚕治疗声带息肉、小结除了配用桔梗之外，还经常和夏枯草、浙贝母等清热化痰散结之品相须为用，以增强效应。值得一提的是，郑老在临床应用中发现，有胃病的患者服用僵蚕可能会有胃部不适感，应对之策可以通过减少用药剂量，或加入八月札来缓解症状，但是对于严重胃病患者，郑老不建议应用僵蚕。

桔梗善于祛痰，是利咽的良药，功能宣肺祛痰，利咽开音。郑老认为，桔梗辛散苦泄，宣开肺气，祛痰利气，适用于一切咽喉疾病，所以不论寒证热证皆可应用。郑老桔梗用量较小，一般只用4.5g，最多用到6g。他说："桔梗宣通肺经，祛痰之力较强，其药性升散，是手太阴肺经的引经药，能作舟载药上行，从而使诸药能更好地发挥效用。但是，桔梗在引药上行的同时也必定带动气机上逆，如果用量过大，则升散太过，易引发诸如恶心、呕吐等各种气机逆上的不良反应；再说我们在取用桔梗化痰之时，还同时联合应用了僵蚕增强效应，因此桔梗的用量不需要多。如此适量的应用桔梗不仅能达到化痰，并引诸药上浮的目的，而且又能避免那些不良反应的发生。"

3. 玄参、天冬、麦冬养阴润燥

郑老认为，咽喉喜润恶燥，阴虚有热是咽喉部慢性疾病的主要病机之一，古有"留得一分阴液，便得一分生机"之训，因此郑老临诊非常重视固护阴液，养阴清热法就是郑老的主要治法之一，而玄参、麦冬、天冬也是郑老喜用的养阴润燥药物。

郑老说："玄参、麦冬、天冬三药其味皆苦甘，其性皆寒，其中玄参和麦冬二药只是微寒，而天冬相对寒性偏重。三味药都归入肺、胃两经，都有清热养阴功效，可用于治疗肺热阴虚之证。由于天冬甘润苦寒之性较强，其养肺阴，清肺热的作用超过玄参和麦冬，所以更加适宜于阴虚肺燥有热之干咳痰少、咯血、咽痛音哑等症，还可同时配伍应用玉竹；若肺阴不足，燥热内盛，可加用沙参、贝母、百合等药。同时，三味药还有清胃生津的作用，可用于热病伤津、胃阴不足所致的口渴及津亏便秘，可配伍沙参、生地黄、玉竹等同用。三味药的不同之处在于：玄参、天冬又同时入肾经，兼滋补肾阴之功。尤其是玄参味咸，更易入肾滋阴，适宜于咽喉病证属肺肾阴虚者，而天冬甘寒，能降虚火，用于肺痨等阴虚火旺，骨蒸潮热者较佳，可与生地黄、知母、黄柏等滋阴降火药同用。麦冬又归心经，既能清心除烦，又能养心安神，对于阴虚有热所致的心烦不眠，可与黄连、竹叶心、生地黄、玄参等配伍治疗。"此外，他认为玄参还有解毒散结功能，可用以治疗痰火郁结之瘰疬、痰核，他用玄参治疗声带息肉、声带小结，常常和夏枯草、浙贝母、桔梗、前胡、薏苡仁等同用。

综合三味药的配伍来看，具有清热养阴，解毒散结之功效，既可辅助化痰散结药，增强软坚散结之功；又可养阴生津，缓解阴虚喉燥之咽喉不适，其配伍于声带息肉或小结，证效合一。

4. 蝉蜕开音有所适宜

声带息肉、声带小结患者，若因感冒而声音嘶哑加重，经辨证属于肺经风热者，郑老一般都会加入蝉蜕治之。郑老解释其用药医理说："中医传统认为蝉蜕是一味开音良品，因为知了昼鸣夜息，鸣声嘹亮，声嘶失音患者及小儿夜啼患者服用蝉蜕后，就可能会像知了一般声音洪亮，昼鸣夜息。这种中医象形疗法思想非常朴素，虽说有一定的道理，但并不完全正确。蝉蜕入肺经，味甘性寒，轻浮发散，擅于疏散肺经风热，宣肺开音，可用于治疗因风热郁肺所致的发热，咽痛，声音嘶哑等症。但是，蝉蜕虽然是开音之品，却只可作为佐使药，不可担当大任，而且蝉蜕专治肺经风热之证，并非诸暗皆宜。所以临床必须在辨证清楚的情况下，配合应用，方可增强疗效。"同时蝉蜕又入肝经，也长于疏散肝经风热，适宜于因风热上攻所致的目赤肿痛。

5. 天花粉活血生津，和血消结

天花粉清热活血，在妇科中用来治疗难产，胎死腹中及胞衣不下，在外科中用来促使排脓及消散痈肿。郑老对天花粉的应用也有自己独特的看法，他说："天花粉是一味甘酸微寒之药，入肺、胃经，具有清热生津功效，善于化除肺中燥痰。此外，天花粉还具有活血功效。天花粉清热生津，津液复则气血和；天花粉活血和血，营卫和则结节消。"因此，用天花粉治疗因痰凝血瘀所致的声带息肉、声带小结颇为合适，可促使声带息肉、声带小结缩小或消除。

第八节　喉白斑病和喉乳头状瘤的诊治经验

喉白斑病和喉乳头状瘤都是喉部的良性肿瘤，但是反复发作有恶变的危险，因此也被称为"癌前病变"。喉乳头状瘤相对比较常见，可发生于任何年龄，但以 10 岁以下儿童为最多见。目前多认为喉乳头状瘤与病毒感染有关，是由人乳头状瘤病毒（HPV）引起的病毒源性良性肿瘤。成人多发于一侧声带边缘或前联合处，极易恶变成喉癌。儿童喉乳头状瘤多发于声带、室带、喉室等处，并可向声门下或气管、支气管扩展，形成呼吸道乳头状瘤，容易引起呼吸道堵塞。西医治疗主要是在喉镜下彻底切除瘤组织，小儿患者可配合干扰素、转移因子等免疫疗法，但是效果并不理想，难免复发。喉白斑病是一种较顽固难治的少见的喉科疾病，目前对它的病因和发病机制还不清楚，治疗上也缺乏理想的方法。

喉白斑病和喉乳头状瘤属于中医学"咽喉瘤"范畴。咽喉瘤是指发生于咽部或喉部的良性肿瘤。发生于咽部者称"咽瘤"，发生于喉部者称"喉瘤"，临床上以咽异物感，或声音嘶哑，甚至失声为主要症状。肿瘤大者，可出现喘鸣和呼吸困难。

一、特色辨证

喉白斑病和喉乳头状瘤具有复发率高、易癌变等特点，喉乳头状瘤还有生长迅速的特点，西医治疗的首选方法是手术切除。然而，即便是被视为一线的 CO_2 激光切除手术，还是不能阻止喉白斑病和喉乳头状瘤病变的复发。郑昌雄教授用中医中药治疗喉白斑病和喉乳头状瘤效果卓著，见效快，复发少。喉白斑病和喉乳头状瘤往往病程长久，是比声带息肉和声带小结严重的肿瘤性疾病，容易在声带形成不典型增生或肿瘤细胞。

郑老认为，喉白斑病和喉乳头状瘤的发病与痰、瘀、毒在体内作祟，阻碍机体气机的升降出入有关。

1. 痰凝成瘤

中医学认为，声音由肺所司，肺藏气，气上冲声门，激宕而为声音。《灵枢·忧恚无言》说："喉咙者，气之所以上下者也"，说明喉咙是气机升降的关隘，"气之所以上下"的喉咙正是气机容易停滞之处，也是痰浊容易结聚之所。人体津液的正常代谢有赖于肺、脾、肾及三焦的功能正常。另外，肝气的调畅也有助于津液的正常输布。若肺、脾、肾及三焦的功能失常，或肝气郁结，气机不畅，易致气滞痰凝之乱，阻于喉咙，则易生喉瘤之患。这就是局部"痰凝成瘤"的缘由。

2. 瘀积成瘤

声带为筋，肝主筋，主疏泄，并调畅情志。肝气调畅有助于气血的正常运行，也有益于声带等全身筋脉的温养。若情志不畅，肝气郁结，则疏泄失常，气机阻滞而不畅。气为血帅，气滞则血瘀，喉窍脉络受阻，经气郁滞不畅，气血瘀于局部，日久结聚喉窍，致成肿块，这就是局部"瘀积成瘤"的缘由。

3. 毒聚成瘤

痰瘀互结必定阻滞气机，气行受阻则容易郁而化热。加上患者若素有肺胃蕴热，或过食辛辣，或外感邪毒，则内外邪热相搏，热盛为毒，热毒循经上蒸咽喉，与痰相交，痰毒久滞咽喉而成肿块，这就是局部"毒聚成瘤"的缘由。

由上可见，痰瘀兼毒是其局部成瘤的病因病机。郑老认为，喉白斑病和喉乳头状瘤形成的根本原由是虚实夹杂。痰瘀毒实邪之所以为患，就是因为患者脏腑功能失调，正气虚弱，正不胜邪所致。

二、特色诊治

1. 化痰行瘀

郑老从中医学角度分析喉白斑病、喉乳头状瘤等喉癌前期病，认为其发病过程存在着某些共同的病理特点和临床特征。其病理特点为痰瘀互结兼夹热毒。其临床特征可分为两种类型：一类是以痰瘀互阻为主证，多见声嘶、喉部痰黏、发声异常等症状；另一类则是夹有热毒伤阴证候，如声带充血，或喉干，或有发热等症状。因为其病理特点为痰瘀互结兼夹热毒，所以临诊以活血化瘀、化痰散结合并解毒消肿、软坚散结为基本治则。在用药上，郑老一般用僵蚕和桔梗配对化痰散结。为增强散结的功效，郑老通常还会辅以夏枯草清肝散结、生薏苡仁利湿散结、红花活血行瘀。郑老治疗喉白斑病、喉乳头状瘤，有两个药对的应用频率很高，那就是半枝莲配白花蛇舌草、海藻配昆布。郑老认为，半枝莲配白花蛇舌草解毒消肿软坚，海藻配昆布软坚散结，两个同类药的配对应用可以起到相须作用，从而增强效应。

2. 清火降逆

喉白斑病、喉乳头状瘤的形成与火热为患，致使上焦肺气不清有关。导致上焦肺气不清的原因除了患者肺胃蕴热之外，还可因于肝火偏旺，木火刑金。患者若有情志不畅，则肝气容易郁结不畅，肝郁则阳旺，相火亦亢，相火上越刑金，金受火刑则肺气不清，上焦常热。郑老认为，大凡上热之证，都是肝木之气不能敛降，相火之气不能蛰伏所致。郑老分析说："肝木之火主里，是自内而生长的，因此肝木之气经常保持温暖的状态，而肺金之气主表，是自外而收藏的，因此肺金之气经常保持清凉的状态。正常人阳气内藏，则肺金之气清而肝木之气温，一旦阳气外泄，则肝木之气寒而肺金之气热。如果肝失疏泄，肝木之气不降，升发太过，相火不守蛰伏，蠢动上跃，其结果就是阳气泄于外，阳气外泄则内寒而外热，上热而下寒。"由此，在治疗上需要考虑清火降逆，特别是声带充血的患者，说明上焦有热。因此，玄参、麦冬、沙参、天花粉之类轻清之品皆为郑老所习用，并加用夏枯草清降肝火。

3. 补益脾胃

郑老治疗喉白斑病、喉乳头状瘤，处方常加用固护脾胃之品。郑老认为，喉白斑病、喉乳头状瘤虽然病变表现为局部的痰瘀毒兼夹之象，但是脾胃虚衰导致的气机升降失常是疾病的根由所在。郑老分析认为，脾胃属土，位居人体中央，足太阴脾土主升，足阳明胃土主降；胃主受盛，以通降为顺，脾主消磨，以升运为健，而脾胃中气的盛衰是保证脾升胃降的必要条件。中气旺则胃降而善纳，进食香甜，胃口好；中气盛则脾升而善磨，食物能够消化，肚腹不胀，饮食消化以后，精气滋生，所以无病。同时，脾胃中气是全身气机之枢轴，脾升则肾肝亦升，所以水木不郁，胃降则心肺亦降，导致金火不滞。火降则水不下寒，水升则火不上热。脾胃中土健旺，则水火金木四维如常，这就是正常人的状态。

脾胃中气是和济水火的机枢，是升降金木的中轴，脾胃中气虚衰则升降之机窒塞。从气机升降来看，肺藏气，肺气以清降为性，肺性清肃而降敛。肺金不降，则右滞而气病，气统于肺，肺气上逆，则上焦雾露不清而痰涕渐生；而且肺金的收敛之令不行，无以降敛君相，易致君相之火上升外泄，从而刑伐辛金，致生上热。肝藏血，肝血以温升为性，肝性温发而条达。肝木不升，则左郁而血病，血统于肝，肝气郁结，则营血流注不畅而瘀血内停。如此，因为气病而痰浊、郁热内生，由于血病而瘀血内停，留于喉窍，则成喉瘤之患。

由上可知，心、肝、肺、肾四脏之病，都是因为脾胃中气的功能失常所致。所以，郑老在处方用药中常加焦白术、党参、生黄芪等固护脾胃、坐镇中州之品，尤其擅用生黄芪。

三、特色用药

1. 半枝莲、白花蛇舌草防癌消肿

在耳鼻咽喉科恶性肿瘤的治疗中，郑老用得比较多的药对之一就是半枝莲配白花蛇舌草。郑老认为恶性肿瘤的产生不仅和机体气滞血瘀痰凝有关，还和体内存有热毒有关，即所谓的"毒聚成瘤"。半枝莲和白花蛇舌草都有较强的清热解毒作用，是治疗热毒所致诸证的常用药，内服外用均可。且药理研究发现，半枝莲和白花蛇舌草具有抗菌、抗炎、抗癌作用。喉白斑病和喉乳头状瘤均属癌前期病变，运用半枝莲和白花蛇舌草治疗可以达到有癌抗癌、无癌防癌的功效。况且半枝莲和白花蛇舌草都兼有利水祛湿消肿的功效，有助于机体的水液代谢，能阻止痰湿的形成及凝聚，从而缓解或消除喉白斑病和喉乳头状瘤。郑老的经验：半枝莲和白花蛇舌草治疗喉白斑病、喉乳头状瘤疗效确切，两药分而用之都有清热解毒消肿之功，联合应用则有相须作用，从而增强清热解毒消肿之力。喉白斑病、喉乳头状瘤病症严重者，还可合用芙蓉叶治疗，以增清热祛腐、消肿散结之功效。但是，半枝莲和白花蛇舌草药性寒凉，久用易伤正气；而毒聚体内亦可因于人体正气不足，无力驱邪外出所致，所以为固护脾胃，扶助正气，驱除邪毒，应参以党参、生黄芪等补益药同用。

2. 海藻、昆布软坚散结

软坚散结是喉白斑病、喉乳头状瘤的重要治则之一。在众多的软坚散结药中，郑老最常用的是海藻配昆布药对。郑老认为海藻、昆布味咸性寒，咸味中药功能软坚，因此两药软坚散结功能较其他性味的软坚散结药效力为强，且此两药尚有利水消肿的功效，有助于利水化湿，消除痰凝，从而达到消痰软坚散结之功。药理研究发现，海藻、昆布有抗凝血、抗血栓、降血黏度、改善微循环的作用，以及抑菌、抑制 I 型单纯疱疹病毒、抗癌作用，并能提高机体的体液免疫，促进机体的细胞免疫。上述药理研究结果恰与中医活血化瘀、化痰散结、清热解毒治则切合，具有扶正祛邪效应。

郑老在施行软坚散结法时，常以海藻、昆布药对配合贝母同用，以增效应；严重者，还酌情合用炙鳖甲、炮穿山甲、生牡蛎等药；同时配合应用茯苓、薏苡仁等利湿药，以加强除湿消肿功效。

四、喉白斑病和喉乳头状瘤的预后判断

西医治疗喉白斑病和喉乳头状瘤一般采用手术治疗，但是这只是缓解局部症状的权宜之法，如何控制术后复发则是医学上的难点。因此，喉白斑病和喉乳头状瘤在临床上属于怪病、难病。中医学有"久病皆有痰作祟""怪病从痰治"等经验之谈。郑老根据多年的临床观察，认为这些嗓音病的形成，多与痰瘀互阻有关。痰瘀的生成，常与平素好食肥甘厚味，贪凉喜冷饮，伤损脾胃，以致脾胃不能运化水湿，久则生痰，进而化生为瘀有关。因此，对此类疾病，郑老常拟化痰祛瘀为治疗大法。常用的化痰药有姜竹茹、夏枯草、桔梗、薏苡仁、海藻、昆布等；祛瘀药有杜红花、桃仁、紫丹参等。针对不同的病情，辨证选取与证候相宜的药物进行配伍，应用于临床疗效令人满意。

1. 郑昌雄教授治疗喉白斑病和喉乳头状瘤的基本方

组成：夏枯草、白花蛇舌草、生薏苡仁、海藻、昆布、杜红花、僵蚕、桔梗、生甘草。

随症加减：两侧声带充血者加玄参、生地黄；喉部干燥者加天冬、麦冬、石斛或天花粉、麦冬；大便干结者加全瓜蒌、生大黄或芦荟丸；高血压者加生牡蛎、车前草；喉黏膜鳞状上皮不典型增生者加生黄芪、芙蓉叶、半枝莲、炮穿山甲、炙桑叶、炙鳖甲等，以防癌变。

郑老释义：方中海藻与生甘草同用，海藻味咸苦性寒，有消痰散结功能，常用于治疗因痰涎结节而无痛之"气瘿"等病症，与生甘草合用，能助其清热祛痰

软坚之功，以提高疗效。但是，根据中医文献记载，海藻与生甘草同用，会发生剧烈的毒性反应或不良反应，属于中药配伍禁忌一类，即所谓的"十八反"。多年来，对于喉白斑病和喉乳头状瘤，以及喉肉芽肿和喉淀粉样变等疑难杂病的中医药治疗，郑老常以上述两种中药与夏枯草、白花蛇舌草、生薏苡仁、僵蚕等具有消痰利湿，软坚散结功效的药物相伍而用。服药时间，短者2个多月，长者1年许，均未见不良反应。其中8例伴脂肪肝，1例伴"乙肝恢复期"，5例伴"小三阳"，用上药治疗后，其肝功能复查均未见异常，尿液检查也未出现异常。因此，海藻与生甘草不能相配而用的说法，不尽符合临床实际，有待于进一步观察。但是，必须指出的是，由于海藻含有丰富的碘质，绝对不能与甘草相配用以治疗甲状腺功能亢进者，以免加重病情。

另外，必须注意：喉白斑病和喉乳头状瘤的临床症状经治疗消退后，并非意味着治疗的结束，若不注意后续的调护治疗，肿瘤还是有复发的可能。

2. 郑昌雄教授治疗喉白斑病的几点体会

郑老用中医药治疗喉白斑病积累了丰富的临床经验，曾在医学期刊上作过多次报道。为了进一步提高其疗效，郑老根据自己多年来积累的临床经验，对原有中药配方进行优化调整，创立了自己的经验良方"消喉斑汤"，用于治疗喉白斑病 110例，疗效满意。并从中归纳总结出几点体会：

（1）要重视喉白斑病患者中声带充血明显者的中医药治疗，以巩固疗效：中医中药治疗喉白斑病有较好的临床疗效，在 110 例喉白斑病患者中，46 例无间变性喉白斑病的治愈率达 88.7%；64 例间变性喉白斑病的治愈率达 67%，其中有声带充血的患者，大都没有得到明显的改善，这可能是中医所谓"阳虚易治，阴虚难疗"的原理。在治愈的喉白斑病患者中，双侧声带充血显著者 21 例，停服中药24~55 天后，喉内镜复查发现喉白斑病复发者 14 例，后经中药治疗 1 个多月，喉白斑又见消失。因此，对于此类患者，最好继续服用中药治疗一段时间，以冀减轻乃至改善其声带充血，对于防止喉白斑病的复发有一定助益。

（2）疗程和疗效与舌体形态和色泽有关系：46 例无间变性喉白斑病患者中，36 例为舌体偏胖，质地柔软，舌淡，边有齿印，舌苔微腻者；5 例伴舌苔淡黄者；5 例舌体偏瘦，质地偏硬，中有裂纹，舌苔微黄根腻者。64 例间变性喉白斑病患者中，46 例为舌体偏胖，质地柔软，舌淡，边有齿印（其中包括伴鳞状上皮轻度不典型增生者 2 例，轻中度不典型增生者 14 例，中、重度不典型增生者 19 例，伴小区癌变可疑者 4 例）；18 例舌体偏瘦，质地偏硬，或舌苔微黄而糙，中有明显裂纹者。

46 例无间变性喉白斑病患者的中药疗程为 32~95 天。41 例治愈者为舌体偏胖，质地柔软，舌边有齿印，或伴舌苔淡黄者；5 例无效者为舌体偏瘦，质地偏硬者。64 例间变性喉白斑病患者的中药疗程为 78~182 天。43 例治愈者中，37 例为舌体偏胖，质地柔软，舌淡边有齿印者［其中 6 例为伴鳞状上皮轻度不典型增生者，9 例为鳞状上皮轻、中度不典型增生者，17 例为鳞状上皮中、重度不典型增生者（含 5 例伴小区癌变可疑者）］；6 例为舌体偏胖，中有裂纹，舌苔薄腻者。21 例无效者为舌体偏瘦，质地偏硬，舌苔微黄而糙，中有明显裂纹者。由此可见，中医药疗程的长短和疗效的高低与舌体形态和色泽有密切关系，而与其上皮不同程度异型增生的关系不大。

（3）关于复发问题：在 84 例治愈的喉白斑病患者中，经门诊随访发现，19 例愈后 24~182 天复发，复发率达 17%，立即用中医药继续治疗 1 个多月而愈。中医药可谓是本病疗法之本。究其复发原因，除上述提及与声带明显充血有关外，尚有 2 例因用嗓过度，5 例为饮酒及辛辣之品所致。因此，应嘱咐喉白斑病患者，在日常生活中，要始终注意少讲话，避免过度激动，也不宜饮酒及进食辛辣和"火"气大的食品，诸如羊肉、鲜荔枝、杨梅等都要永久忌食，这对于巩固疗效，防止旧病复发有一定助益。

五、声带息肉与喉部肿瘤治疗的异同

中医学认为，声带息肉或小结，以及喉部肿瘤都以声音不扬，甚至嘶哑失音等为主要特征，声带局部存在有形之结的喉部疾病，一般病程较长。既然是有形之结，则其发病过程必定存在着某些共同的病因病机和临床特征。声带局部赘生有形之结就是其共同的临床特征；而喉窍脉络受阻，经气郁滞不畅，气滞痰凝，痰瘀互阻，结聚喉窍，致生有形之结，妨碍声户开合，就是其共同的病因病机。其区别之处在于，声带息肉或小结多由于用嗓太过，耗气伤阴所致，原由阴液不足，肺津无以上布，肾液无以上承，喉窍失滋，声户失健；或因阴虚内热，虚火上炎，熏灼喉窍，致声户开合不利，病情相对轻浅，治疗上要考虑滋阴清热。而喉部肿瘤一般与长期大量吸烟等，以致局部肿毒留聚有关，病情相对严重，治疗上要考虑清热解毒和攻坚散结。因此，声带息肉和喉部肿瘤在治疗方面的相同点：均需要活血化瘀和化痰散结，药用红花活血散瘀，用僵蚕、桔梗、夏枯草、薏苡仁等化痰散结。不同点：声带息肉有阴虚的表现，治疗须兼施养阴润燥开音之品，酌情加用玄参、天冬、麦冬、蝉蜕等；而喉部肿瘤是实体增生，病由烟毒等留聚所致，必须兼用解毒消肿、软坚散结之品方能取效，可酌情加用半枝莲、白花蛇舌草、海藻、昆布、生甘草等。

第九节　喉肉芽肿的诊治经验

喉肉芽肿分为特异性和非特异性两大类，前者与结核、梅毒等特异性感染有关，后者则是由非特异性炎症引起。由于无痛性全身麻醉插管手术的广泛开展，环境污染的加重对人体呼吸系统的损害，以及违反自然规律的生活方式对人体消化系统的伤害，近年来，非特异性喉肉芽肿临床发病率有所增加。常见的临床症状为声音嘶哑、发声时喉痛及咽喉异物感等。喉镜检查常可见声带后部至披裂区单侧或双侧声带表面有新生光滑的半圆球形肿块，呈红色、粉红色或灰白色，常有黏液黏附其上。发病原因多与机械性插管或反复的炎症刺激、食管反流刺激有关。若为气管插管引发的插管性肉芽肿，多为气管插管时机械性地损伤了披裂软骨及声带突，使局部发生溃疡，一般于拔管后 8 周左右会形成肉芽肿，由于女性喉部较男性狭窄，更容易受到损伤，所以女性患者较为多见；若因发声方法不当、用嗓过度或慢性咳嗽引发的接触性肉芽肿，多因上述原因使两侧声带突发生频繁撞击，局部组织受损，出现接触性溃疡，继而导致炎性肉芽组织的形成，此类多见于中年男性。近年来，因生活节奏的加快、各方面压力的增大、饮食起居的违和，导致脾胃升降功能的逆乱，使胃食管反流病发病率大大增加。下咽部、披裂及声带后部的黏膜，因胃酸和胃内容物的反流刺激常常引发炎症，同时患者为缓解局部刺激的不适，而经常做清嗓动作和反复的咳嗽，最终形成局部的溃疡和肉芽肿。

一、特色辨证

中医学认为，喉肉芽肿多因脏腑虚损，喉窍失养，兼由风寒、风热、痰热犯肺，肺气不宣，邪滞喉窍等外邪结聚，以至于声户开合不利而致。郑昌雄教授对喉肉芽肿的发病有其自己的观点，他认为本病的病机是痰湿内阻夹瘀，上逆于喉所致。声带表面光滑的半圆球形肿块，其色红者，以痰瘀互结为主，色白者，以痰湿互结为主。因此，其病因病机可总括为痰、瘀、湿。

二、特色诊治

喉肉芽肿是郑昌雄教授临床诊治较为效验的嗓音疾病之一。郑老分析，患者喉内赘生肉芽肿物，或有痰液黏附其上，所以感觉咽喉异物感；肉芽肿物长于声带，影响声门的开合，自然出现声音嘶哑症状，患者常见舌质淡胖或有瘀点，苔腻，脉滑涩。之所以产生这些症状是因为痰湿结滞喉窍脉络日久，喉窍经气郁滞不畅，痰湿兼有血瘀结聚喉窍所致。处方治疗应当谨守活血行瘀、化痰散结、行气利湿的原则。郑老治疗喉肉芽肿的经验方是红花、僵蚕、桔梗、夏枯草、生薏苡仁、茯苓、生甘草、陈皮、姜竹茹。方中茯苓、生甘草、陈皮、姜竹茹，可行气利湿化痰；伍用僵蚕、桔梗、夏枯草、生薏苡仁可以有助于化痰散结；佐以红花可活血行瘀，增强消肿散结之功；桔梗、生甘草还是中医喉科化痰利咽之要药。随症加减：有喉部肿瘤史者，加半枝莲、白花蛇舌草、芙蓉叶、海藻、昆布等；舌体胖，舌边有齿痕者，加生黄芪；咽喉干燥疼痛者，加玄参、黄芩；大便欠畅，根据患者体质状况加全瓜蒌或生大黄。

三、特色用药

1. 茯苓、生甘草培土利水

郑老认为喉肉芽肿的病因病机主要是痰、瘀、湿互为作祟。其痰湿的形成与肺、脾、肾、肝等脏腑的功能失常有关，其中尤以中焦脾土的功能失常最为关键。茯苓归心、脾、肾经，其味甘淡，甘能补虚，健脾补中而渗湿；淡能渗湿，使湿无所聚，痰无由生；茯苓又药性平和，既可祛邪，又可扶正，使利水而不伤正气。因此茯苓功能健脾渗湿，利水消肿。甘草味甘性平，归心、肺、脾、胃经，尤其善入中焦，功能补脾益气，祛痰止咳，清热解毒。甘草既有补益脾气的功能，又有调和诸药的功能，与众药相配皆相宜，热药得之缓其热，寒药得之缓其寒，寒热相杂者用之得其平，因此而有"国老"之别称。茯苓、甘草联用相得益彰，能够起到坐镇中州，扶助正气的作用，从而推动中焦脾胃的气机升降功能正常。

此外，现代药理研究发现，茯苓具有抗肿瘤作用；茯苓多糖有增强免疫功能的作用；茯苓还有护肝作用；能降低胃液分泌、对胃溃疡有抑制作用，可以缓解食管反流的刺激。甘草有抗溃疡、抑制胃酸分泌作用，祛痰作用也较显著，还有抗菌、抗病毒、抗炎、抗过敏作用，能保护发炎的咽喉和气管黏膜。

郑老临床体会：茯苓、生甘草合用，既可培土利水除湿，使水湿从小便而行，阻断痰聚之粮草；又可调和肝胃，顺畅气机，调和气血，扶正祛邪。茯苓去除水湿，助脾气之升，而后引水下行；生甘草兼能清解热毒，清利咽喉。但是，郑老处方用甘草一般不超过6g。理由：其一，甘草的补脾益气作用缓和，应作为辅助药用，用量不必多大；其二，甘草味甘，容易呆胃，用量不宜多，尤其对舌苔黏腻者，更应注意用量，以免增加痰滞。郑老应用茯苓、生甘草，常配合党参、薏苡仁、桔梗同用，党参补气，坐镇中州；薏苡仁健脾而下行利水渗湿；桔梗升提而宣开肺气。

2. 陈皮、竹茹利湿化痰

郑老治病非常重视中焦脾胃的调治。他认为，脾胃位于人体的中间（中焦），其上方（上焦）有心、肺，其下方（下焦）有肝、肾。若要维持心、肺、肝、肾四脏的功能正常，必须首先保证脾胃的功能正常。脾胃功能的正常与否决定着心、肺、肝、肾的功能好坏；反之，心、肺、肝、肾的功能是否正常也会影响中焦脾胃的强弱。而脾胃位于心火和肾水之间，水火交蒸，若上焦火盛，则易生肺胃火热之乱，若下焦水盛，则致脾肾阳虚水泛之灾。肺胃有火热，则容易灼伤阴液，炼津为痰，致生痰热之患；而脾肾阳虚，则必然水湿不化，聚湿生痰，引发寒湿之疾。前者治应清热化痰，后者法当燥湿化痰。但是临床上很少见截然分清的痰热证，或寒湿证，常常是虚实夹杂、寒热错杂证，临诊必须详察，孰轻孰重，孰多孰少，而后辨而治之。

陈皮辛行温通苦燥，归脾、肺经。功能理气健脾，既能燥湿化痰，又能温化寒痰，且陈皮入气分，辛行苦泄而能清理肺气，化痰降逆，为治痰之要药，最适宜于寒湿中阻证。药理研究发现，陈皮挥发油有刺激性祛痰作用。

竹茹味甘寒性润，归肺、胃经。功能清热化痰，除烦止呕，尤善清化热痰，最适宜于痰热内蕴证。药理研究发现，竹茹粉体外对白色葡萄球菌、枯草杆菌、大肠杆菌、伤寒杆菌均有较强的抑制作用。

郑老临诊，常根据患者的临床表现，辨证判断其病证属性，或用陈皮燥湿化痰，治疗寒湿中阻之证，多与半夏、茯苓等同用；或用竹茹清热化痰，治疗痰热内蕴证，常配瓜蒌、桑白皮等同用；或陈皮、竹茹联合应用，治疗寒热错杂之痰湿证。其用量则根据寒热错杂之轻重、多少，辨而投之，共奏行气利湿化痰之效。若气虚明显者，还可合并党参、生黄芪等。处方总以化痰利湿和化痰散结为主药，以针对喉肉芽肿痰湿为患的病理基础。

第十节　口疮的诊治经验

复发性口疮的"大名"是复发性阿弗他溃疡，又称复发性阿弗他口炎、复发性口腔溃疡等，是发病率最高的一种口腔黏膜疾病，以口腔黏膜溃疡，剧烈疼痛，甚至影响进食、讲话为主症，其发病原因不是十分清楚，但是普通感冒、消化不良、精神紧张、情绪不良、过度疲劳、维生素缺乏等都有可能是引起本病发生的诱因。本病可发生于口腔黏膜的任何部位，尤其好发于唇、颊、舌缘等处。

复发性口疮有自限性，一般经过 7~10 日，溃疡可逐渐自愈，不留瘢痕。但过后又可复发，其间歇期长短不一。严重者，患者口腔内可见散在性多发性溃疡，大小不一，"此起彼伏""连绵不断"，患者甚为痛苦。

西医学认为复发性口疮的发病与免疫功能失常、遗传、消化系统病变、维生素缺乏、微循环障碍、细菌感染、病毒感染等相关。临床上复发性阿弗他溃疡反复发作的患者中，部分患者存在免疫功能的失常，他们或表现为免疫缺陷，或表现为自身免疫反应；部分患者追问其家族史，其父母一方或双方常有复发性阿弗他溃疡发病史，其家族的其他族人亦多有本病的反复发作史，提示复发性阿弗他溃疡的发病有着明显的家族遗传倾向；部分患者伴有胃溃疡、十二指肠溃疡、慢性肝炎、迁延性肝炎、结肠炎等消化系统疾病；部分患者外周血维生素测定显示有维生素缺乏。另外，睡眠不足、偏食、便秘、发热、月经周期的改变等多种因素的干扰、影响，可使机体的免疫力下降，以致复发性阿弗他溃疡反复发作。

一、特色辨证

复发性口疮属于中医学"口疮""口疳"范畴。中医学认为本病的发生有虚实之分，实证口疮多因心脾积热，心火上炎，熏灼于口所致，表现为口腔黏膜反复溃疡，局部灼热疼痛，影响进食，甚则口臭，口干欲饮，流涎，心中烦热，脘腹胀闷，大便秘结，小便短赤，其溃疡大小不一，中央微凹，呈淡黄色或淡白色，四周充血明显，舌尖红，舌苔薄黄，脉细弦或弦滑。虚证口疮多因阴液不足，虚火上炎，口腔黏膜失于濡养，为虚火灼伤所致，表现为口腔肌膜反复溃烂，此起彼伏，病程延长，溃疡处灼热疼痛，妨碍饮食，伴有腰膝酸软，头晕耳鸣，手足心热，失眠多梦，舌红少苔，脉细数；亦有因脾肾阳虚，阴寒内盛，口腔黏膜失于温养，为寒湿浸淫所致，表现为口腔黏膜溃烂日久难愈，病程较长，此起彼伏，溃疡处疼痛轻微，不影响讲话、进食，伴见神疲倦怠，气短乏力，面色㿠白，腰膝冷痛，小便清长，舌质淡，苔白润，脉沉迟弱。

郑老认为，口疮虽说有虚证、实证之分，但是常常是虚中有实，实中有虚，没有截然之分，其本质就是本虚标实之证。他说，临床上口疮的常见证型主要是心脾积热证、阴虚火旺证和阳虚阴寒证。其中，发病率较高的是心脾积热证，其次为阴虚火旺证。

1. 心火炎上是其标，肾水不足为其本

郑老认为，心主火，一身之火皆隶属于心。心脾积热，心火上炎，熏灼于口，容易腐肌蚀肉而生溃疡，心火之所以上炎，是因为肾水不足，无以上承制约心火所致。因此，心火炎上是其标，肾水不足为其本。

2. 火热致郁是其标，肾阴不足为其本

六淫外邪入侵体内，能郁滞而从阳化为火热，如寒郁化热、湿郁化火等；痰和瘀血等体内的病理性代谢产物，以及食积、虫积等也能郁而化火；情志内伤，抑郁不畅，亦常导致肝郁气滞，气郁化火。邪郁之所以能化火，就是由于上述这些因素影响了机体阴阳、气血和脏腑生理的平衡，导致机体阳气的郁滞，气郁则生热化火，火热既盛，日久伤阴，以致肾阴不足，阴虚火旺，导致虚火上炎，气血因此而郁闭不畅，使黏膜失于濡养而破溃成疡，故火热致郁是其标，肾阴不足为其本。

气郁化火与肾阴不足两证患者的溃疡周围组织都呈红色，其病象总属于"火热"。火与热同类，均属于阳，火与热在病机与临床表现上基本是一致的，只是程度上有所差别，故有"火为热之极，热为火之渐"之说。但是，火热内生却有虚实之分，亦即"实火"与"虚火"，俗称"上火""内火"或"内热"。实火是由于阳盛有余所致，是功能亢奋的病理状态；虚火则多由素体阴虚，或肾阴亏损，虚火上炎所致。虚火上炎容易燥热、情绪波动大，口疮反复发作，失眠、心慌。因此，本病患者常有情绪和睡眠方面的不良状况。

3. 寒毒致瘀是其标，肾气亏虚为其本

至于中焦虚寒，命门火衰，可以导致阴寒内盛。阴寒流注于经络，可使气血凝滞，日久使黏膜失于温养而发为疮疡，故寒毒致瘀是其标，肾气亏虚为其本。

由上可见，复发性口疮，其病虽在上，其源则在下。上实下虚，热气内盛，熏于咽喉；或寒毒阻络，咽失温养，致生口疮之疾。

二、特色诊治

西医治疗复发性口腔溃疡，常采用维生素、抗生素，甚至干扰素等药物治疗，效果不尽如人意，且易复发。中医大多采用清心泄脾养阴法治疗。

"少火生气，壮火食气"。正常情况下，人身的阳气具有养神柔筋，温煦脏腑组织的功能，这种阳气在中医学称为"少火"；在病理情况下，由于多种原因使阳气过亢，功能亢奋，必然使物质的消耗增加，以致伤阴耗液，这种病理性过亢的阳气，中医学称为"壮火"。中医学又说："气有余便是火。"郑老认为，口疮反复发作是火热上炎的表现，不管是实火还是虚火，其炎上之火总是需要有个外泄出口，其火热征象往往较集中于机体的某一部位，本病口腔黏膜的溃破口就是火热外泄之出口。口疮的治疗，阳气过盛者应以清泄实热为主，阴液不足者应以养阴清热为主。郑老治疗擅用清热消溃汤。

对于火热所致的复发性口疮，郑老从《伤寒论》白虎汤化生出自拟良方"清热消溃汤"治之。

组方：知母9g，生石膏^{先煎}15~30g，黄连6g，金银花12g，生甘草5g。

功能：清热泻火，消溃止痛。

郑老解方：方中知母、生石膏具有清热泻火作用，是治疗本病的主药，佐以黄连、金银花，增强清热止痛功效；生甘草解毒和中。诸药合用，对口腔溃疡有较好的疗效。

随症加减：若口腔黏膜溃疡面大，周围组织暗红而溃疡中央凹陷较深者，提示阴液不足，可加生、熟地黄，玄参，石斛，以增养阴清热之功；若大便干结难解者，应当辨其虚实，或加全瓜蒌，或加玄明粉、生大黄；上腹不适者，加八月札，生石膏用量减半；舌体边有齿印或大便正常者，提示气血亏虚，阳气不足，可加黄芪；少寐者，加酸枣仁、紫丹参；口腔溃疡经久不愈者，应加野蔷薇根。

注意点：上方须于饭后半小时左右服用。

三、特色用药

金银花、生黄芪泻火生肌。明代张景岳指出"咽喉病总谓之火"。郑老认为，临床上的疾病是复杂多变的，难拘常法。就口疮而言，言其常，多为脏腑火热上炎所致；言其变，尚有中焦虚寒者，临证不可一味运用苦寒、滋润之品。"气不足便是寒""甘温有益寒无补"。郑老治疗口疮反复发作，经久不愈，辨证属于气虚有热者，遵照张景岳"久延之病而虚弱者，理宜温之补之"的经验，经常采用金银花配生黄芪药对清热泻火，益气生肌。

金银花甘寒芳香，善散肺经热邪，清心胃热毒。黄芪味甘性微温，为补气升阳要药，擅补脾、肺之气，又善升举阳气；其托毒生肌之功效常被用于治疗气血不足之痈疽不溃或久溃不敛。郑老认为，已知复发性口疮的发病与免疫功能失常、微循环障碍、细菌感染、病毒感染等有关，而感染和血液循环障碍是创伤修复的不利因素。用生黄芪治疗口疮，既可益气固表，起到扶正的作用，还可托毒排脓敛疮，加速口疮创面的愈合，且生黄芪还具有提高免疫功能、改善微循环、抗炎、抗菌、抗病毒等作用，能够针对复发性口疮的发病原因。在改善微循环方面，应用黄芪就如同张景岳所说："因气虚而瘀者，补气而瘀自消。"用金银花治疗口疮，既可芳香疏散肺经热邪，起到驱散外邪的作用，还可清心胃热毒，清除内里的火毒，控制口疮的加重。而且金银花还具有抗菌、抗病毒、解热、抗炎等作用。黄芪与金银花合用不仅抗炎、抗菌、抗病毒作用增效，而且清热泻火，益气生肌，共奏补虚清热之功。

第十一节　口腔扁平苔藓的诊治经验

口腔扁平苔藓是一种常见的慢性口腔黏膜疾病，一般不具有传染性。目前，本病的发病机制尚未完全明确。研究表明，其发病与疲劳、焦虑、紧张等精神因素，免疫因素，内分泌因素，感染因素，微循环障碍因素，微量元素缺乏，以及糖尿病、感染、高血压、消化道功能紊乱等全身性疾病有关。比较公认的是免疫学说，细胞介导的局部免疫应答紊乱在口腔扁平苔藓的发生、发展过程中起着重要作用。免疫病理学研究表明，口腔扁平苔藓上皮基底膜区有免疫球蛋白沉积，主要为 IgM，也可有 IgG 和 C3 的胶样小体。

口腔扁平苔藓的症状比较复杂，其病情进展多有规律性。初起大多感觉口腔内患处有紧涩感，之后局部黏膜逐渐出现白色的网膜状改变，随着病情的发展，局部出现糜烂。病变可以发生于颊部、牙龈、舌体和唇部。发生于颊部者，初起仅见于一侧的颊部，继而对侧颊部也可相继出现；或者两侧颊部同时发病。发生于牙龈者，大多是由颊部病变蔓延而来，牙龈患处出现白膜，或有牙龈充血，逐渐变成鲜红色。有些患者只在一侧的上牙龈或下牙龈发生病变，有的则可上下牙龈同时发生病变，甚至全口上下牙龈全部发生病变，口腔黏膜呈鲜红色，红肿溃烂，以致进食困难。发生于舌体者，有些患者开始只在舌面出现 1 个或几个米粒大圆形的小白点，不久白点逐渐扩大成花生粒大小，或者数个白点连成片状，使舌面的一部分变成白色，其面积可以是 1/3，甚至更大，可以超过 1/2。有些患者开始仅在舌面出现，以后逐渐在舌下和舌的两边也出现。由上可见，口腔扁平苔藓的表现多种多样，临床观察发现，口腔扁平苔藓单发者较少，大部分患者可在颊部和牙龈处，或唇部，或舌部同时并见。根据病损的形态，可将口腔扁平苔藓分为网状型、环状型、斑块型、萎缩型、红斑型和糜烂型等。其病理变化表现为上皮角化不全，基底细胞液化变性，固有层有密集淋巴细胞浸润带。口腔扁平苔藓是一种癌前病变，西医治疗本病方法很多，包括糖皮质激素、免疫抑制剂、免疫调节剂、抗微生物药物、促进上皮生长药物等。但是，目前仍缺乏特效治疗方法和药物，而且不良反应大，不宜长期用药。且病损的痊愈较难，治疗后复发者较多。

一、特色辨证

口腔扁平苔藓在古代中医没有专门的命名，但在某些古医籍中有"口破"的记载，其描述与口腔扁平苔藓表现类似。现代中医则以"口癣"命名。中医学认为本病的发生与外感湿热、内伤七情、脏腑失调、气血不和等多方面因素有关。本病病位虽在口腔，但与脏腑功能失调密切相关，病变的脏腑主要涉及心、肝、脾胃、肾等。其病理机制主要是湿热壅积、阴虚生热、气滞血瘀、气血不足等，导致热毒熏蒸肌肤腠理、肌肤失于濡养或局部气血不畅，而产生口腔肌膜的扁平苔藓样变化。

郑老认为，口腔扁平苔藓属于本虚标实之证，是由于脏腑功能失调，导致体内代谢失常，邪浊内停所致，与痰瘀互结、阴虚内热和肝气不舒有关，尤其与阴虚内热关系密切。

1. 痰瘀互结

口腔扁平苔藓是口腔黏膜的增生性病变，是一种实体性病变。郑老认为，局部的增生性病变多与痰瘀有关。多由各种原因引发心、肝、脾胃的功能失常，导致体内的气血功能失常、水湿代谢紊乱，产生气滞血瘀、痰浊内停，最终痰瘀互结，而致增生性病变。口腔扁平苔藓病患处黏膜增厚、色淡红者，多属痰湿为患，患者多伴有口淡无味，口腔黏膜增厚毛糙感；而患处黏膜色灰白，甚至呈灰黑色者，多属痰瘀为患，患者可有口腔黏膜刺痛、麻木感。

2. 阴虚内热

郑老认为，阴虚内热，虚火上炎是口腔扁平苔藓发病的主要机制，其发病与肝肾亏虚有关。口腔扁平苔藓的局部表现多为黏膜呈珠光样白色条纹状，并向各方向延伸。郑老指出，按照中医一般的理论认为，白色属寒，似乎口腔扁平苔藓局部黏膜的珠光样白色条纹提示为寒象，但是中医又有真热假寒，热极生寒的理论，正确地辨别寒热，有助于指导临床用药，且直接关系到临床的疗效。察辨之法就是结合局部黏膜的色泽、局部的感觉，以及全身的兼症以辨之。若见其周边黏膜色红，患者口腔黏膜疼痛不明显，而有灼热感，伴有咽干，腰酸，头昏，多梦，记忆力减退，舌红苔少，脉弦细者，多为肝肾亏虚，虚火上炎。

3. 肝气不舒

中医学和西医学都认为口腔扁平苔藓的发病与精神因素关系密切。患者可以因为工作压力过大、身体不好、经济拮据、感情受伤等原因，导致长期失眠，心情烦躁，造成脏腑功能失调，局部气机不利，从而气滞痰凝，致生口腔扁平苔藓。患者可伴有口苦、咽干、口渴，性情急躁，或情绪忧郁，胸胁串痛，舌质红，苔黄腻，脉弦等症状。

二、特色诊治

郑老治疗口腔扁平苔藓常常是扶正祛邪并举，局部整体并治，内治外治兼施。

1. 内治

郑老治疗口腔扁平苔藓，总以化痰散结，清热养阴，健脾疏肝为处方法则，尤其重视清热养阴。郑老认为，气滞痰凝、中焦湿阻的根源在于脾虚。临床上对于气滞痰凝所致的口腔扁平苔藓，可以用僵蚕、桔梗、夏枯草等化痰散结。对于脾胃虚弱者，可用太子参、炒白术、茯苓、扁豆衣、淮山药、制黄精、炙甘草等药性平和、不燥不腻的药物补中益气，培补脾土。对于阴虚火炎所致的口腔扁平苔藓，可用生地黄、牡丹皮、玄参、麦冬、女贞子、旱莲草、石斛、天花粉、红花、当归之属，以养阴清热，兼以通络。其中玄参味咸性寒，能解肺胃之热、血分之热，是壮水制火之药，能退无根之虚火；天花粉清热生津、养阴消肿止痛之功尤佳。对于肝气不舒所致的口腔扁平苔藓，可用柴胡、佛手、制香附、郁金、炒枳壳、玫瑰花、野蔷薇花等药物芳香轻宣、疏肝理气。由于口腔扁平苔藓患者多少都存在精神情绪因素，因此，疏肝解郁法理应贯穿于口腔扁平苔藓治疗的始终。

2. 外治

外治之法，就是内治之理。在内服中药治疗口腔扁平苔藓的同时，还可配合应用珠黄清吹散、锡类散、冰硼散等涂于患处进行外治。

3. 预防调护

日常的预防调护对口腔扁平苔藓的治疗康复也是非常重要的。口腔扁平苔藓是一种慢性迁延疾病，患者在治疗的同时，尚需注意下列事项：①调畅情志，消除紧张心理；②调适饮食，应忌食生葱、生蒜、烧烤、辣椒、海鲜、桂圆、荔枝等腥辣发物，忌食菠萝、坚果、油炸，以及过冷、过烫等刺激口腔黏膜的食物；③生活要有规律，注意适当休息，并注意戒烟、戒酒；④治病不可急于求成，要积极配合医生，树立信心，坚持治疗，才有望获得治愈。

三、特色用药

1. 夏枯草清肝散结

夏枯草味苦性寒，善泻肝火，以治肝火上炎所致的各种疾病；夏枯草又擅长消散痰核。郑老常用夏枯草治疗耳鼻咽喉的局部增生性疾病，如声带小结、声带息肉、颈部的淋巴结肿大等，同样夏枯草也被郑老用于治疗口腔扁平苔藓。郑老认为，阴虚有热，痰瘀互结是口腔扁平苔藓的主要病因病机，夏枯草味苦辛性寒，清肝而略兼养肝，善泻肝火，散结消肿，可以治疗痰热凝聚之证。郑老常用夏枯草配合天花粉、桔梗、玄参、红花、茯苓等药，以养阴清热，软坚散结，治疗口腔扁平苔藓，既可臻清热散结之功，又可达清热疏肝之效。

2. 玄参、天花粉清热解毒散结

玄参味甘苦咸性微寒，甘寒质润，功能清热生津、滋阴润燥，可治热病伤阴之证。苦寒既能清热凉血，又能泻火解毒；咸则能够软坚，以治瘰疬病症。天花粉禀受天地清阴之气而生长，其味苦咸性寒而和平，是生津止渴、清五脏郁热的上品。药理研究证实天花粉具有抗肿瘤的功效。天花粉还有通达凝瘀之功，郑老常用天花粉治疗痰瘀互结所致的耳鼻咽喉局部增生性疾病。在治疗口腔扁平苔藓时，郑老喜欢用玄参配天花粉，特别是对咽喉热盛伤津，伴有口腔、咽喉干燥症状的患者，不可或缺。郑老常同时配伍沙参、麦冬、玉竹等养阴药物以增强效用。若见火热症状，则配伍芦根、生地黄等以清热解毒；若见肝气郁结症状，则配伍玫瑰花、代代花等以疏肝理气；若见阴虚火旺症状，则配伍熟地黄、银柴胡、知母、玉竹等药同用以清虚热。如果苔藓增厚明显者，配合煅牡蛎同用，以增软坚散结之功。

第十二节　耳鸣及耳聋的诊治经验

耳鸣是临床非常常见的病症，来就诊的患者由于自己的文化水平或从事的职

业不同，对耳内的声音往往有着各自不同的描述。一般来说，由于耳内传音系统障碍所致的耳鸣比较容易被发现，经过治疗后耳鸣多能消除，这种耳鸣被称为"症状性耳鸣"，是耳部某些疾病的症状之一；而那些不明原因的耳鸣，其疗效相对较差，患者常主诉耳内有"蝉鸣声""电流声""吱吱声""唧唧声""沙沙声""嗞嗞声""流水声"等，但周围环境中并无相应的声源，这种耳鸣被称为"原发性耳鸣"，是一种独立的疾病。耳鸣可以仅见于单耳，也可发生于双耳，有时患者感觉鸣声来自于头颅内部，称为"颅鸣"或"脑鸣"。耳鸣在中医古籍中还有聊啾、苦鸣、蝉鸣、耳数鸣、耳虚鸣、暴鸣、渐鸣等不同的名称。

耳聋可见于不同年龄段的患者，表现为不同程度的听力减退。西医学把耳聋分为感音神经性耳聋、传导性耳聋和混合性耳聋三类。其致病原因包括先天遗传、颅耳外伤、病毒感染、药物中毒、老年衰退、内耳血供障碍、肿瘤侵犯及其他原因等，上述原因可引起听觉的感受、传导和分析能力减退或消失。如同耳鸣一般，耳聋既可以是耳部及全身某些疾病的症状之一，也可以是一种独立的疾病。耳聋的程度有轻有重，临床上听到年长患者所诉说的耳朵"重听"，其实只是程度较轻的听力减退，而只有程度较重的听力减退才被称为"耳聋"。中医古籍根据耳聋的发病原因，将耳聋分别命名为风聋、厥聋、聤聋、劳聋、虚聋等；又按照耳聋的起病缓急、久暂，将耳聋命名为暴聋、渐聋、久聋等。

西医学认为，耳鸣、耳聋为两种疾病，两者之间没有必然的因果关联。而中医学则认识到两者之间在病因病理及中医辨证施治原则方面基本相似，有着内在必然的关联。关于病因病理，朱丹溪在《丹溪治法心要》中说："耳鸣耳聋，有痰、有火、有气虚"；现代中医学认为，耳鸣、耳聋的发病与外感、内伤及情志因素有关；郑老认为，耳鸣耳聋有虚有实，其发病与外感、内伤及情志因素都有关联，导致的结果就是引起人体气机升降的失常而发病。或因气逆上浮而为聋，或因经脉气厥而为聋。耳为肾之窍，手太阳、手少阳、足厥阴、足少阴、足少阳之经皆交会于耳，如果水虚火实，热气蒸腾于上，客于上述经络，冲于耳中，就会鼓动听户而生耳鸣，其鸣声可以随其脉气的微甚而发出高低强弱各种不同的声音。关于情志因素，郑老认为它在耳鸣的发病中相对于耳聋来说更为突出。由于情志不畅，可导致身体气机逆乱，上跃撞击听户而发生鸣响。

一、特色辨证

耳为清窍之一，宜空忌窒，喜清恶浊，好静厌躁。其空可纳音，清能感音，静则安稳，如此方可保持耳窍聪敏灵通。如果浊阴上填耳窍，使耳窍室塞，就失去其清虚宁静之性，使声不入于听宫，响不达于灵府，而生聋聩之疾；又因耳窍内声响不能外达，跳跃回响于窍中，而生鸣响之患。郑老认为，耳鸣及耳聋就是因为气机升降失常，导致耳窍的经气闭塞不通所导致的。耳鸣耳聋若由外感所致，是因为风火之邪导致耳窍气机壅滞而闭塞不通；若由内伤所致，是因为脏腑虚损，元气不足，以致耳窍失养不充而闭塞不通；若由情志因素所致，大多是因为肝气不疏，郁怒而致气机逆乱，上犯耳窍而闭塞不通。临床上以脏腑虚损，功能失常最为多见。

1. 辨脏腑

耳是各个经脉汇聚之所，十二经脉或者直接，或者间接交通于耳。耳又是肾的外窍，由足少阴肾经所主。就耳聋而言，肾气充实则耳聪。若劳伤血气，耗损精髓，以致肾气虚败则可致耳聋，常伴有腰膝酸软、头晕眼花、发脱齿摇、夜尿频多或畏寒肢冷等症状；耳虽为肾之外候，但是肺经有一个结穴在耳中，称作"笼葱"穴，专门用来主司听觉，如果感受温热暑疫，肺金受火热邪毒燔灼，肺气不行，则可移病于"笼葱"，而发生耳聋，常伴有鼻塞、流涕、头痛、咳嗽等症状；足厥阴肝经和足少阳胆经皆络于耳，情志不遂，暴怒可致气机逆乱，肝气上逆，闭塞清窍，而致耳聋，常伴有口苦、咽干、面红目赤、胸胁胀痛、头痛或眩晕等症状。耳聋虽然与五脏的功能失常皆有关联，但是和肾、肺、肝三脏关系更为密切。就耳鸣而言，肾气充实，精气上通，耳窍得以滋养而宁静不躁。若嗜欲无节，劳伤过度，水竭火胜，如此阴不升而阳不降，无根之火妄动于上，则生耳鸣，常伴有腰膝酸软、头晕眼花、潮热盗汗、五心烦热等症状；耳为肾之外窍，又为心之寄窍，肾气不和，肾阴亏虚，不能上交于心阳并纳摄其阳，以致心阳之气暴实，阳气上盛而耀，故生耳鸣，常伴有腰膝酸软、虚烦失眠、口舌生疮、夜梦纷扰、小便黄赤等症状；大肠为传导之府，小肠为受盛之府，胃为仓廪之府，如果肠胃痞塞，痰火上升，则导致升降出入，脉道阻滞而生耳鸣，常伴有胸闷脘满、咳嗽痰多、口苦或淡而无味、大便黏滞等症状；五脏皆禀气于脾胃，以达于九窍，若烦劳伤中，使脾胃虚弱，冲和之气不能上升于耳，而致耳鸣，常伴有倦怠乏力、少气懒言、面色无华、纳呆腹胀、大便溏薄等症状；耳鸣亦有因于情志所伤，恼怒而得。怒则气上，以致少阳之火客于耳内，而生耳鸣，常伴有口苦咽干、视力模糊、面红目赤、胸胁苦满等症。

郑老认为情志因素在耳鸣的发病中比较重要，因为心主神明，主司人的精神意识及思维活动。肾气通于耳，而心又寄窍于耳，气窍相通，心就好像耳窍旁开的窗户一样，声音传来，可以通过窗户而传达感知。如果伤于情志，以致气机不畅，气脉内结，不能疏通，传来的声音只能留于耳窍内，与周遭四壁相击而产生鸣响。因此，耳鸣的发生与耳、心、肝、脾胃的关系比较密切。

综上所述，耳鸣耳聋与心、肝、肾三脏有着密切的关系，以肾为本，以心为体，以肝为用，其发病可在肾，也可在心与肝。

2. 分虚实

耳鸣耳聋当分虚实。通常根据发病时间的久暂分，暴聋、急性耳鸣多属实证，久聋、慢性耳鸣多为虚证。根据发病年龄的高低分，老年人耳鸣多属虚证，年轻人耳鸣多为实证。根据患者体质的强弱分，体质壮实者多属实证，体质较虚弱者多为虚证。根据耳鸣声响的大小分，耳鸣声大者多属实证，耳鸣声小者多为虚证。实证耳鸣多由风热侵袭、肝火上扰或痰火郁结所致；虚证耳鸣多因脾胃虚弱或肾精亏损所致。

郑老临诊发现，并非耳鸣声音细小者皆为虚证。临床上诉说"耳鸣如蝉叫"者很多，大多被认为是虚证，尤其是归于肾虚。郑老觉得对耳鸣如蝉者，必须详细询问病史并结合苔脉辨证，若患者耳鸣声音细小如蝉，又平素喜欢饮酒并好食膏粱厚味，舌苔黄厚腻，脉滑数者，多提示内有痰火，是由于痰火上升，郁于耳中而为耳鸣之症；另外，耳鸣如蝉如果上午明显者，往往提示是体内阳气实热，而下午明显者，又常常提示为体内阴血亏虚。《黄帝内经》说："气虚耳聋，火聚耳鸣"，明确指出耳鸣之发因于火聚。《松崖尊生书》也说："五火大炽，则为蝉鸣。"其所谓"五火"，既包括实火，也包括虚火。实火耳鸣皆由诸经之火，壅塞清道而致；虚火耳鸣多因肾水枯少，阴火沸腾而致。临诊还须详加辨察。

二、特色诊治

郑老认为耳鸣或耳聋作为一种独立的疾病，其发病与心、肝、肾三脏的升降功能失调有着密切的关系。其治疗应按起因及病势缓急不同，或治标，或治本，或标本兼治，但总以调整人体气机的升降为法。如有肝肾不足之候，当投滋补肝肾之剂；如为肝旺脾弱之证，当用平肝悦脾之法；如为虚实夹杂，必须攻补兼施，开通并用。尚需用白芍、当归之类通调气机，并配合石菖蒲、远志之类开闭通窍。

[自拟耳鸣经验方]

组方：白芍 9g，当归 9g，牡丹皮 9g，丹参 9g，石菖蒲 3~4.5g，炙远志 4.5~6g，白蒺藜 9g，枸杞子 9g，耳聋左慈丸^{包煎}12g。随证加减。

方解：方中白芍味酸苦性凉，入肝、脾经，酸能养血柔肝，苦能下火，肝木得柔，则气机得以通调；当归味甘辛性温，入心、肝、脾经，能和血补血，两药相配，和气顺血，耳窍得以濡润，则能复司其职。牡丹皮味辛苦性凉，入心、肝、肾经，有和血、生血、凉血的作用；丹参味苦性微温，能活血祛瘀，安神宁心，两药相合，相须为用。石菖蒲味辛性温，能理气豁痰，通经舒络，使精血得以上达，则耳聪目明；远志补肾，使精充于下，则耳聪于上，两药皆为治耳聋窍闭之要药。白蒺藜宣散肝经风邪；枸杞子善补肝肾之阴；源于钱乙六味地黄丸加味而来的耳聋左慈丸，专治肝肾阴亏所致的耳鸣、失聪之症。全方标本兼顾，通补并施，中心不离调心、肝、肾之旨。

三、特色用药

1. 开窍药

石菖蒲性燥，容易伤阴而致口干咽燥，用量不宜过大，一般用6~9g，并可配和枸杞子、女贞子等同用加以监制；患者耳内有胀闷不适者，可配伍郁金同用，以开通耳内闭塞之经气。

2. 疏肝药

对于肝郁气滞所致的耳窍闭塞，应以疏泄肝胆为主，可用柴胡、白芍、茯苓、薄荷、石菖蒲等药治之，一般不宜用重镇药及安神药；同时要重视心理疏导，因为气机的调畅不能单靠用药，合适的语言劝慰开导，常常能取得药石之投难以获得的功效。

3. 重镇药

因惊恐受吓所致的耳鸣、耳聋，可用龙骨、牡蛎等药重镇治之，但是病久者一般用之无效。

4. 清轻泄降药

对于耳聋伴有触摸头皮有痛感的患者，其原因多为风阳浮越于头部，可用轻可去实之法治之。选取薄荷、金银花、菊叶、荷梗、蔓荆子、夏枯草、淡竹叶等药清轻泄降，不宜疏散太过，更不可施以补益法。若见有肝热症状，可用桑芽以清泄肝热，而不宜用苦寒泻热的山栀子、黄芩。

5. 固护脾胃

大多数耳鸣、耳聋患者的病程较长，其治疗短时间内较难立时收功，处方用药需注意保护患者的脾胃功能。如胃纳不佳，不宜用麦冬、石斛等养阴黏腻碍胃药物。矿物类药物不宜久用，耳聋左慈丸内有磁石，长期服用也容易碍胃，不宜久用。

第十三节　口眼㖞斜的诊治经验

口眼㖞斜，表现为患侧面部麻木，肌肉松弛，额纹和鼻唇沟变浅，眼睑不能完全闭合，吹口哨、鼓颊、露齿动作困难，语言不利，咀嚼不便等。上述表现西医学称为"周围性面神经麻痹"，简称"周围性面瘫"。它可以由化脓性中耳炎引起，即所谓"耳源性面瘫"；也可以由疱疹病毒感染引起，即所谓"Hunt's 面瘫"；最常见的是不明原因，常在受凉、冷风吹袭或感冒后突然发生面瘫，即所谓"贝尔面瘫"；临床上还有手术损伤引起的面瘫。面瘫患者可伴耳痛、味觉障碍，听觉过敏、溢泪或泪液分泌减少等症状。

中医学对本病早有认识，对本病的命名，除"口眼㖞斜"外，尚有"口㖞""㖞僻"等别称。对本病的病机认识亦有"中脏""中腑""中经""中血脉"等区分，认为"中脏"者病最重，"中腑"者次之，"中经"者又次之，而"中血脉"者其病相对较轻。然而，其病由都不外乎"风"和"虚"。因此，《诸病源候论》说："偏风口㖞是体虚受风，风入于夹口之筋也。"《丹台玉案·中风门》也说："虽由外风之中，实因内气之虚也。"

一、特色辨证

郑老认为，口眼㖞斜之由是体虚受风，多是体虚在先，风邪则乘虚侵袭而发。正如《黄帝内经》所说："邪之所凑，其气必虚。"六淫风邪，其性轻扬，易犯阳位，风邪侵袭，多犯头面。十二经脉皆上行于头，与五官都有直接或间接的联络，风邪侵袭，皆可犯之。为何风邪侵袭只是引发口眼㖞斜，而耳鼻不歪呢？首先，在经络循行上，双眼的内眦，上、下两纲，分别为足太阳经和足阳明经的起点；双眼的锐眦，又是足少阳经的起点，以及手少阳经的终点，而手太阳经循颈上颊也到达目锐眦；口唇周围有足阳明经和手阳明经环绕。可见手足三阳经直接循行于口眼的周围，其经气的正常与否都能影响口、眼的运动。其次，就五官的功能来说，口目常动，而耳鼻常静，动则生风，静则风息，是为常态，所以邪风之流窜尤易波及口眼。然而，口眼㖞斜，邪在经络，其病位只是在经，而非在窍，因为口眼外表虽㖞，但其孔窍内里未斜。其原因是由于风性主动，善行数变，无所定处，外风内袭，内风呼应，同气相求，相携入侵经络，以致脉络阻塞，气血运行受阻，而致口眼㖞斜。郑老认为，偏㖞病症是风入经络之证，由正虚受邪而发。

但是，人之一身，表里上下未必都虚，只是在积虚之处，其气血大多不贯通而有所偏重，所以一旦被风邪所入，则容易痹阻不通。在手足三阳经中，尤以足阳明和手太阳两经易受风袭。中医说"筋者血所养，脉者血之府"，经脉之虚，主要是气血亏虚。肝为风木之脏，主筋，藏血，肝血亏少，则筋失所养，络脉空虚；肝阴不足，或肝火上炎，则内风易于窜动，外邪易于入侵，风火相煽为虐。因此，面瘫大都属外受风邪引动肝风而发，风中肝木，则眼目拘缩。阳明主一身肌肉，为气血之大海，气血亏少，则阳明脉虚，肌肉失养，易受风袭。风中肌表，若中于寒，则筋急引颊，口喝目斜；中于风热，则筋脉纵缓，令人喝僻。但是，其寒其热多由气血之虚所致，如果气血无病，则虽热未必缓，虽寒也未必急。

二、特色诊治

郑老认为，口眼喝斜主要由风邪入络，气血受阻而引发，所以治疗要点不离祛风调气，活血通络。经络疏通，气血调达，面部瘫痪之肌肉就能得以恢复活动。然而肝阴不足，肝火上炎，以致风火相煽，也是口眼喝僻的病机之一，所以在祛风调气的同时，应注意清肝火、养肝阴、补肝血。此为治本之计，切不可少。郑老强调，凡风邪引起的面瘫，以祛风调肝为主；手术损伤引起的面瘫，则侧重于和营通络。

1. 祛风调气

口眼喝斜的发生与人体阳气不得宣行有密切关联，尤其是年轻壮盛患者，忽然发生口眼喝斜，皆是因为风邪阻滞经络，使阳气不能上达头面，以致口眼喝斜。对此类患者，郑老常用散风通络之剂，施用疏风汤治之，药用当归、川芎、白茯苓、陈皮、乌药、香附、白芷、羌活、防风、麻黄、细辛、甘草，以疏散风寒，舒经通络。郑老解方说：此类患者年轻气盛，其口眼喝斜的发生主要在夜卧当风时受风寒邪气侵袭，造成机体气机不通畅，阳气不得宣行所致，因此治疗以通行气血，驱邪风寒为法。方中当归、川芎上下通行，活血通气，麻黄、细辛、白芷辛温祛风散寒，同时配合陈皮、乌药、香附行气通络，加上有"追风使者"之称的羌活祛风散寒，诸药协同，使风气得疏，滞气得行，邪去络通，则口眼喝斜自正。对于年老体虚，脾胃虚弱患者，郑老常用益气养血通络之剂治之，药用黄芪、当归、党参、升麻、白芍、甘草、桂枝、葛根、秦艽、白芷、防风、苏木、红花等。若有外感，可加葱白疏风，微微取汗而不伤正。郑老解方说：本病虽由风邪入络引发，但主要还是由气血两虚，血脉不调，元气不匀所致，因此以黄芪、当归、党参益气养血作为君药，佐以升麻升提清气，引动阳气的宣行，此方的重点不在祛风祛邪，而是注重补正，正气得扶，邪气自除，使气匀风顺，而口眼㖞斜自愈。所以方中以补气补血为主，辅佐升麻、白芷等阳明经药，秦艽功能开启口噤，防风能散风邪，葛根功能解肌，苏木、红花活血通络，白芍、甘草酸甘化阴，桂枝、白芍相须为用，调和营卫，桂枝实表而固营卫，与当归、黄芪同用，善通经络而活脏腑，使风邪无处可留。

2. 调肝和血

中风病发，主要是本气有病。肝为风木之脏，在体主筋，内藏营血；肝主疏泄，肝木条达。若肝血不足，络脉空虚，则筋失所养，筋急牵引口眼而生口眼㖞斜；若肝气郁结，气郁化火，火生内风，内风随口眼之动而相随窜动入络，阻滞脉络的气血运行，使络脉失于宣通，而致口眼㖞斜。因此㖞斜之患亦须从肝而治，疏肝、清肝、养肝、柔肝，辨而治之。郑老治肝风㖞斜，既辨病施治，又重视整体气血，总以调肝和血为法。常用方药为当归、芍药、川芎、生地黄、秦艽、木瓜、白附子、白僵蚕、全蝎。方中以四物汤养血和血，当归、芍药养血柔肝，秦艽、木瓜祛风通络，白附子、白僵蚕、全蝎祛风化痰通络。肝气郁结者，加用白蒺藜；肝火盛者，选加夏枯草、龙胆草、栀子、白菊花；肝风盛者，选加天麻、钩藤；肝血亏虚者，选加五味子、山茱萸、酸枣仁。

三、特色用药

1. 僵蚕配白蒺藜疏肝祛风

郑老治疗口眼㖞斜因于肝气郁结，化火生风所致者，常加用僵蚕配白蒺藜药对。他认为白蒺藜、僵蚕两药性味、归经相投，均入肝、肺经，都有辛散祛风功效。但是白蒺藜长于祛风疏肝，善解肝郁；而僵蚕专于祛风定惊，优于化痰通络。两药合用祛风邪、散郁结、通络脉，若加用清肝药可增泻肝火而息肝风之功。

2. 夏枯草清肝火散郁结

夏枯草味辛苦性寒，归肝、胆经，具有清热泻火、明目、散结消肿的功效。夏枯草是郑老常用的清肝泻火散结药。对于口眼㖞斜伴有肝火旺盛者郑老常选用之，一般用量为20~30g，他认为，夏枯草苦寒泻火，主入肝经，善泻肝火而退其炎上之势，且夏枯草辛以散结，苦以泄热，能够通过清泄肝火而消散气机及痰瘀的郁结，有助于口眼㖞斜患者阳气的正常宣行。

3. 白芍配当归养血柔肝

肝为刚脏，宜疏宜柔。柔肝养阴，则肝血旺盛，筋脉得养而柔韧。白芍配当归是郑老常用的养血柔肝药对。他认为，白芍、当归都入肝经，白芍味苦酸性微寒，有补血和血，敛阴，柔肝缓急，平降肝阳之功效；当归味甘微辛性温，有补血活血之力，两药相配，既能养血和血，又可柔肝敛阴，肝得柔和，则肝气舒畅，肝血温暖而畅行全身经脉脏腑，以调和营血。值得注意的是白芍由于炮制的方法不同，其功效亦有所不同。白芍生用行气分，清血热；炒用养血柔肝；酒炒后，能引药上行，增强活血能力。因此，临床应酌情活用。

第三章 张赞臣教授中医喉科经验漫谈

——郑昌雄口述

1963 年，我毕业于福建中医学院医疗本科专业，被分配到上海市中医文献研究馆工作，经组织安排，并征得全国著名老中医时任副馆长的张赞臣同意，于同年 10 月，拜张老为师，正式建立了师徒关系。能够亲临恩师的指点，感受恩师的人格魅力，是无比的庆幸，收益良多。数年的衣钵相传，为我认真领会老师的学术思想提供了必要的保障。学习期间，我先后在学术期刊上发表了张老中医喉科诊疗经验 8 篇，并与叶显纯等师兄妹合作，编写出版了《张赞臣临床经验选编》一书。现我就恩师张赞臣有关中医喉科的诊疗经验简单介绍几点。

一、强调整体与局部相结合

张老认为，中医喉科疾病，虽属局部病变，但其生成多与内脏肺、胃等的功能失调有关。因为"喉主天气，咽主地气"，分别为呼吸之要道，饮食之关隘，故与肺、胃两经有着比较密切的关系。咽喉是人身整体的一部分，因此，一旦咽喉发生病患，势必影响于全身，在治疗上务必根据具体病症考虑整体的变化，采取相应的疗法。以咽部急性炎症为例，凡诸咽喉病症属于热毒患者，皆可以清泻肺胃热毒为法，享誉中医耳鼻喉科界的"金灯山根汤"就是以清泻肺胃热毒为原则创制的。临床上常见的如急性扁桃体炎、扁桃体周围脓肿等，其病因大都由外感邪热，结聚于咽所致，治疗上多用疏风清热，苦寒泻火中药治之。但有些患者采用这一疗法，效果却不理想，即患者热度不退，局部红肿疼痛得不到缓解。这就是只看到局部症状的表现，而不顾全身的变化，要想在治疗上取得理想的效果是很难实现的。因此，对于此类患者的诊治，不能只看其咽部病变，必须认真采集病史，查问整体情况。因为咽部属于肺、胃之候，是呼吸和水谷之通道，肺与大肠又相为表里，因此，诊治时应询问其大便情况。如若兼见大便干结难解者，即抓住时机，攻里通腑，以臻引热下行，釜底抽薪之效。也就是说，大便一通，患者热度便可随之下降，乃至消退，局部红肿疼痛也会得到缓解。再如鼻出血一证，患者经用凡士林纱条填塞法，或以清热凉血止血中药治疗后，有些患者鼻出血仍未止住。后来进一步了解患者大便不通情况后，得知鼻出血部位虽在鼻腔，但因热结肠胃，郁火沸腾于上，肠胃热结不得外泄，鼻出血则不易止住。因此，在治法上，不专清热凉血止血，组方中还应加入火麻仁、全瓜蒌等润下通腑一类中药，使蕴结于肠胃之热火从大便而去，上攻鼻窍之郁火便可随之减退，鼻出血自能得到控制。此即前人所谓"病在上，治在下"的古训，故能收到十分满意的疗效。

二、重视固护中焦脾胃

中焦为脾胃所居，上为心、肺，下为肝、肾，凡上下所属之脏器出现虚实克胜之变，必然影响中焦之气，故四脏有一不平，中气必为先郁。中焦气滞，脾陷胃逆，也会造成四脏之病。

脾为阴土，其性主升、恶湿，故脾土弱则常易为水湿所困。临床上对中焦湿阻患者，张老常以芳香渗湿药物悦脾醒脾，使之健运，常用的药物有木香、砂仁、陈皮、茯苓、薏苡仁、扁豆之类；也常选用厚朴花，因其能宽中理气，化湿开郁，而无厚朴之燥烈；一般不用苍术、半夏，恐其燥烈而伤阴。对脾胃气虚、寒湿滞于中焦者，每从"香砂六君汤"或"参苓白术散"化裁。常用以下芳香渗湿之对药：①茯苓配白术，白术气清而味甘，既能燥湿实脾，又能缓脾生津；白术多用焦白术，因炒用能减少燥性。②扁豆配山药，扁豆健脾化湿，不燥不腻；山药尚能养肺益肾。

脾胃气滞则运化失职，易致中满。张老常用春砂壳、春砂花、佛手片等与山药、扁豆配用，用于纳呆、食后脘腹胀满不适等症；亦常用枳术丸，然将枳实改为枳壳，因枳壳理气宽中消胀满效果颇佳，无枳实之峻利，理气而不破气。

培补脾土，张老喜用太子参、炒白术、茯苓、扁豆衣、淮山药、制黄精、炙甘草之类药性平和、不燥不腻的药物补中益气。调补中焦脾土，张老常以"四君子汤""补中益气汤""归脾汤"化裁应用。常用的对药：①白术配山药，白术善补脾阳，山药善补脾阴，两药合用并补脾之阴阳。②白术配太子参，太子参起作用虽不很强，但有补脾益阴之功效，两药合用并补气阴。补中必须寓通，方不致使中焦滞满，因此，张老在补益药中常用木香、枳壳或陈皮佐以理气。

健脾，则从见症中来辨别如何应用宣畅消导药。常用"保和丸"，因"保和丸"中的药物是消、健同用，张老喜欢用炙鸡内金，此药有振荡脾气的功效；还喜欢用采芸曲，因其健脾而不燥，较六曲、建曲为好，适用于体虚脾失健运者，只是目前临床上采芸曲常常是缺货的。

对于肝阳上亢之耳鼻咽喉疾患，张老常用天麻、钩藤、白芍、白蒺藜、白菊花、稽豆衣等，以平肝潜阳，而少用重镇。常用白芍配白菊花，白菊花平肝、清肝而养肝；白蒺藜配稽豆衣为对药，因白蒺藜平肝而疏肝；稽豆衣入肝肾，平肝而又能起补肾阴作用。

疏肝常用药物有柴胡、佛手花、制香附、郁金、炒枳壳、陈香橼皮、玫瑰花、野蔷薇花等芳香轻宣理气之品，张老特别喜欢用野蔷薇花斡旋气机，而不用木香、吴茱萸之类药物，唯恐其辛燥化火而伤阴。张老常以香附、郁金为对药，因为香附善走亦能守，不燥又不散，且性偏温，而郁金则性偏凉，两药并用，疏肝解郁不温又不凉。

柔肝则常用白芍、枸杞子、绿萼梅、制何首乌、桑椹等药。喜以白芍与绿萼梅、白芍与枸杞子搭配饮用，甘枸杞子药性平和而柔润，入肝肾、补精血，有平补阴阳之功效。

养肝，常用的药物为潼蒺藜、制何首乌、制玉竹、枸杞子、女贞子、墨旱莲、山萸肉、五味子、酸枣仁等，这些药物滋而不腻，不似龟板、阿胶等碍胃滞脾。张老喜欢用以下对药配伍：①生、熟酸枣仁，清肝补肝，以治血虚心烦不眠之症。②潼白蒺藜，平肝补肾，以治肝肾不足之头晕目眩，视物不清，腰膝酸软，小便淋漓等症。③制何首乌与白蒺藜，补肝肾，益精血，以治用脑过度而致头痛、头晕、失眠等症。④二至丸，由女贞子与墨旱莲两药组成，补肝肾，益肾阴，以治体虚内热，头昏目眩，足软无力，失眠等症。二至丸可单用，每次 6g，每日 2 次，吞服，亦可包煎入药。

三、重视吹咽散剂中药的炮制和用法

治疗咽部急性炎症，内服汤剂固然重要，外用吹咽散剂也不可忽视。诚如清代医家徐大椿所说："形体及九窍有形之病……实有邪气凝结之处……外治之法可以应手而愈。"吹咽散剂是外治法之一，大都具有清热解毒、祛腐止痛功效，将它直接涂布于咽部病变部位，便可使局部炎症得到缓解，乃至消失。不失为治疗咽部炎症的一种疗法。

张老在研制吹咽散剂时，非常重视中药的炮制。因为中药经炮制后，不仅可以改变其性能，又便于研粉和储藏。如生石膏一药，性能清热泻火，经炮制后，其性能则为清热生肌收敛。生石膏可以煎服，炮制后的石膏则不宜内服。

煅石膏的炮制方法：先将生石膏装入竹筒中，筒口用水和泥密封固定，然后将它放在童尿中浸泡半年后取出，再将石膏放在铁丝筛网上，置于无烟的烈火中煅烧至红色为度，待冷却后将它打成粗末状，然后放在研缸内加水研磨，去掉上部的混悬液，再将沉于下部的粗末继续研磨，一直研磨到将药末放在舌上尝之无渣为度。待晒干后再与他药混在一起继续研磨，至用舌尖舔之即能化水为度，以利于黏膜吸收。

至于散剂吹咽法，是将药末放在麦管口内，操作者用嘴含住另一端麦管口，并轻轻地吹气将药末吹布在咽部病变部位，急性期者，每日7~8次。吹药时，应注意两点：一是不宜对准悬雍垂吹药，以免引起呛咳、呕吐，影响疗效；二是药末要均匀地吹布在患处上，不要堆集成团。

恩师张老的中医临床经验非常丰富。而我介绍的上述三点，仅仅是张老中医喉科医疗经验的举隅，是囿于所见所闻归纳而成，很肤浅，又不全面，好在张老的弟子众多，我深信师兄师姐们一定会把恩师张老的宝贵学术思想、为人品德和社会活动等诸方面编写成文，给爱好中医的读者学习，更好地为人类健康服务。

第四章 特色用药医话集锦

第一节 特色用药总括

郑昌雄教授曾拜学于张赞臣老先生，张赞臣教授早年曾在上海中国医学院、上海中医专科学校等中医院校教授过《本草学》，并先后编写出版了《本草学讲义》《本草学概要》等专著，对中药做过深入的研究，并在临床上反复实践运用，因此对药物的性味、归经、炮制诸方面均颇为熟悉。郑昌雄教授学习张老经验，用药一般皆取平和之品，不用滋腻辛燥、峻急之品，其目的在于时时刻刻注意祛邪不伤正。此外，因为耳鼻咽喉皆在头面，均属清空之窍，宗"轻可去实"之旨，取药大多清灵，以清宣、清轻、清泄、清养为法，有"治上焦如羽"之意。

在治疗耳鼻咽喉疾病的选药方面，郑老往往从照顾全身症状出发，再根据各种不同的表现，分别选用不同的药物。如外感风邪所侵，患者多有表象，药物多取用荆芥、防风、薄荷、牛蒡子、马勃、桑叶、菊花之类的清宣之品，以疏散外邪。其中马勃这味药，辛苦而凉，散风清热的功用较弱，只适用于风热咽痛的轻症，但是马勃的优点是祛腐和收敛止血，在实证乳蛾和喉疳表面有腐碎者尤其适合配伍使用，还可以治疗鼻衄。黄菊花常被郑老用于治疗鼻窦炎黄脓涕多者，具有清热透邪之效。热毒里盛者，多选用金银花、连翘、黄芩、栀子、知母等药，以清热解毒。热入营血者，多选用赤芍、牡丹皮等药，以轻清泄热，凉血活血。肝阳上亢者，多选用白芍、白蒺藜、稆豆衣等药，以清泻肝火。肝气郁结者，多选用郁金、白残花等药，能起到清宣芳香以散气结的作用。脾胃虚弱者，多选用茯苓、薏苡仁、山药等药，以培补中土。郑老特别喜欢用茯苓，认为此药质重可培土，气清能益金，味淡能利水，故可调肺、脾、肾三脏之虚；又可为诸阴药之佐，以去其滞；为诸阳药之使，而宜其道，补不滞涩，泄不峻利，乃精纯之品，尤适用于湿阻中焦者。阴虚不足者，郑老喜用沙参、麦冬、珠儿参等药。他认为珠儿参功能清热养阴、补肺养胃，对于气阴两虚患者最为适宜；还喜用黄精，认为黄精益阴而不滋腻，有生地黄之利，而无生地黄之弊。心气不和者，郑老往往用远志配伍茯神，或用合欢花等药，以安神养心。

除了用药的清灵和对局部的针对性之外，郑老用药还重视药物的归经，按经取药。药物的归经就是指药物对于人体脏腑经络所具有的特殊的选择性作用。因此，临床上按经取药很重要，如鼻病引起的头痛，头痛部位不同，往往预示着患者的疾病与不同的经络有关，予以分经用药，可以取得很好的靶向作用，事半功倍。郑老的经验是前额痛属阳明经，可辨证加用白芷和藁本；巅顶痛属督脉经，可辨证选用蔓荆子；偏头痛属少阳经，可辨证选用白芍和白蒺藜；枕部痛属太阳经，也宜用蔓荆子；眶上连眼球后痛属厥阴经，辨证可选用决明子和青葙子。

第二节　胖大海用药禁忌证

很多人认为胖大海对于声音嘶哑有好处，甚至有些人没有声音嘶哑也常服用胖大海。在临床上对于声音嘶哑患者，很多医生也喜欢用胖大海。那么，胖大海能不能消除声音嘶哑，是否一切声音嘶哑都适用呢？对此，郑老有自己独特的看法。

郑老认为，胖大海虽能够治疗声音嘶哑，但是并非所有的喉喑患者都适用。胖大海是一味甘寒药物，它入肺经，功能清肺化痰，利咽开音。一般来说，胖大海只适用于感受风热，肺气郁闭，痰热咳嗽而致的声音嘶哑，其所对应的病症是肺热所致的声音嘶哑、咽喉疼痛、咳嗽等。药理研究证明，胖大海对血管平滑肌有收缩作用，能改善黏膜炎症。因此对急性喉炎，声带充血疗效显著。然而，很多喉喑的声音嘶哑并非感受风热或因痰热郁闭所致，而是由于久病虚损所致。若用胖大海治疗久病虚证之失音，那就犯了"虚虚之弊"，于病有损无益。有些慢性咽喉炎患者服用胖大海后，声嘶症状反而加重，故胖大海不宜作为一切喑证的通用药。另外，胖大海性寒，又入手阳明大肠经，功能润肠通便，清泄火热，起到缓泻作用。因此，胖大海可用于燥热便秘，头痛目赤。如果用于脾胃虚弱者，则易导致腹泻。所以，胖大海只适用于肺气郁闭，痰热咳嗽而致的声音嘶哑，以及胃肠有热的患者，可以单味泡服，也可配桔梗、甘草等同用。

第三节　散结用药的辨识

一、天花粉清热散结

天花粉为葫芦科多年生宿根草质藤本植物瓜蒌的干燥块根，味甘微苦性微寒，归肺、胃经。功能清热生津，用于热病口渴，消渴多饮。本品甘寒，善清胃热而养胃阴，有生津止渴之效。用于治疗热病津伤，口燥烦渴时，常与芦根、麦冬等药同用；用于治疗阴虚内热，消渴多饮时，常与葛根、山药等同用。天花粉还能清肺润燥，用于治疗肺热燥咳。郑老的经验是天花粉有清热生津、清肺润燥之效，对于咽喉有干燥症状的患者、咽喉热盛伤津的患者均适宜。药理研究发现，天花粉还有抗肿瘤之效，所以适宜于治疗咽喉部的有形之结。

二、夏枯草清肝散结

夏枯草为唇形科多年生草本植物夏枯草的干燥果穗，味苦辛性寒，归肝、胆经。功能清泻肝火，用于治疗肝火上炎，目赤肿痛，头痛眩晕等病症。夏枯草清泻肝火，能清头目，常配石决明、菊花、蝉蜕等药同用；夏枯草亦可用于肝阴不足，目珠疼痛，至夜尤甚者，常配当归、枸杞子等药同用；夏枯草还善于散郁结，用于瘰疬、瘿瘤。本品辛以散结，苦以泻热，有良好的清肝散结之功。郑老常用其治疗肝郁化火，痰火凝聚，结于颈项所致的瘰疬、瘿瘤等病症，常配伍海藻、昆布、玄参等药同用。

三、薏苡仁利湿散结

薏苡仁为禾本科多年生草本植物薏苡的成熟种仁，味甘淡性凉，归脾、胃、肺经。功能利湿健脾。临床上主要用于治疗小便不利，水肿，脚气，脾虚泄泻等病症。郑老认为，本品甘补淡渗，功似茯苓，对于脾虚湿滞者尤为适用。若用于脾虚湿盛之水肿腹胀，食少泄泻，脚气浮肿等，可与茯苓、白术、黄芪等药配伍同用。薏苡仁性偏凉，又能清利湿热，亦可用于治疗湿热淋证，如《杨氏经验方》单用薏苡仁煎服，治疗砂石热淋。本品既能渗湿，又能舒筋脉，缓和挛急。另外，薏苡仁清热排脓的效果也非常好。郑老的经验是有形之结的病机多因痰凝血瘀，而痰凝也是由于气滞水停所致，薏苡仁为利湿之品，能够渗利水湿。

四、山慈菇软坚散结

山慈菇为兰科多年生草本植物杜鹃兰、独蒜兰或云南独蒜兰的干燥假鳞茎。前者习称"毛慈菇"，后者习称"冰球子"。山慈菇味甘辛性平，入肝、胆经。本品具有攻坚解毒之效，临床主要用于痈肿疮瘘，瘰疬结核等病症。

郑老认为，山慈菇除了软坚散结之外，还可以消肿败毒，这是其他散结药所不具备的功效。山慈菇味辛能散，寒能清热，故有清热解毒，消痈散结之效。临床配伍夏枯草同用，治疗咽喉部肿瘤颇有疗效。

山慈菇软坚散结，消散疮疡肿硬，治疗痈疽瘰疬、疔毒结肿的效果非常好，近年来已被广泛地用于癥瘕痞块和多种肿瘤的治疗。

第四节　清肺止咳炙枇杷叶

炙枇杷叶也是郑老常用的止咳药物，枇杷叶的止咳作用和前面所述的仙鹤草及江剪刀草有所不同。

枇杷叶是蔷薇科常绿小乔木植物枇杷的叶子。其叶片上绒毛容易刺激咽喉而引起咳嗽，所以入汤剂应刷去其毛并包煎，一般多用蜜炙枇杷叶。枇杷叶味苦性微寒，归肺、胃两经。临床多用于肺热咳嗽，气逆喘急。枇杷叶味苦能降，性寒能清，具有清降肺气而止咳之功，可单用，或与黄芩、桑白皮、栀子、桑叶、前胡等药同用，治疗肺热咳嗽。若治疗燥热咳喘，可配桑白皮、知母、沙参等药同用；治疗肺虚久咳，可配阿胶、百合等养阴润肺药同用。枇杷叶还能清胃热、降胃气，用于治疗胃热呕吐、哕逆等症，常配橘皮、竹茹等同用。此外，枇杷叶还有清胃止渴之功，可用于治疗热病口渴及消渴病症。药理研究发现，本品含挥发油及皂苷、熊果酸等，有止咳、平喘、抗炎作用及轻度祛痰作用，煎剂在体外对金黄色葡萄球菌有抑制作用。

郑老的经验是炙枇杷叶一般应用于咳嗽而见舌红、苔薄黄的患者，能起到清肺止咳之效。

第五节　生黄芪的应用举隅

郑老善于运用生黄芪治疗耳鼻咽喉科疾病，取得了较好的疗效。现就郑老有关这方面的临床经验，并结合笔者的学习体会，初步介绍如下。

一、生黄芪在耳鼻咽喉科应用方面的意义

在中医学的理论体系中，肺脾气虚是常见的病理变化之一。中医耳鼻咽喉科疾病也不例外。我们在跟随郑老临证学习中深深地体会到，肺脾气虚的原因主要有两个方面：一是素体虚弱，后天又不善于调摄，而致肺脾之气不足，抗病能力低下；二是由于其他疾病迁延不愈，导致肺脾之气受损。因此，采用补益肺脾之气的生黄芪来进行治疗，可以起到补充人体正气之不足，进而提高机体的抗病能力，以达到促进病愈的作用。由此可见，认清生黄芪扶助正气在中医耳鼻咽喉科中所占的地位，对于提高中医药治疗耳鼻咽喉科疾病的疗效，具有重要的意义。

二、生黄芪在耳鼻咽喉科疾病中的具体应用

生黄芪味甘性微温，为肺脾气虚者常用中药之一。但是，根据郑老的临床经验，在临证时又往往需要配合其他治法而用于耳鼻咽喉科疾病的某一阶段。它的应用是灵活、广泛的，然而在灵活广泛当中，又有它的基本规律。

1. 生黄芪合宣肺止咳法

临床上遇见感受邪气引起咳嗽的病例，常用宣肺止咳法，方取三拗汤化裁治之，每能取效。如咽痒干咳患者，闻及异气或多言时出现症状加重者，于宣肺止咳的基础上，加生黄芪予以益气扶正，宣中有补，便能增强三拗汤宣肺止咳的功效。

2. 生黄芪合祛风通窍法

临床上常可见到过敏性鼻炎一类的疾病，由于素体虚弱，抗病能力低下，卫阳不固，故每易感受外邪，或闻及异气而致鼻痒、打喷嚏、流清水样涕，呈突发性发作者，治当用玉屏风散合苍耳子散加减，以宣肺固表，祛风通窍。方中玉屏风散能补益肺脾之气，俾卫阳得固，鼽嚏方可得以改善。若见鼻腔下鼻甲

水肿明显，又见目睑发痒者，则予苍耳子散中去薄荷叶，加柴胡以升举阳气。临证时应根据病情而辨证选用。于此类疾病，郑老往往重用生黄芪 30g，以益气固表，并结合外鼻按摩法，以改善鼻腔血液循环，对于提高治疗效果，有一定的助益。

3. 生黄芪合清热泻火法

明代张景岳在《景岳全书》中指出"咽喉病总谓之火"。对于咽喉病，历代医家常用清热泻火法治之。但是，根据郑老长期的临床观察，认为临床上的疾病是复杂多变的，难拘常法。因此，郑老治疗咽喉部疾病时，除关注咽喉局部的情况外，还注意观察患者的舌体形态和舌苔色泽的变化等辨而治之。对于咽部充血，但觉隐痛，脉细者，郑老常取生黄芪合清热泻火法治之，能取得比单纯用清热泻火法更为满意的疗效。

4. 生黄芪合健脾和胃法

四君子汤是健脾和胃之方剂，其适应证是脾胃气虚，运化力弱，而见言语轻微、食少便溏等症。郑老在临床上常常加入生黄芪，取其益气升阳的功效，以拓展其适应范围，用于治疗肺脾不足所引起的慢喉喑（声带活动良，但闭合有间隙）。临床疗效证明，对一些慢喉喑病例，用生黄芪合四君子汤治疗，取得了比单纯应用四君子汤更为理想的效果，体现了中医学"异病同治"的特点。

5. 生黄芪合化痰行瘀养阴利喉法

郑老临诊常遇到喉白斑病、喉乳头状瘤等良性肿瘤的病例，常用化痰行瘀养阴利喉法治之，给予服用自拟的"消喉斑汤"，每每取效。但是临床观察发现，一部分伴有鳞状上皮不同程度增生，舌边有齿印的喉白斑病患者，疗效相对较低。郑老在上述治法的基础上，加入生黄芪益气扶正后，疗效明显增强。

6. 生黄芪合渗湿平肝法

泽泻汤，出于《金匮要略》，是治疗痰湿所致眩晕的药方，其疗效肯定。眩晕之成因，古人有"无风不作眩""无虚不作眩"和"无痰不作眩"等学说。其证候不外乎虚、实两途，亦是辨证之要旨。其虚之指征有舌苔微腻边有齿痕、四肢乏力等；其实之指征则见突然感到眩晕，不能睁眼视物，头重如蒙，动则眩晕加剧，欲恶作吐。临床上眩晕患者兼有正气虚弱者并非罕见。因此，郑老在临床上对于眩晕而兼有神疲乏力、舌苔微腻边有齿痕等症的患者，常用生黄芪、焦白术等补益正气药联合泽泻汤加减来治之。若见有虚阳上扰者，则伍以天麻、钩藤、白蒺藜等平肝止眩的药以治其实，可收到较好的疗效。

三、生黄芪的应用经验

我们在跟随郑老临床学习的过程中，对其运用生黄芪治疗耳鼻咽喉科疾病有以下几点体会。

1. 生黄芪在耳鼻咽喉科不同疾病中的应用

在耳鼻咽喉的疾病中都存在着某些共同的病理特点和临床特征。其病理特点为肺脾气虚，临床特征可分为两种：一种是以肺脾气虚为主的症状，如鼻咽作痒，流清涕，平常每多感冒，不能耐劳，神疲乏力，舌胖边有齿痕等；另一种则是某些疾病夹有肺脾气虚征，出现鼻咽喉黏膜呈淡白色，伴不同程度的水肿，舌边有齿印及鳞状上皮呈不同程度增生。而其中鼻咽作痒，每多感冒，神疲乏力，舌胖质淡，舌边有齿印，则是肺脾气虚证型最重要的依据。郑老就是抓住了这些共同的特征采用生黄芪治疗的。这也是中医学"异病同治"的理论在耳鼻咽喉科中的具体应用。

2. 生黄芪与其他治则相配而用

生黄芪是针对肺脾气虚证型而用的，但由于疾病的发生发展过程是比较复杂的，所以临床上生黄芪不是孤立应用，而要联系到多种症、征，进行辨证分析，结合其他治则来协同使用，确能起到提高机体抗病能力的作用。

3. 生黄芪应用注意事项

由上述可知，生黄芪固然是治疗耳鼻咽喉科疾病的一种补益药，也是郑老学术思想的一个重要组成部分，学习和运用生黄芪，对掌握和继承郑老的医疗经验有一定的意义，但在临床运用时，必须注意以下三点：一是痰火炽盛，舌体瘦薄尖者，不可用生黄芪，否则反会助火炼痰，加重病情；二是耳鼻咽喉科疾病初起，邪热方兴未艾，或病程中邪热亢盛而正气未伤者，不应早用生黄芪，此时当以清热祛邪为主；三是黄芪为补气药之长，应用范围甚广，临床应用为何有时无效呢？郑老认为与黄芪剂量有关，现在研究亦证明，生黄芪的一些有效的血管活性成分，如黄芪苷的含量较低，故临床应用时应根据病情适当加大用量，但对于慢性鼻窦炎患者，此药用量不宜过大或弃去不用，以免发生腹胀不适。

第六节　声带麻痹宜和血舒筋

郑老从事中医耳鼻咽喉科临床工作多年，尤在喉科疾病方面形成了自己独特的学术特色，诊治喉科疑难杂病，屡获奇效。如其治疗甲状腺术后引起的声带麻痹，即巧用和血舒筋法。

声带麻痹，又称声带瘫痪，是指喉肌运动神经功能紊乱引起的声带运动障碍。临床以单侧声带麻痹多见。单侧声带麻痹是耳鼻喉科较常见的疾病，临床上常将喉返神经损伤后超过半年仍无法自然恢复或健侧代偿、声嘶等症状仍然存在的患者定义为晚期症状性声带麻痹。本病病变部位以左侧声带居多，右侧声带较为少见。这可能与左侧迷走神经与喉返神经行径长，暴露于好发病变的组织和器官有关。目前，西医对于本病的治疗，尚无特殊疗法，有些患者还需要进行手术干预，但手术效果欠佳。因此，从中医药中寻找与其相宜的药物进行治疗，具有积极意义。

声带麻痹在临床上以声音嘶哑为主要表现，在中医古文献中无相应病名，属于中医"喉喑"的范畴。喉喑的病机是因风寒所克而引起局部气血瘀滞。《四圣心源》总结喉喑的病机是"阳衰土湿"，这也是造成局部寒凝痹阻的原因。

单侧声带麻痹的主要症状为声音嘶哑，与声带的运动障碍有关。由于声带位于喉部隐匿之处，要了解其病变情况，则应借助喉镜检查，这不仅能丰富中医喉科学微观的辨证内容，而且还可以明确疾病诊断。然后根据中医学理论，审证求因，选方遣药进行治疗，以提高中医药诊疗效果。

从患者的病史来看，除肿瘤压迫外，手术，特别是甲状腺手术后出现声带麻痹，临床比较多见，除了局部肿胀压迫喉返神经的患者恢复较好以外，神经受损的患者恢复一般比较困难，说明术后瘢痕压迫、牵拉较重，导致气血瘀滞，气机不畅。加之术后中气受损，无力推动血液运行，导致气虚血瘀，脉络阻滞；脾气虚弱，健运失常，水湿停聚，聚湿为痰，痰瘀互阻，喉络失养，功能失司，声门开合不利，故声哑、说话费力。

郑老认为病由刀刃损伤喉科，引起出血，使局部阴血供养不足，造成筋脉痹阻。因此，治当以和血舒筋法为主。药用黄芪、当归、鸡血藤和丹参和血舒筋，为治疗本病的主药。由于患者有甲状腺病史，故常加用夏枯草、海藻、昆布和制僵蚕等化痰散结消瘿。全方主次用药配合得当，故能取得较好的疗效。

第七节　小儿鼾症宜扶正祛邪

小儿鼾症，俗称"打呼噜"，是指位于鼻咽顶部的增殖体肥大堵塞后鼻孔，以致睡卧时发出的呼噜声。目前对于鼾症的治疗，主要采用手术疗法，中医药治疗鼾症的临床报道尚属鲜见。郑老采用中医药治疗小儿鼾症5例，均取得了较好的疗效。如有一位8岁男孩，睡眠打鼾已6天，经外院检查诊为增殖体肥大。因拒绝手术治疗，故前来要求中医药治疗。患儿素体虚弱，平时容易感冒。10天前，因感冒发热，流涕，用西药治疗后，热退，涕减少，2天后即出现入睡时张口呼吸，呼噜声响亮，甚则睡醒后啼哭不止，头汗多，舌苔薄腻，舌边有齿印。郑老认为此乃感冒后，余邪未清，滞留于鼻所致。治以扶正祛邪，通窍利鼻为法。药用生黄芪、焦白术、苍耳子、香白芷、辛夷花、薄荷叶^{后下}、石菖蒲、淡黄芩、生甘草，连服5天后，鼾症明显改善，食欲好转。郑老指出，中医药治疗小儿鼾症不失为一种非损伤性的疗法，可使患儿免受手术之苦，值得进一步研究推广。

第五章 郑昌雄治疗耳鼻咽喉科
疾病的常用方药

第一节 常 用 药

一、紫苏

紫苏（或带嫩枝），又名"苏叶"。以叶大、色紫、不碎、香气浓、无枝梗者为佳。因其色紫或绿紫，且功能调畅气机，故名。"稣"有"舒畅"之意，"苏"与"稣"相通，借"稣"之谐音，以隐喻紫苏的功效。紫苏见于《神农本草经》，被列为上品。五月的紫苏质量最好。紫苏味辛性温，归肺、脾经。功能发表散寒，行气宽中。临床上主要用于治疗风寒感冒，脾胃气滞，胸闷，呕吐之症，以及进食鱼蟹而引起的腹痛吐泻等病症。

【郑老体会】紫苏辛散温暖，善长破凝寒而下冲逆，扩胸腹而消胀满，通经达脉而能治咽中瘀结之证。紫苏散解风寒，既辛散而解外表之寒，又温暖而解内里之寒。因此，紫苏擅长表散风寒，平息喘嗽，消散痈肿，辟除口臭。紫苏辛能入气，紫能入血，香能透外，温可暖中，服食紫苏能使一身舒畅。正如《神农本草经》所说："久服神明，轻身耐老。"对于风寒束表之证，可取紫苏辛散之气以治之。如果患者发热无汗，可配合香附、麻黄同用，以发汗解肌；如果患者是暑天感邪，可配合木瓜、厚朴同用，以散湿解暑；如果见有咳痰气喘，可配合杏仁、莱菔子同用，以消痰定喘；如果见有脾虚湿滞，可配合橘皮、砂仁同用，以燥湿健脾；如果患者胁腹胀满，宜用紫苏梗治之，同时配合香附、陈皮等疏郁理气药同用效果更佳。

紫苏、紫苏梗辛香，容易挥发，所以不宜久煎。

二、荆芥

荆芥，见于《神农本草经》，列为中品，因其果似荆，子辛香似芥而得名，又名"假苏""稳齿菜""四棱杆蒿"。荆芥味辛性温，归肺、肝经。功能解表，祛风，透疹，止血，消疮毒。临床上主要用于治疗感冒发热，头痛，咳嗽，咽喉肿痛，麻疹初期透疹不畅，荨麻疹，吐血，衄血，便血，疮疡初起，疥疮，瘰疬等病症。

【郑老体会】荆芥之味，尝之先辛后苦，有凉味，所以其药辛散苦降，升中兼降；荆芥之气温暖，能够通达阴气，使阴阳之气通畅。如此，上下气机通畅，能够升散在下之郁阴，降化在上之亢阳。内外之气通达，能够外解因风寒所致的阳郁，内消因七情所致的涸阳。根据病情需要，辨证活用荆芥，或以生用，或以炒黄用，或以炒炭用，能充分发挥荆芥之妙用。荆芥气味芳香，辛散轻扬，入手太阴肺经，而能祛风解表散寒。对于感受风寒初期，出现发热、恶寒、头痛、骨节酸痛等表证明显者，可以配伍麻黄、桂枝等药同用，以发散风寒，处方宜用生荆芥；对于受寒数日，表证渐减者，处方宜改用炒荆芥，以缓和发表力度。荆芥轻扬，得春气而善走散，春气升，风性亦升，故荆芥能上行头目。风木通肝，因此荆芥又能秉木气而入肝经气分，驱散气分之风；同时荆芥性微温，能入肝行走于血分而去血分之风。对于因感受风邪而伴见出血症状者，处方宜用荆芥炒炭存性。藉其轻扬风木之性，既能入皮里膜外，宣散在表之风邪，又可入肝经，通利血脉以止血。另外，郑老用荆芥经常配合防风同用，认为荆芥芳香而散，气味轻扬，擅长宣散皮里膜外在表之风邪，而防风气不轻扬，能驱除入人骨肉之风。两者合用，能驱散藏于皮肉肌肤之中的风邪，使之无有居所。荆芥味辛无毒，得金味而入肺，然而其气胜于味，以气为主，故所主皆少阳相火、厥阴风木之症。荆芥辛以散之，温以行之，功能散寒发表，泄湿除风，发相火之郁。凡是少阳病，风在皮里膜外，而见肌肤灼热、寒热往来、头目昏眩、咽喉不利、身背疼痛者，用荆芥治之，都可借其辛温轻扬之性而得以缓解。

荆芥芳香，不宜久煎。

三、防风

防风，见于《神农本草经》，列为上品，其功效以疗风最为显著，如同一张"屏风"一般遮挡保护机体，所以又被称为"屏风"。产自东北的防风称为关防风、产自四川的防风称为川防风、产自云南的防风称为云防风。防风味甘辛性微温，入膀胱、肺、脾、肝经。功能祛风，解表，胜湿，止痛，解痉，止痒。临床上主要用于治疗外感表证，风疹瘙痒，风湿痹痛，破伤风证。

【郑老体会】用防风治疗风邪侵袭证，配合荆芥同用可以起到相须作用。对于急性咽喉病初起，郑老常用炒荆芥、炒防风加入具有清热利咽、消肿止痛功效的"金灯山根汤"治之，两者一散一清，能去除卫分和将入气分之病邪。对于肺气虚寒、卫表不固所致的动辄汗出，常用防风与黄芪、白术同用治之。郑老认为防风祛风解表，黄芪、白术益卫固表，两者相反相成，祛邪而不伤正，固表而不留邪，具有扶正祛邪的妙效。对于肺脾两虚，容易受风腹泻者，常在益气健脾方中加入炒防风（叮嘱患者将防风炒至焦黄后入药），每见疗效。郑老认为防风具有升清燥湿之性，炒至焦黄后可以增强其燥湿健脾之效。对于过敏性鼻炎而见鼻痒、眼痒、咽痒者，常用防风配合麻黄、柴胡等治之。因防风以祛风见长，且药性平和，所以郑老治疗各种证型的耳部、鼻部湿疹，经常会辨证配伍应用。对辨证属于湿热浸淫者，常与土茯苓、白鲜皮、赤小豆等同用；而辨证属于血虚风燥者，常与当归、地黄等配伍治疗。

郑老告诫：防风辛温发散，主要用于抵御、祛除外风，对于阴血亏虚，虚火上炎者宜慎用。

四、羌活

羌活，见于《神农本草经》，列为上品，功能与独活相似，因其生长于羌中，所以命名为羌活。羌活主产于四川、甘肃、青海。产于四川的羌活称为川羌，产于西北地区的羌活称为西羌，又名"大头羌""竹节羌"。羌活味辛苦性温，入膀胱、肾经。功能祛风解表，除湿止痛。临床上主要用于治疗外感风寒，恶寒发热，头痛，身痛，风湿痹痛，破伤风，痈疽疮毒，风团，皮肤瘙痒等病症。

【郑老体会】羌活辛温发散，气味雄烈，善于升散发表，有较强的解表散寒、祛风胜湿止痛之功。对于外感风寒夹湿，而见恶寒发热、肌表无汗、头项强痛、腰背酸重、一身尽痛者，可以配伍麻黄、桂枝等药同用；羌活又辛散祛风、味苦燥湿、性温散寒，有较强的祛风湿、止痛作用，常被用于治疗风寒湿痹侵于筋骨所致的肢节疼痛。羌活无孔不入，无处不到，能散肌表八风之邪，利周身骨节之痛。但是，由于羌活善入足太阳膀胱经，尤以驱除头项肩背的疼痛见长，所以多被用于治疗上半身的风寒湿痹、肩背肢节疼痛。郑老治风寒湿邪为患，常将羌活与独活配伍应用。郑老认为，羌活色赤而气雄，功能祛除游离之风邪，擅于理肌表之风寒湿邪；而独活则色黄而气细，可以搜剔蛰伏之邪风，长于理内伏之风寒湿气，两者合用，表里兼顾，内外同治，可除一身之风寒湿邪。除了用于治疗上述病症之外，郑老还常配合熟附子、肉苁蓉、熟地黄、虎杖、桃仁等温肾补精、活血通络药物，用于治疗颞颌关节炎所致的局部疼痛、张口受限等病症。郑老临床观察发现，经常反复发作颞颌关节炎的患者，其血 17-羟类固醇、17-酮类固醇水平相对偏低，常伴有虚寒征象。分析其原因，主要是由于肾精亏虚，阴阳俱虚，无以主骨生髓所致。肾精不足，无以化气，则乏温养固护之功；无以化液，则失润养滑利之力。羌活、独活都善走足少阴肾经，皆味辛性温而长于散寒止痛，能够缓解疼痛症状。且药理研究证实，两药都有抗炎作用，独活还有镇静、催眠、镇痛，以及抗血栓、增强免疫功能作用，有助于局部关节炎症的消散和关节功能的恢复。所以羌活、独活配合温肾补精、活血通络药物同用治疗颞颌关节炎，可获标本兼治之功。

五、白芷

白芷，见于《神农本草经》，列为中品，因其根白故名，因其味芳香而又命名为"香白芷"。白芷味辛性微温，入肺、胃经。功能祛风，燥湿，止痛，排脓，生肌。临床上主要用于治疗外感风寒，头身疼痛，鼻塞流涕等病症。

【郑老体会】白芷辛散温通，善入肺、胃经，祛风解表散寒之力较温和，而以止痛、通鼻窍见长。郑老治病用药，比较重视分经论治，认为对于肺、胃两经所经之处的疼痛，皆可用白芷与他药配伍而用之。所以对于因肺经受风所致的头痛，若辨证属于外感风寒者，常用其配合防风、细辛、羌活、川芎等祛风散寒止痛药同用；辨证属于外感风热者，可以配合薄荷、菊花、蔓荆子等药同用。对于胃经受邪所致的牙痛，辨证属于风热者，常配合石膏、荆芥穗等药同用；辨证属于风冷者，常配合细辛、全蝎、川芎等同用。对于痹痛，辨证属于风寒湿痹，关节疼痛，屈伸不利者，常与苍术、草乌、川芎等药同用。

郑老治疗鼻渊而见头额痛、眉棱骨痛者，必用白芷，并随证而配合他药治之。郑老认为白芷祛风而宣利肺气，能够通利鼻窍，因此常配合苍耳子、辛夷、细辛等药同用，以芳香宣通鼻窍；认为白芷升阳明清气而能够降鼻窍浊阴，常辨证配合皂角刺、败酱草，或薏苡仁、冬瓜籽等药同用以排脓通窍；认为白芷配合党参、黄芪、当归、白术等药同用能够健脾益气，养血生肌，常用以治疗鼻渊久治不愈，鼻涕白浊者。

六、苍耳子

苍耳子，见于《备急千金要方》，被视为中品，其味辛苦性温，有小毒，入肺、肝经。功能散风寒，通鼻窍，止痛，止痒，杀虫。临床上主要用于治疗风寒头痛，鼻渊，鼻塞，牙痛，风湿痹痛，肢体拘挛，麻风，疥癞，皮肤瘙痒等病症。

【郑老体会】苍耳子辛散风邪，上能通达巅顶；苦燥湿浊，内能祛除寒湿；甘甜和血，益气且能补虚；温通疏达，通利鼻窍，辨证配伍应用可用于伤风鼻塞、鼻室、鼻鼽、鼻渊等各种鼻窍病症。对于辨证属于外感风寒者，可以配伍辛夷、白芷等散风寒、通鼻窍药同用；辨证属于风热外袭者，可以配伍薄荷、蝉蜕等疏散风热药同用；辨证属于湿热内蕴者，可以配伍黄连、黄芩、龙胆草等清化湿热药同用；辨证属于肺热壅盛者，可以配伍败酱草、鱼腥草等清热解毒药同用；辨证属于阳气虚弱、阴寒内盛者，可以配伍熟附子、干姜等温阳祛寒、温补脾肾药同用；若见前额及眉棱骨疼痛，可以配伍白芷、细辛同用。郑老认为，苍耳子为治疗鼻窍病之良药，尤其是对于鼻渊头痛、不闻香臭、时流浊涕者，可收排浊通窍、温阳散寒的药效。但是，对于血虚头痛患者不宜应用。另外，苍耳子有小毒，因其善走肺、肝经，用量过大容易造成肝脏的损害，引起氮质血症，使肝脏充血、脂肪变性，肝功能急剧损害。严重者可以导致呼吸、循环衰竭而死亡。所以必须要严格控制用量，处方以 3~9g 为宜。

七、辛夷

辛夷，见于《神农本草经》，列为上品，因其外形犹如毛笔头状，故又有"木笔花"之称，此外还有"迎春""姜朴花"等别名。辛夷味辛性微温，入肺、胃经。功能散风寒，通鼻窍。临床上主要用于治疗外感风寒所致的鼻窍病症。

【郑老体会】《本草新编》中诠释辛夷："舍鼻塞、鼻渊之症，无他用。"但是辛夷入肺、胃两经，具有肃肺、降逆之功，其所含的挥发油具有收缩鼻腔黏膜和健胃的作用，从而有助于调节肺胃的气机。正常人体的气机运转是肝脾左旋上升，肺胃右旋下降。辛夷降泻肺胃，有助于肺胃之气的右旋下降，从而能够使清气得以上升，浊气得以下降。因此，辛夷除了能通鼻窍，治疗头痛，鼻塞，收涕去鼾之外，还可以散寒止痒，温中降逆。

郑老提醒，辛夷有毛，入汤药宜用纱布包煎，否则容易刺激咽喉。

八、鹅不食草

鹅不食草，见于《食性本草》，因其气味辛熏，不仅常人不能忍受其味而拒服之，就连不大挑食的鹅也不愿意吃它，故名。鹅不食草味辛性温，入肺、肝经。功能祛风利湿，通窍散寒，散瘀消肿。临床上主要用于治疗风寒感冒，寒痰咳喘，疮痈肿毒等病症。

【郑老体会】鹅不食草辛温升散，能通肺经，上达头脑而有发散风寒、通利肺鼻的功效。但是其发散风寒的药力较弱，相对而言，因其气辛熏，味辛烈，比较长于通利鼻窍。临床上用于治疗风寒感冒者较少，而通常与细辛、白芷、苍耳子等药配伍，用于感受风寒而见鼻塞、流涕、头痛者。尤其是鹅不食草还有抗过敏作用，临床常被辨证用于过敏性鼻炎和哮喘的治疗中。若辨证为气虚寒湿所致者，可配伍应用麻黄、细辛、百部等药；若辨证为风寒侵袭所致者，可配伍应用苍耳子、辛夷、白芷等药；若辨证为风热侵袭所致者，可配伍应用薄荷、黄芩、野菊花等药同用。鹅不食草经鼻腔给药，可用于治疗急性鼻炎、慢性单纯性鼻炎、肥厚性鼻炎、过敏性鼻炎、鼻息肉及鼻窦炎等所致的鼻塞不通、头痛症状。

九、薄荷

薄荷，见于《雷公炮制论》，其香味强烈，初尝如灼，后有凉感，原名"菝蔺"，薄荷为其讹音，习而称之。薄荷主产于江苏、浙江、江西等地，尤以江苏苏州地区产量大而质优。薄荷味辛性凉，入肺、肝经。其性轻清凉薄，虚扬上达，既能去高巅及皮肤之风热，又能引诸药入营卫。因此，功能疏风散热，行关节而祛贼风，解毒透疹。临床上主要用于治疗外感风热，漆疮疥癞等病症。

【郑老体会】薄荷辛凉，辛以发散，凉以清热，属于辛凉解表药。其辛散之性较强，清轻凉散，能够发汗而宣散表邪，为疏风清热的常用药，因此可用于外感风热所致的急性咽喉疾病，可与金银花、连翘、挂金灯、牛蒡子、荆芥等药配伍。薄荷气味芳香、轻扬升浮，善于通利上窍，疏散上焦风热，清利头目咽喉。对于风热上攻所致的头痛、头昏，可配伍川芎、石膏、白芷等祛风、清热、止痛药同用；对于风热上攻所致的目赤多泪，可配伍桑叶、菊花、蔓荆子等药同用；对于风热壅盛所致的咽喉肿痛，可配伍桔梗、生甘草、大青叶、青黛、僵蚕等药同用。薄荷质轻宣散，有疏散风热、宣毒透疹、祛风止痒之功，对于风热束表，麻疹不透者，可配伍蝉蜕、牛蒡子、柳叶等药同用；对于风疹瘙痒者，可配伍荆芥、防风、僵蚕等祛风止痒药同用。另外，薄荷兼入肝经，能疏肝行气，可作为引经药，引导柴胡、白芍、当归等疏肝理气调经之品入肝经，治疗肝郁气滞，痰气交阻所致的咽喉如物梗阻，吐之不出，咽之不下，胸胁胀痛等症。

郑老告诫：薄荷辛散之性较强，多用容易耗散元气，因此用量不宜过多，一般用 3g 即可。表虚自汗者不宜应用薄荷。

十、牛蒡子

牛蒡子，见于《本草图经》，被视为中品，因其外壳有很多刺钩，老鼠经过碰上它就会被其钩住缠扰而脱不了身，所以又被称作"鼠粘子"；又因为牛蒡子的根和叶苗食之可以充饥，而且对人有补益作用，所以又被称作"大力子"；还因为牛蒡子的外形难看而又有很多刺钩，所以被称作"恶实"。牛蒡子味辛苦性寒，入肺、胃经。功能疏风，透疹，利咽，消肿。临床上主要用于治疗风热感冒，咳嗽，疹出不畅，咽喉肿痛，风疹块，痄腮，痈肿疮毒等病症。

【郑老体会】牛蒡子擅于发散风湿，消肿败毒，清利咽喉；对金黄色葡萄球菌和多种致病性真菌有抑制作用。因此，对于耳鼻咽喉各部，尤其是咽喉部的急性感染都可应用。而且牛蒡子专入手太阴肺经和足阳明胃经，其辛散可宣发入侵肺经卫表之邪，其苦寒可清泄内入胃肠气分之邪，宣卫清气，透邪外出，可以阻断温热病的邪气内传。另外，牛蒡子宣利发扬，开通鬼门毛窍，又有类似"提壶揭盖"作用，有助于胃肠邪热的下泄，可用于温热病而有大便干结者。

牛蒡子味苦性寒，对于年老体弱者可炒用以减其寒性。另外，牛蒡子有滑肠作用，气虚便溏者忌用。

十一、蝉蜕

蝉蜕，见于《药性论》。蝉即"禅"意，意为"变化相禅"，蜕为蝉之皮壳，故名。蝉蜕味辛咸甘性寒，入肺、肝经。功能散风热，宣肺，透疹，解痉。临床上主要用于治疗外感风热，咳嗽，喑哑，咽喉肿痛，麻疹透发不畅，目赤翳障，小儿急、慢惊风，破伤风等病症。

【郑老体会】蝉禀水土之浊气，化而成形，又饮风露而不食，得风露之清气，其所蜕之皮壳质轻上浮，甘寒清热，长于疏散肺经风热，有宣肺利咽、开音疗哑的功效，其头足还有较强的退热作用。因此对于声音嘶哑、咽喉肿痛或发热等症因于风热侵袭所致者，可以取之治疗，若与薄荷、牛蒡子、前胡、金银花、连翘等药配伍同用更为有效。又蝉蜕发表祛风，且现代研究证明蝉蜕还有抑制免疫、抗过敏作用，可用以治疗风邪异气侵袭所致的以鼻痒、打喷嚏、鼻流清涕、鼻塞等症状为主要表现的鼻鼽病，临诊可配伍麻黄、柴胡、黄芪、防风、白术、黄芩、细辛、辛夷等药同用。

十二、菊花

菊花，见于《神农本草经》，列为上品，又名"杭菊花""甘菊花"和"滁菊花"。杭菊花属于黄菊花，甘菊花和滁菊花属于白菊花，另有野生的野菊花。菊花味辛甘苦性微寒，入肝、肺经。功能疏风，清热，平肝，明目，解毒。临床上主要用于治疗外感风热，头痛，头昏，眩晕，目赤，疔疮，肿毒。一般来说，疏散风热多用黄菊花，平肝明目常用白菊花，而清热解毒则用野菊花。

【郑老体会】菊花虽辛凉疏散，体轻达表，气清上浮，具有疏散肺经风热之功，但是其发散表邪之力较弱，用于治疗外感风热，发热、头痛、咳嗽等症时，需要配合其他疏风解毒药同用，如桑叶、连翘、薄荷、桔梗等。菊花性微寒，专入肝经，具有清肝热、平肝阳功能，可用于治疗肝经热盛，肝火上扰所致的中耳炎、耳带状疱疹等病，宜配伍龙胆草、山栀子、柴胡、生地黄等药同用。也可用于治疗肝阳上亢所致的耳鸣、耳聋、耳眩晕病，可以配伍石决明、珍珠母、白芍等平肝潜阳药同用，若有肝风内动者，可与钩藤、桑叶等清肝热、息肝风药同用。菊花味苦性微寒，虽能清热解毒，但是其清热解毒、消散痈肿之力远不及野菊花强，因此治疗实证疮痈肿毒，宜选用野菊花，并酌情配伍金银花、紫花地丁、生甘草等药同用。菊花微寒，苦泄清热，入肝经，既能疏散肝经风热，又能清泄肝热以明目。可以配伍蝉蜕、木贼、白僵蚕等疏散风热明目药，治疗肝经风热所致的目赤肿痛；也可以与石决明、决明子、夏枯草等清肝明目药同用，治疗肝火上攻引起的目赤肿痛。菊花还可以配伍枸杞子、熟地黄、山茱萸等滋补肝肾、滋阴明目药治疗肝肾精血不足，目失所养所致的眼目昏花、视物不清。菊花不但能明目，稍大剂量的菊花还可以清退胃火。阳明内热，必须要用石膏、知母等阴寒药物来清泻，但是石膏过于峻烈，未免太寒，容易伤损胃气。因此对于脾胃虚弱而又有胃热者，可用甘菊花 30g，配伍玄参、麦冬同用，既能平胃中之火，又不伤胃中之气。

十三、葛根

葛根，见于《神农本草经》，列为中品，又称为"甘葛""粉葛"。葛根味甘辛性凉，入脾、胃经。功能解肌退热，透疹，生津，止泻。临床上主要用于治疗感冒发热，头痛项强，麻疹透发不畅，热病烦渴，泄泻，痢疾等病症。

【郑老体会】葛根以入土最深者为佳。葛根辛凉下达，能够降泄阳明胃肠之壅遏。胃肠条畅，能使上脘之气不逆，下脘之气不陷，因此呕恶泄泻之症遇葛根而皆消。葛根用于治疗脾虚泄泻宜煨用。葛根除烦泻热，生津止渴，清金润燥，清解阳明燥热之功力尤为显著。葛根用于治疗烦热、口渴等症，宜水磨而取其粉（即葛粉）为佳；新鲜的葛根，取汁服用，效果尤其显著。药理研究证实，葛根还能明显增加脑血流量，降低血管阻力，抗高血压，防止动脉粥样硬化，抗血小板聚集和形成，抗氧化等，因此可用于治疗耳鸣、耳聋，尤其是用于突发性耳聋的治疗。

十四、柴胡

柴胡，见于《神农本草经》，列为上品，柴胡嫩者可以入菜，老者只能当作柴火，故名。按其性状不同，可分为"北柴胡"及"南柴胡"。北柴胡，又名"硬柴胡"；南柴胡又名"软柴胡""细柴胡"。柴胡味苦辛性微寒，入胆、肝、心包、三焦经。功能解表退热，疏肝升阳。临床上主要用于治疗外感风热，疟疾，往来寒热，胸满胁痛，肝瘟，黄疸，脱肛等病症。

【郑老体会】柴胡擅长清胆经之郁火，除心经之烦热，行走于皮里肉外，半表半里之间，对于往来寒热、胸胁苦满、口苦咽干者最有良效。人体的阳气盛行于三阳经，而阴气则盛行于三阴经，少阳经则行走于二阳经和三阴经之间，介于半表半里之所。寒性闭塞而营性发散；风性疏泄而卫性收敛。当寒邪侵袭于半表半里时，寒邪越是想闭塞内入，营血之气就越是要发散外驱，当营气不敌寒邪，欲发而不通时，半里之阴就乘于外，则闭藏而为恶寒，等到阴寒之势渐衰，则内郁之阳又鼓发而致发热，热来则寒往。当风邪侵袭于半表半里时，风邪越是要外泄，卫阳之气则越是要收敛，收敛而不开启玄府，半表之阳发于内，则蒸腾而为发热，等到阳热之势渐衰，则内郁之阴又裹束而为寒，寒来则热往。如此邪正往来，争斗于半表半里少阳经之所，而成往来寒热之患。人体足少阳胆经之性，逆行则壅迫而暴烈，顺行则松畅而和平，柴胡入足少阳胆经，既能清相火之烦蒸，又能疏木气之结塞，使胆经之气清肃而疏通之。经气冲和，则反逆为顺而下行，能迅速奏效。因此，无论内外感伤，凡是见有少阳经病症者，都可用柴胡。

柴胡降胆胃之逆，升肝脾之陷，能够调节脾胃枢轴的升降功能，达到升清降浊的效果，从而改善、保障头面清窍的功能正常。临证可用柴胡治疗鼻渊病胆腑郁热证。柴胡还有抗过敏作用，可用于治疗变应性鼻炎，尤其能缓解变应性鼻炎的眼痒症状。但是，柴胡入肝经，升发太过有耗损肝阴之虞，所以不能久用、过用，尤其是真阴亏损，肝阳上升的患者忌用。

十五、升麻

升麻，见于《神农本草经》，被列为上品，因其叶似麻，其性上升，故名，又名"绿升麻""龙眼根"。升麻味辛苦微甘性微寒，入肺、脾、大肠、胃经。功能发表透疹，清热解毒，升阳举陷。临床上主要用于治疗外感风热，头痛，麻疹透发不畅，久泻久痢，脱肛，胃火牙痛，口舌生疮，咽喉肿痛等病症。

【郑老体会】升麻辛凉升散，清利咽喉，解肌发表。用以治疗外感风热，头痛，麻疹透发不畅，久泻久痢，脱肛等病症，主要是取其升提发散之功。因为手阳明大肠经自手走头，足阳明胃经自头走足，两经的升降不同。升麻的升提之性，以入手阳明大肠经为顺，可以升提手阳明大肠经经气的坠陷；而以入足阳明胃经为逆，但可以引药上行，高达病所而起治疗作用。临诊对于麻疹透发不畅者，需要用玄参、麦冬、黄芩、黄连、栀子等药物养阴清热，但是这些药物的药性大多能下行而不能外走，必须要借助于升麻的升提辛散，向上向外以引诸药出于皮毛，而解其内热，透其斑疹。对于胃火所致的咽喉肿痛，巅顶头痛，以及口疮、齿痛、牙根臭烂等口舌牙齿之病，因其病位在上，都是足阳明经经过之处，如果单用石膏、地黄、牡丹皮、知母、甘草等药清热解毒，往往疗效难尽人意，须用升麻引导清热降火药物通入阳明，并引药上行，然后自高下达，引火下行而外泄。对于脾虚中气下陷而见久泻久痢、脱肛者，可用升麻引人参、黄芪等补气药升提，以补上焦、中焦之不足。

升麻是升解之药，禀天地清阳之气以生，故能升阳气于至阴之下，显明灭暗，推陈致新。由于升麻的升散之性，配合辛凉药可散风；配合辛温药可驱寒；配合清热解毒药可清热；配合解热透疹药可解疮疹；配合益气升阳药可举下陷。凡是各种病位在上而药物又不能上升者，都可以配合升麻以提升之。一般用于发表透疹、清热解毒者，宜用生升麻；而用于升阳举陷者，宜用炙升麻。

十六、天花粉

天花粉，见于《雷公炮制论》，被视为中品，为瓜蒌的干燥块根。其根作粉，洁白如雪，故名天花粉，别名"瓜蒌根""蒌根"。天花粉味甘酸微苦性微寒，入肺、胃经。功能清热生津，润肺化痰，排脓消肿。临床上主要用于治疗热病伤津，口渴，消渴，黄疸，肺热燥咳，咯血，乳痈，痔瘘等病症。

【郑老体会】天花粉（瓜蒌根）深埋于土中，且时间较长，禀受于天地清阴之气而生长。其味甘苦性寒而和平，是生津止渴、清五脏郁热的上品。天花粉甘寒生津，善能治渴，被称为治渴之神药；天花粉配伍沙参、麦冬、玉竹等养阴药物同用，可以治疗阴虚之渴；配伍芦根、生地黄等清热药同用可以治疗火热之渴；配伍玫瑰花、代代花等疏肝理气药同用，可以治疗郁气之渴；配伍牡丹皮、白芍等凉血和血药同用，可以治疗烦热之渴。天花粉微苦微寒，降火清痰，也是清五脏郁热的上品：配伍黄连、莲子心等药同用，可以治疗因心火旺盛而致的舌干口燥、口腔溃疡；配伍桑白皮、黄芩、芦根、白茅根等药同用，可以治疗因肺热火盛而致的咽喉肿痛；配伍石膏、竹叶等药同用，可以治疗因脾胃火盛而致的口舌肿痛、牙龈肿痛；配伍贝母、瓜蒌、竹茹等药同用，可以治疗因痰热壅盛而致的咳痰不宁；配伍龙胆草、栀子、柴胡、郁金等药同用，可以治疗因肝郁化火而致的耳鸣、耳聋、胁肋胀痛；配伍熟地黄、银柴胡、知母、玉竹等药同用，可以治疗因阴虚火旺而致的口腔溃疡、骨蒸烦热；配伍金银花、白芷、穿山甲等药同用，可以治疗因热毒炽盛而致的耳鼻咽喉部的痈疽疮疡初起，未成脓者可使消散，脓已成者可促使溃疮排脓。郑老认为，天花粉生津止渴、清五脏郁热的效用有合于脾脏之德。脾为后天之本，其所化生的精微物质，是通过上输于肺而敷布全身的，即所谓的脾气散精。肠胃皆隶于脾，脾阴发挥效用，则肠胃中的瘤热难以存留。脾胃阴虚，必致肺阴亏虚、肺经火盛。脾胃阴虚得解，五脏得以滋养温润，自然涸者得滋，结者得解，不通者转而能通。天花粉的功效就如同脾阴的效用一般。

天花粉有通达凝瘀之功，郑老常用天花粉治疗痰瘀互结所致的声带小结、声带息肉。但是郑老告诫：天花粉有催产作用，对于孕妇患者，尤其是初孕者要慎用。另外，对于大汗，或者是泻下后阴伤所致的口渴，不能随便应用天花粉，应当以甘温之药，如人参等以生津止渴。脾胃虚寒、大便滑泄者忌用天花粉。

十七、夏枯草

夏枯草，见于《神农本草经》，列为下品，因此草冬至生、夏至枯，故名，又名"大头花""铁色草""棒槌草""榔头草""夏枯球"。夏枯草味苦辛性寒，入肝、胆经。功能清肝火，散郁结。临床上主要用于治疗目赤肿痛、目珠痛、头痛、眩晕、黄疸、肝瘟、肺痨、瘰疬、瘿瘤、乳痈、乳癌、疟腮、痈疖肿毒等病症。

【郑老体会】夏枯草味苦性寒，主入肝经，善泻肝火，用治肝火上炎所致的各种疾病；夏枯草又擅长消散痰核。因此，夏枯草既可祛头目之火，又可降胸膈之痞。在郑老的门诊中，常用夏枯草治疗声带小结、声带息肉、颈部的淋巴结肿大及化脓性中耳炎等病。郑老认为，夏枯草苦寒泄热，散肿消坚，善治痰火凝聚之瘰疬、结节。声带小结、声带息肉的病因病机主要是阴虚有热，痰瘀互结于声带局部。声带属于筋膜组织，肝主筋，因此临床上声带病变常从肝论治。夏枯草入足厥阴肝经，又气味苦辛而寒，清肝而略兼养肝，善泻肝火，散结消肿以治肝火上炎，痰火凝聚之证。郑老常用夏枯草作为主药，配合海藻、昆布、僵蚕、天花粉、桔梗、玄参、红花、茯苓等药同用，以养阴清热，软坚散结，治疗声带小结和声带息肉。对于颈部的瘰疬、瘿瘤，郑老常用夏枯草配合贝母、香附等药治之，以清化痰热，消肿散结，同时给予芙蓉膏局部外敷，内外合治，以帮助局部肿结的消散。对于化脓性中耳炎，郑老常用夏枯草配合龙胆草、蒲公英、石菖蒲、金银花、皂角刺等药治之，以清热解毒，通窍排脓。

十八、决明子

决明子，见于《神农本草经》，又名"草决明""马蹄决明""假绿豆"。决明子味甘苦咸性微寒，归肝、大肠、肾经。功能清肝明目，润肠通便。临床上主要用于治疗目赤肿痛，畏光多泪，青盲内障，黑睛溃疡，头痛，眩晕，便秘等病症。

【郑老体会】决明子苦寒入肝，既能清泻肝火，又兼能平抑肝阳，故可用治肝阳上亢所致的头痛、眩晕、耳鸣、耳聋等症，可配合菊花、钩藤、夏枯草等药同用。临床上决明子有生用、炒用之妙，生决明子的清泻肝火、润肠通便之力强于炒决明子，适用于肝阳上亢之头痛、眩晕、耳鸣、耳聋、目赤肿痛及大便秘结等症；而炒决明子的明目之力强于生决明子，适用于肝肾不足，畏光多泪、青盲内障。代茶服食的决明子以炒用为佳，便于其有效成分的析出。

脾胃虚寒、脾虚泄泻及低血压等患者忌食决明子。

十九、黄芩

黄芩，见于《神农本草经》，列为中品，又名"腐肠""空肠""元芩""枯芩""子芩"。黄芩味苦性寒，归心、肺、胆、大肠经。功能清热燥湿，泻火解毒，凉血，安胎。临床上主要用于治疗温病发热，肺热咳嗽，烦渴，湿热泻痢，黄疸，热淋，胎动不安，肝阳头痛、头晕，血热妄行所致的各种出血，以及目赤肿痛，痈疖疮疡等病症。

【郑老体会】黄芩寒以清热，苦以燥湿，善清肺、胃、胆及大肠之实热，在咽喉及鼻部的急性实热证中应用广泛。黄芩入肺、心经，尤其擅长于清泻上焦心肺实热。对于咽喉病咳嗽，辨证属于肺热者，可配合苦杏仁、桑白皮、枇杷叶、紫菀等药同用，若肺热咳嗽痰多，可加入竹沥半夏同用，处方宜选用枯芩，因为枯芩是生长年久的宿根，中空而枯，其体轻而主浮，善清上焦肺火，善治肺热咳嗽痰黄。黄芩味苦性寒，又入手阳明大肠经，清热泻火之力强，不仅能解上焦热盛，还能清气分实热，泻中焦实热，对于咽喉病出现高热烦渴、面赤唇燥、尿赤便秘等症，辨证属于肺胃热盛者，可以配合黄连、栀子、大黄、玄明粉等同用，处方宜选用"子芩"，以生用为佳，因为子芩为生长年少的子根，体实而坚，其质重而主降，善泻胃肠实热，主治阳明实热证，生黄芩清泻实热作用强。黄芩清热泻火，能够凉血以达止血，对于火毒炽盛，迫血妄行所致的咯血、吐血、衄血等症，可配合生地黄、牡丹皮、白芍、白茅根、三七等同用，若出血伴有腹胀便秘者，宜加入大黄以通腑泄热，釜底抽薪，处方宜选用黄芩炭。黄芩清热泻火，有清解热毒的作用，可用于治疗耳鼻咽喉部因火毒炽盛所致的痈肿疮毒，可与黄连、黄柏、栀子等配伍同用。药理研究发现，黄芩还有抗菌、抗病毒、抗变态反应作用，可用于耳鼻咽喉的急性感染性疾病及变态反应性疾病。用于治疗耳鼻咽喉变态反应性疾病时，处方宜选用酒炒黄芩。

郑老强调，黄芩是苦寒药，容易伤胃，脾胃虚寒者不宜使用。

二十、黄连

黄连，见于《神农本草经》，列为上品，产于云南者，称为云连；产于四川者，称为味连、雅连。黄连味苦性寒，归心、肝、胃、大肠经。功能清热燥湿，泻火解毒。临床上主要用于治疗热病烦躁，神昏谵语；湿热痞满、呕吐吞酸；心烦失眠，吐血、衄血，胃热消渴，咽喉肿痛，痈疖疮毒等病症。

【郑老体会】黄连和黄芩均为苦寒药，黄芩长于清上焦湿热，而黄连大苦大寒，主入手少阴心经，凭借其燥湿清热之功效，上能清风火上扰所致的目疾，中能平肝胃不和所致的呕吐，下能通肠胃湿热所致的滞下。在泻火解毒药中，尤善清泻心经实火，可用治心火亢盛所致的口腔溃疡、神昏、烦躁等症，宜用生黄连；配合黄芩、白芍、阿胶等药同用，可治疗热盛伤阴，心烦不寐等症；对于因心火亢旺，心肾不交所致的怔忡不寐，可加入肉桂治之，宜用酒炙黄连；对于邪火内炽，迫血妄行所致的鼻出血、牙龈出血，可配合大黄、黄芩、牡丹皮炭等治之，宜用清炒黄连。黄连又入胃、大肠经，苦燥湿，寒胜热，既能清热燥湿，又能泻火解毒，能泄降一切有余之湿火，其清热燥湿之力大于黄芩，尤其擅长清解中焦湿热，对于湿热阻滞中焦，气机不畅所致的脘腹痞满、恶心呕吐，可配合黄芩、姜半夏、苏叶等同用，宜用姜汁炙黄连；对于耳鼻咽喉的痈肿疔毒，可与黄芩、黄柏、栀子、连翘同用，以增清热解毒之功；对于胃火上攻，牙痛牙龈肿痛者，可配合淡竹叶、生石膏、生地黄、牡丹皮等药同用；对于耳、鼻部的湿疮、流脓黄浊等病症，可配合黄柏、龙胆草、苦参等药同用。对于脾胃虚寒，呕吐泛水微酸者，可配合党参、白术、干姜等药同用。黄连还入肝经，对于肝火犯胃所致的泛酸灼热、口苦咽干、胁肋胀痛者，可配合柴胡、栀子、夏枯草等同用，宜用吴茱萸水炙黄连，或直接加用吴茱萸。

黄连大苦大寒，寒凉能伤阳气，过服久服容易戕伤脾胃，脾胃虚寒者忌用；苦燥易伤阴津，阴虚津伤者慎用。

二十一、金银花

金银花，见于《履巉岩本草》，被视为上品，又名"双花"。金银花味甘性寒，入肺、大肠、心、胃经。功能清热解毒，疏散风热。临床上主要用于治疗风热感冒，咽喉肿痛，肺热鼻煽，肺脓疡，热毒血痢，以及各种痈疖脓肿等病症。

【郑老体会】金银花甘寒解毒，散痈消肿，对多种细菌、钩端螺旋体、流感病毒及致病真菌有较强的抑制作用，所以可以用于治疗耳鼻咽喉部所有的内痈和外痈。对于鼻疔、耳疔，以及喉痈初起，局部红肿热痛，坚硬根深者，可以配合紫花地丁、蒲公英、野菊花、紫背天葵等同用，以增清热解毒、散痈消肿的功效，同时在局部的外表可以配合应用芙蓉膏外敷，以促进肿胀的消散；对于局部红肿数日，成脓者，可以配合皂角刺、穿山甲，以助其成熟透脓。但是，金银花解毒去脓，专用于热毒壅盛所致的脓稠黄黏者，对于气血亏虚所致的脓液清稀者不宜应用。金银花有明显的抗炎、抗病毒及解热、解痉作用，芳香疏散，入肺经而善于疏散肺经之热邪，以透热达表；入心经和胃经而善于清透心经和胃经的热毒，使邪毒由里而透外。用于疏散肺热，可配伍桑叶、连翘、薄荷、牛蒡子等同用，以治疗肺经风热所致的身热头痛、咽喉肿痛、小儿热疮及痱子；用于清透心胃热毒，可配伍水牛角、生地黄、黄连、牡丹皮等药同用，以治疗热入营血所致的舌绛神昏、心烦少寐、大便秘结等症。如果是暑天感受温热病邪，而见发热烦渴、头痛无汗等症，可配伍香薷、厚朴、连翘、豆豉等治之。金银花外走发散，下行清降，对于脾胃气虚，食少便泻者不宜应用。

二十二、连翘

连翘，见于《神农本草经》，列为下品，又名"大翘子""连壳""落翘"。秋季果实初熟尚带绿色时采收者，称为"青翘"，其清热解毒之力较强；果实熟透时采收者，称为"老翘"或"黄翘"，长于透热达表，而疏散风热。青翘采得后，蒸熟晒干，筛取的籽实，称为"连翘心"，长于清心泻火，常用治邪入心包的高热烦躁、神昏谵语等症。连翘味苦性微寒，归肺、心、胆、小肠经。功能清热解毒，消肿散结，疏散风热。临床上主要用于治疗风热感冒，咽喉肿痛，热病心烦，口渴，斑疹，热淋，痈疽肿毒，丹毒等病症。

【郑老体会】连翘味苦性微寒，苦能清泄，寒能清热，又入心、肺经，所以长于清心火，泻心经客热，散上焦风热。对金黄色葡萄球菌、流行性感冒（简称流感）病毒有一定的抑制作用。对于风热外感所致的头痛发热、口渴咽痛，可以配伍金银花、薄荷、牛蒡子等同用治疗，处方宜用长于透热达表的"老翘"或"黄翘"；连翘还有抗炎、解热作用，对于邪热入里，营血热盛，而见舌绛红、烦热、身发斑疹者，可以配合水牛角、生地黄、金银花等同用，以透热转气，处方宜用长于清心泻火的"连翘心"。连翘主入心经，既能清降心火，清解疮毒，又能消散痈肿，是治疗疮疡病的常用药，为疮家圣药。对于耳鼻咽喉的痈肿疮毒初起，可配伍金银花、蒲公英、野菊花、紫花地丁等解毒消肿药物同用，处方宜用清热解毒之力较强的青翘；如果疮痈红肿未溃，则可配伍穿山甲、皂角刺，以助其溃破排脓；如果疮疡脓出、红肿溃烂，可配伍牡丹皮、天花粉清热凉血排脓；对于局部痰火郁结所致的瘰核、痰核，可配伍夏枯草、浙贝母、玄参、牡蛎等同用，以清肝散结，化痰消肿。

连翘与金银花均有清热解毒作用，既能透热达表，又能清里热而解毒，因此临床上连翘与金银花经常相须为用，以治疗外感风热、温病初起、热毒疮疡等病症。但是，连翘与金银花的功效各有所长，临诊时应当根据其各自的所长灵活应用。连翘清心解毒之力强，善于消痈散结，被称为"疮家圣药"，对于各种实热疮疡痈肿应作为必用药。另外，连翘消肿散结，亦可用治瘰疬痰核；连翘入药大多生用，连翘炒炭后依旧存有凉性，善于凉血止痢，常被用于治疗热毒血痢。而金银花疏散表热之效优，对于肺经感受风热所致的咽喉鼻窍的风热表证应作为必用药。

二十三、板蓝根

板蓝根，见于《本草纲目》，又名"靛青根"。板蓝根味苦性寒，归心、肝、胃经。功能清热解毒，凉血利咽。临床上主要用于治疗时行感冒，痄腮，风瘟，春瘟，肝瘟，烂喉，丹痧，丹毒，疮肿，咽喉肿痛，吐血，衄血等病症。

【郑老体会】板蓝根味苦性寒，入心、肝、胃经，和大青叶的功效类似，能入肝胃血分，善于清解实热火毒。因此，临床上常相须为用。但是板蓝根是根类药物，其性主降，更以凉血解毒、利咽、消肿散结见长，而大青叶则是叶类药物，其性主升主散，以散热解毒为主。板蓝根对多种革兰阳性菌、革兰阴性菌及流感病毒、虫媒病毒、腮腺病毒均有抑制作用，可增强免疫功能，且有明显的解热效果。对于外感风热所致的发热、头痛、咽痛，板蓝根可单味使用；或与大青叶相携配伍金银花、荆芥等药同用，以疏散风热。若风热上攻，咽喉肿痛明显，乳蛾红肿者，可与马勃、牛蒡子等药加入"金灯三根汤"内同用，以清热解毒，消肿利咽。对于头面部的丹毒、痄腮、大头瘟疫，头面红肿，咽喉不利者，可配伍生地黄、牡丹皮、紫草、黄芩、玄参、连翘、牛蒡子等同用，以清热解毒，凉血消肿。

二十四、蒲公英

蒲公英，见于《新修本草》，又名"黄花地丁""婆婆丁""奶汁草""黄花三七"。蒲公英味甘苦性寒，归肝、胃经。功能清热解毒，消肿散结。临床上主要用于治疗喉痛，急乳蛾，急喉痹，痄腮，臀核肿痛，肺热，肝瘟，肠澼，肠痈，热痢，热淋，疔疮疖肿等病症。

【郑老体会】蒲公英既能清解火热毒邪，又能泄降滞气，是清热解毒、消痈散结之佳品。蒲公英有广谱的抑菌作用，还有抗肿瘤作用，能激发机体的免疫功能，所以对于耳鼻咽喉部的热毒疮痈病症都可应用。一般多与野菊花、紫花地丁、金银花等药同用。若疮痈发于咽喉，还可以配伍牛蒡子、板蓝根、玄参等同用，以解毒消肿散结；若肺热咳吐黄脓痰者，可以配伍鱼腥草、冬瓜仁、芦根等同用，以清热解毒排脓。蒲公英还有清肝明目的作用，对于肝火上炎引起的眩晕、耳聋、耳鸣同时伴有目赤肿痛者，可单用新鲜蒲公英取汁湿敷眼部；或取蒲公英单味浓煎内服，亦可配伍菊花、夏枯草、黄芩等同用，以清降上炎之肝火，消退目赤肿痛。蒲公英味甘苦性寒，不仅可因其苦寒而用于年轻力壮的患者，又因其甘寒也适用于年老体弱患者，但是需控制其用量及用药持续时间，必须把握"中病即止"的原则，用量过大可致缓泻。

二十五、野菊花

野菊花，见于《本草正》，味苦辛性凉，归肝、肺、心经。功能清热解毒，凉血降压。临床上主要用于治疗时行感冒，肝阳头痛、眩晕，目赤，咽喉肿痛，痈肿疔毒，丹毒，口疮，湿疹，天疱疮，肺痈，肺热咳嗽，肝瘟，痢疾等病症。

【郑老体会】野菊花辛散苦降，其清热泻火，消肿止痛作用较强。因此，常被用于治疗外科疔疮疖痈病症。野菊花对金黄色葡萄球菌有抑制作用，且有显著的抗炎、解热作用。对于耳鼻咽喉及头面部的热毒蕴结，疔疖丹毒，痈疽疮疡，均可应用，可配伍蒲公英、紫花地丁、金银花等同用。野菊花入肺、心经，解毒利咽功力较强，对于上焦热盛所致的咽喉肿痛，可配合挂金灯、山豆根、射干、桔梗、甘草等同用。野菊花味苦辛性寒凉，又入肝经，苦寒清热，辛凉散热，能够清泻肝火，兼散风热。对流感病毒、疱疹病毒均有抑制作用。对于风火上攻所致的目赤肿痛，可以配伍金银花、密蒙花、夏枯草等同用；对于肝火上炎所致的头痛、眩晕、耳鸣，可以配伍决明子、龙胆草、夏枯草等同用。

野菊花与菊花为同科植物，均有清热解毒之功，但野菊花苦寒之性尤胜，更加擅长于解毒消痈，所以疮痈疔毒肿痛疾病每每用之；而菊花辛散之力较强，比较擅长于清热疏风，上焦头目风热之疾经常用之。郑老在门诊时，对于感受风热邪毒所致的耳鼻咽喉急性实热证初起，多用菊花治之。而对于邪热入里，火热壅盛者，如急性化脓性中耳炎、急性化脓性鼻窦炎、咽部的各种脓肿等，常用野菊花治之。郑老治疗鼻渊脓涕黄稠者，经常加入败酱草和野菊花，治疗黄浊鼻涕效果也是比较明显的。此外，郑老在用野菊花内服治疗耳鼻部的湿疹、湿疮痒痛的同时，嘱咐患者每日取野菊花 30g，煎汤外洗患处，可获清热解毒、杀虫止痒、祛风收湿之功。

二十六、鱼腥草

鱼腥草，见于《履巉岩本草》，又名"臭菜""侧耳根""紫蕺""蕺菜""肺形草""猪姆耳""臭质草"。鱼腥草味辛性微寒，归肺、膀胱、大肠经。功能清热解毒，消痈排脓，利尿通淋。临床上主要用于治疗肺痈吐脓，痰热喘咳，喉蛾，热痢，热淋，热毒痈肿，鼻槁等病症。

【郑老体会】鱼腥草味辛性寒，主入肺经。辛以散结，寒能泄降，有较强的清解肺热之功，又具消痈排脓之效，因此是治疗痰热壅肺，发为吐脓血之肺痈的要药。鱼腥草素对多种革兰阳性及阴性细菌，均有不同程度的抑制作用。对于痰热壅肺，而见胸痛、咳吐脓血等症者，可以配伍桔梗、芦根、瓜蒌等药同用。鱼腥草有抗炎镇咳作用，对于因肺热而发的咳嗽、痰黄气急，可以配伍黄芩、贝母、知母等药同用。鱼腥草有抗炎、镇痛、止血、促进组织再生和伤口愈合作用。对于耳鼻咽喉部的痈疖疮毒，可以配伍野菊花、蒲公英、金银花等同用；亦可单用鲜品捣烂外敷，既能清热解毒，又能消痈排脓，促进愈合。鱼腥草又入膀胱、大肠经，能增加肾动脉的血流量，有较强的利尿作用。对于耳鼻咽喉部的急性实热证伴有小便短赤、淋漓涩痛者，可以配伍车前草、白茅根、海金沙等药同用，以清热除湿，利水通淋。

此外，鱼腥草还有抗病毒、增强白细胞吞噬能力、提高机体免疫力、抗癌等作用。民间有凉拌食用的习俗，因其味辛性微寒，间断定期食用有助于清解肺热，但是体质偏寒者，不宜多食。

二十七、金荞麦

金荞麦，见于《植物名实图考》，又名"开金锁""金锁银开""天荞麦""荞麦三七"。金荞麦味酸苦性寒，归肺、胃、肝经。功能清热解毒，活血消痈，祛风除湿。临床上主要用于治疗肺痈吐脓，肺热咳喘，咽喉肿痛，热痢，风湿痹痛，疮肿等病症。

【郑老体会】金荞麦味苦性寒，入肺、胃经，既可清热解毒，又善排脓祛瘀，并能清肺化痰，消肿利咽。药理研究发现，金荞麦对金黄色葡萄球菌的凝固酶、溶血素及绿脓杆菌内毒素都有对抗作用，具有祛痰、解热、抗炎、抗肿瘤等功用。临证可用以治疗因肺经蕴热所致的急性咽喉病伴有咳吐黄稠脓痰者，以及急性鼻窦炎鼻涕浓稠腥臭者，可以选择配伍鱼腥草、金银花、芦根、败酱草、蒲公英等药同用；对于肺热咳嗽，可配伍天花粉、矮地茶、紫菀、射干等药同用；对于咽喉肿痛，可配伍射干、山豆根同用，以清热解毒，消肿利咽；对于因肺胃热盛所致的耳鼻咽喉部的疮痈疖肿，可配伍蒲公英、紫花地丁等药同用，以清热解毒，散结消痈。金荞麦能够促进脾胃运化功能，增进食欲，可以单用金荞麦炖瘦猪肉服食。

二十八、败酱草

败酱草，见于《神农本草经》，又名"泽败""鹿酱""苦菜""野苦菜"。败酱草味辛苦性微寒，归胃、大肠、肝经。败酱草有一股陈腐气，故以败酱得名。功能清热泄结，利水消肿，破瘀排脓。临床上主要用于治疗肠痈，肺痈，热痢，疮痈肿毒，产后瘀滞腹痛等病症。

【郑老体会】败酱草辛以散邪，苦泄寒凉，功能清热解毒，消痈排脓，且能活血止痛。药理研究发现败酱草有广谱抑菌作用，有抗肝炎病毒、抗肿瘤作用，且有明显的镇静作用，可以用于治疗耳疖、脓耳病、喉痈、鼻疔、鼻渊病等耳鼻咽喉部化脓性疾病的各个时期。对于初期未化脓者，可以配伍金银花、蒲公英、连翘、牡丹皮、桃仁等同用，以清热解毒，活血止痛；脓已成者，可以配伍鱼腥草、芦根、桔梗、薏苡仁、皂角刺等同用，以清热消肿，解毒排脓，并可以取鲜叶捣烂外敷，内外合治。对于流行性腮腺炎，可以取鲜叶与生石膏捣烂外敷治疗。取败酱草的行滞破血、清热止痛之功，可以配伍细辛、五灵脂、香附、当归等药，用于治疗头面部的神经性疼痛病症。郑老治疗鼻渊病鼻涕黄稠者，必用败酱草，用之鼻涕必定逐渐由黄稠渐转淡黄，乃至白色，效如桴鼓。只是败酱草味苦，性寒，只适宜用于实热之体。临床应用的关键在于应当根据患者的体质、鼻涕颜色，以及鼻涕的黏稠度来考量用药剂量，一般为9~30g。

二十九、射干

射干，见于《神农本草经》，又名"乌扇扁竹根""开喉箭""剪刀草""蝴蝶花根""铁扁担""山蒲扇"。其味苦性寒，有小毒，归肺、肝经。功能泻火解毒，利咽消痰，祛瘀散结。临床上主要用于治疗咽喉肿痛，痰咳气喘，瘰疬结核，痈肿疮毒等病症。

【郑老体会】射干苦寒泄降，清热解毒，是中医喉科的常用主要药物之一。因其主入肺经，所以有清肺泻火、利咽消肿之功。射干对呼吸道中的腺病毒等病毒有抑制作用，能够抗炎、解热、祛痰及止痛，因此常被用于治疗呼吸道的急、慢性感染性疾病。对于急性咽喉病初起，咽喉肿痛不甚者，可以用单味射干煎汤服用，也可与升麻、甘草等同用，以清热化痰，通利咽喉；对于外感风热，咽喉肿痛明显，伴有音哑者，可以配伍荆芥、连翘、牛蒡子等同用，以疏散风热，化痰利咽；射干主咳逆上气，对于肺热壅盛，痰气上逆，而见咳嗽气喘，痰多黄稠者，可以配伍桑白皮、金荞麦、桔梗、全瓜蒌等药同用，以清泄肺火，降气消痰，止咳平喘。对于咳嗽气喘，痰多清稀，略见黄痰者，可以在麻黄、细辛、生姜、半夏等温化寒痰药中加入少许射干，使温中有寒，以清肺热。

射干长于化痰，痰盛者较为适宜，但是射干有小毒，不宜久用或剂量过大，郑老处方的常用剂量是4.5~6g。孕妇应慎用或忌用。射干单用没有致癌危险，但是，动物实验发现，射干与容易致癌的药物同用，可促进小鼠皮肤肿瘤的发生，临床应引起注意。

三十、山豆根

山豆根，见于《开宝本草》，又名"广豆根""苦豆根"。山豆根味苦性寒，有毒，归心、肺、大肠、胃经。功能清热解毒，消肿止痛，清利咽喉。临床上主要用于治疗咽喉肿痛，牙龈肿痛，口疮，肺热咳嗽，热毒疮肿，疥癣，银屑病，湿热黄疸，热结便秘，热痢，肿瘤等病症。

【郑老体会】山豆根具有抗炎、增强免疫系统功能的作用，对多种细菌有抑制作用。山豆根大苦大寒，既入心经，又入肺经，善于清降上焦心肺火热、消解热毒而利咽消肿，被公认是治疗咽喉肿痛的要药，对于热毒蕴结所致的咽喉肿痛都可应用。治疗急性喉痹（急性咽炎）、急性乳蛾（急性化脓性扁桃体炎）所致的咽喉肿痛，可以配伍荆芥、防风、挂金灯、桔梗、栀子、连翘、射干、天花粉、大青叶、生甘草等药同用，以清热解毒，清利咽喉。山豆根同时又入大肠、胃经，善于清泄阳明胃肠之实热火毒，对于胃火上炎引起的牙龈肿痛、口舌生疮等均可应用，可以配伍石膏、黄连、板蓝根、升麻、牡丹皮等同用，以泄热解毒，消肿止痛。若伴见发热，大便秘结，而腹部胀满者，可以选加生大黄、玄明粉，以通腑泄热，釜底抽薪。

值得注意的是，山豆根有毒，处方应根据患者的体魄强弱严格控制用量，一般不宜超过9g，否则有可能发生神经中毒的严重危害。孕妇应慎用或忌用山豆根。

三十一、马勃

马勃，见于《名医别录》，又名"马屁勃""灰包菌"。马勃味辛性平，归肺经。功能清热解毒，利咽，止血。临床上主要用于治疗咽喉肿痛，咳嗽失音，吐血、咯血、衄血等病症。

【郑老体会】马勃味辛发散，质轻上行，专入肺经，因此既能宣散肺经风热，又能清泻肺经实火，尤其擅长于解毒利咽，是治疗急性咽喉肿痛的常用药物。马勃对多种细菌有抑制作用，对少数致病真菌也有抑制作用。马勃轻虚清肺，临床上对于风热犯肺，或肺经郁火所致的咽喉肿痛、咳嗽、失音等症，可以配伍挂金灯、山豆根、牛蒡子、桔梗、板蓝根等同用，以疏风清热，解毒利咽。马勃又能凉散血热，止血敛疮，对于火邪迫肺，血热妄行引起的吐血、咯血、衄血等症，可以配伍牡丹皮炭、藕节炭、生地黄、白茅根等凉血止血药同用，以清热凉血止血。马勃对喉证有出血和溃烂者尤为适宜，临床上若见咽黏膜或扁桃体表面有腐烂溃脓者，应用马勃常可使创面祛腐而获得良效。另外，马勃对于口腔及鼻出血有明显的止血效果，可用马勃粉撒敷伤口，常可迅速止血。

马勃用量宜小，一般用 3~6g，郑老处方的常用量是 3g。

三十二、橄榄

橄榄，见于《日华子诸家本草》，又名"青果""白榄"。橄榄味甘涩酸性平，归肺、胃经。功能清肺利咽，生津化痰，清热解毒。临床上主要用于治疗咽喉肿痛，咳嗽烦渴等病症。

【郑老体会】橄榄味酸甘性平偏寒，具有清热解毒功效，而能治一切喉火上炎，大头瘟。对于风热上袭或热毒蕴结所致的咽喉肿痛，可以单用鲜品榨汁或煎浓汤饮用治疗；也可以配伍硼砂、冰片、青黛等制作吹药吹咽治之。橄榄生津液，止烦渴，化痰止咳，对于长期咽干口燥、烦渴音哑、咳嗽痰黏者，可单用鲜品熬膏冲服；亦可配伍金银花、桔梗、芦根等药煎汤小口频服。

橄榄入口酸涩，能兴奋唾液腺，使唾液分泌增加，有助于消化，起到开胃作用。另外，青果提取物对半乳糖胺引起的肝细胞中毒有保护作用；亦能缓解四氯化碳对肝脏的损害；又有解毒醒酒之效，可取青果 10 枚，煎汤饮服，以解饮酒之过度。

三十三、挂金灯

挂金灯，见于《救荒本草》，又名"金灯笼""锦灯笼""灯笼果"。挂金灯味苦性寒，归肺、脾经。功能清热解毒，化痰利咽，利尿通淋。临床上主要用于治疗肺热咳嗽，咽喉肿痛，声音嘶哑，骨蒸痨热，黄疸，水肿，淋病等病症。

【郑老体会】挂金灯味苦性寒，主入肺经，能清解肺经热毒，并长于利咽化痰，是治疗急性咽喉病的常用主要药物之一。挂金灯治烦热，善治咽喉部的实证火热肿痛，临证可以配伍山豆根、桔梗、牛蒡子、马勃、大青叶等同用；若见咽痛剧烈，伴咳嗽、痰黄稠者，可加入前胡、瓜蒌、浙贝母等清热化痰止咳药同用。也可将本品与冰片共研细末，吹咽外治。挂金灯苦寒降泄，又入脾经，具有利尿通淋之功。对于急性咽喉病伴有小便短赤、排尿热痛者，可以配伍车前子、滑石、生甘草、赤茯苓、泽泻、龙胆草等药同用。

三十四、木蝴蝶

木蝴蝶，见于《本草纲目拾遗》，又名为"千张纸""千层纸""玉蝴蝶""云故纸""三百两银药"。木蝴蝶味苦甘性凉，归肺、肝、胃经。功能清肺利咽，疏肝和胃。临床上主要用于治疗肺热干咳，声音嘶哑，百日咳，咽喉肿痛，急、慢乳蛾，肝胃气痛等病症。

【郑老体会】木蝴蝶味苦甘性寒凉，入肺经，具有清肺热，利咽喉，开喉音之功效，是治疗急性咽喉病的常用药。对于邪热伤阴所致的咽喉肿痛、咳嗽、声音嘶哑等症，可以配伍挂金灯、马勃、射干、玄参、麦冬、桔梗等药同用。木蝴蝶甘以缓之，苦以泄之，又入肝、胃经，具有甘缓止痛、苦泄疏肝功能，可用于治疗心气痛和肝气痛。对于肝气郁滞所致的肝胃气痛，脘腹、胁肋胀痛等症，可取木蝴蝶单味研末，酒调送服治之。

三十五、白花蛇舌草

白花蛇舌草，见于《广西中药志》，又名"蛇舌草""蛇舌癀""蛇脷草""蛇总管""二叶葎""羊须草"。其味微苦甘性寒，归胃、大肠、小肠经。功能清热解毒，利湿消痈。临床上主要用于治疗肺热咳嗽，咽喉肿痛，热淋，肠痈，热痢，黄疸，多种肿瘤等病症。

【郑老体会】白花蛇舌草味苦性寒，有较强的清热解毒作用，对于热毒所致的各种病症，都可应用。白花蛇舌草对金黄色葡萄球菌和痢疾杆菌有抑制作用，能够抗菌、抗炎，促使体温及白细胞下降，促进炎症的消散、吸收。对于耳鼻咽喉部的各种痈肿疮毒，可以用白花蛇舌草内服，同时配合外治治疗。内服治疗可以配伍金银花、黄芩、紫花地丁、板蓝根、野菊花等药同用；外治可以单用鲜品捣烂外敷，或与金银花、连翘、野菊花等药共同捣烂外敷。由于白花蛇舌草清热解毒消肿之功较强，对多种癌细胞有抑制作用，且有镇痛、镇静及催眠作用，目前已被广泛用于各种癌症的治疗，常与蛇六谷、半枝莲、藤梨根等药同用。

三十六、山慈菇

山慈菇，见于《本草拾遗》，又名"朱菇""毛菇""毛慈菇""冰球子"。其味甘微辛性寒，有小毒，归肝、脾经。功能消肿散结，化痰解毒。临床上主要用于治疗痈疽疔毒，瘰疬痰核，喉痹肿痛，蛇虫咬伤等病症。

【郑老体会】山慈菇辛以散邪，寒以清热，所以具有清热解毒、消痈散结之效，可以用于治疗耳鼻咽喉部和其他部位的各种痈疽疔疮肿毒，以及蛇虫咬伤之症。另外，山慈菇还有消散无形之痰的功效，可以用于治疗瘰疬痰核、癥瘕痞块和多种肿瘤。在耳鼻咽喉科中常被用于治疗颈部的淋巴结肿大、小儿扁桃体肥大、小儿腺样体肥大和各种肿瘤及甲状腺瘤等疾病。朱丹溪提出，大约怪病多起于痰，怪病从痰治。郑老的体会是瘰疬痰核、癥瘕痞块和各种肿瘤的发生与痰毒为患有关，毒之未成者为痰，痰之已结者为毒，毒因痰而结。消散无形之痰、清热解毒的治疗原则应当始终贯彻于瘰疬痰核、癥瘕痞块和各种肿瘤的治疗中。山慈菇正是兼具消痰和散毒功能的良药。因此，郑老喜用山慈菇治疗小儿腺样体肥大和耳鼻咽喉部的良、恶性肿瘤。治疗小儿腺样体肥大所出现的睡眠打鼾、鼻塞、耳胀闷感等症，常配伍金银花、辛夷、茯苓、白术、石菖蒲、浙贝母、柴胡、桑叶、桑白皮等药同用；治疗耳鼻咽喉部的良、恶性肿瘤，酌情配伍白花蛇舌草、蛇莓、蛇六谷、乌梢蛇、土鳖虫、蚤休、栀子、夏枯草、黄精等同用。

三十七、生地黄

生地黄，见于《本草经集注》，是玄参科植物，又名"生地"。取其新鲜根茎入药，处方名为"鲜生地"；取其干燥根茎入药，处方名为"干生地"或"干地黄"。生地黄味甘微苦，鲜用性寒，干燥生用性凉，归心、肝、肾经。功能清热生津滋阴，凉血止血。临床上主要用于治疗热入营血，发热，舌绛，烦渴，斑疹，咯血，吐血，衄血，便血，虚痨骨蒸，咽喉疼痛，消渴，便秘，消渴等病症。

【郑老体会】生地黄有降压、镇静、抗炎、抗过敏、强心、利尿作用。生地黄鲜用和干燥生用，其功效有所不同。鲜生地苦寒而入营血分，偏入手少阴心经，清热凉血之力较强，为清热、凉血、止血的要药；又因其甘寒质润，能清热生津而止渴。因此，生地黄适用于治疗温热病热入营血，壮热烦渴，心神烦乱，咽喉疼痛，舌质红绛，血热吐衄等症，临床可以配伍牡丹皮、水牛角、玄参、连翘、赤芍等药同用，以清热解毒，凉血止血；若伴有便秘，可加入大黄同用，以通腑泄热；若同时伴有便血、尿血，可加入地榆炭同用，以助凉血止血。干地黄甘苦性凉，偏入肝、肾经，因其甘凉养阴，苦凉泄热，所以养阴之力胜于生地黄。功能滋阴降火，养阴津而泄伏热。用于治疗阴虚内热所致的潮热骨蒸、头晕目眩、痨嗽、口干、腰酸、吐血、衄血、夜热早凉、舌红、脉数等症，可以配伍知母、地骨皮、青蒿、鳖甲、知母等同用，以清虚热，养阴津；对于热病伤阴，烦渴多饮者，可以配伍麦冬、沙参、玉竹等药用，以养阴生津止渴；对于津伤所致的肠燥便秘，可以配伍玄参、麦冬同用，并可适量服食芝麻油，以清热养阴，增液润肠通便。

值得注意的是，鲜生地性寒凉而黏滞，对于脾虚湿滞而见腹部胀满，又大便溏薄者不宜应用。

三十八、玄参

玄参，见于《神农本草经》，又名"重台""黑参""玄参"。其味甘苦咸性微寒，归肺、胃、肾经。功能滋阴降火，凉血解毒。临床上主要用于治疗咽喉肿痛，目赤，痈肿，瘰疬，热病伤津，烦渴，发斑，肠燥便秘，阴虚骨蒸劳热，夜寐不宁，自汗盗汗，吐血，衄血等病症。

【郑老体会】玄参有广谱抑菌作用，还有抗炎、镇痛、解痉作用。玄参入肺、胃经，其味咸而能入血，苦寒而能清热凉血，泻火解毒。因此可以用于治疗各种急性感染，中医辨证为营血热盛之证的疾病。对于咽喉肿痛、白喉等瘟毒热盛病症，可以配伍黄芩、连翘、板蓝根等药同用；对于目赤肿痛，口苦咽干，烦躁易怒等肝经热盛病症，可以配伍栀子、大黄、龙胆草、钩藤等药同用；对于咽喉部的痈肿疮毒病症，可以配伍金银花、连翘、蒲公英等药同用；对于身热夜甚、心烦口渴、舌绛脉数等热燔营血病症，可以配伍生地黄、丹参、连翘、麦冬、竹叶卷心、连翘心等药同用；对于身热大汗、口渴欲饮、发斑发疹、口臭、脉洪大等阳明热盛病症，可以配伍石膏、知母、竹叶等药同用。另外，玄参寒以泻火解毒、咸以软坚散结，配伍浙贝母、牡蛎等药同用，可以治疗痰火郁结所致的瘰疬病症。玄参又入肾经，因其甘寒质润，功能清热生津、滋阴润燥，配伍生地黄、麦冬等药同用，可以治疗热病伤阴所致的津伤便秘；配伍百合、生地黄、贝母等药同用，可以治疗肺肾阴虚所致的骨蒸潮热、虚劳咳嗽病症。

值得注意的是，玄参性寒凉而黏滞，对于脾胃虚寒而见食欲不佳、大便稀软者不宜应用。

三十九、牡丹皮

牡丹皮，见于《珍珠囊》，又名"丹皮""粉丹皮"。其味辛苦性微寒，归心、肝、肾经。功能清热凉血，活血散瘀。临床上主要用于治疗热病发斑，吐血、衄血，阴虚骨蒸，惊痫，经闭，痛经，癥瘕，跌损瘀血，痈疡肿毒等病症。

【郑老体会】牡丹皮有抗炎镇静、降温、解热、镇痛、解痉等作用，味苦性寒，入心、肝经，善走血分而长于清营分、血分实热。牡丹皮既能清热凉血止血，又能散瘀消痈。对于热迫营血，血热妄行所致的各种出血症状，可以配伍水牛角、生地黄、赤芍、栀子、大黄、黄芩、大蓟、茜草根等药同用，以清热凉血止血；对于火毒炽盛所致的耳鼻咽喉部痈肿疮毒，可以配伍金银花、紫花地丁、蒲公英、大黄、白芷、甘草等药同用，以清热消痈。牡丹皮辛走苦泄，又有活血祛瘀之功。对于耳鼻咽喉部的跌打伤痛，可以配伍桃仁、红花、乳香、没药、川芎、桂枝等药同用，以散瘀消肿。另外，牡丹皮味苦辛性寒，入血分而善于清透阴分之伏热，是治疗"无汗骨蒸"的要药。对于热病伤阴，阴虚发热所致的夜热早凉、无汗骨蒸等症，可以配伍鳖甲、知母、生地黄、玉竹、银柴胡等药同用，以养阴，清透阴分之伏热。

值得注意的是，牡丹皮味辛苦性寒，血虚有寒、孕妇及月经过多者不宜应用。

四十、陈皮

陈皮，见于《食疗本草》，是"橘皮"的处方名，因橘皮的功效以陈久者为佳，故名。产于广东新会者称为"新会皮"和"广陈皮"。此外，陈皮还有"红皮""黄橘皮"等别称。陈皮味辛苦性温，归脾、肺经。功能理气健脾，燥湿化痰。临床上主要用于治疗脾胃气滞，脘腹胀满，消化不良，恶心呕吐，呃逆，胸膈满闷，咳嗽痰多等病症。

【郑老体会】陈皮味辛苦性温，辛走温通，善走肺、脾经，入肺走胸，而能行气通痹止痛；入脾走腹，而能健脾理气和中。陈皮顺气，善于走行而疏理气机，使机体气机条畅而升降有序。对于胸痹气机不通所致的胸中气塞短气之症，可以配伍枳实、生姜等药同用，以宽胸理气；对于食积气滞所致的脘腹胀痛，可以配伍山楂、神曲等药同用，以行气消食；对于脾胃气滞较甚所致的脘腹胀痛剧烈，可以配伍木香、枳实等药同用，以增强行气止痛之功；对于中焦气机逆乱而致的呕吐、呃逆、嗳气等症，可以配伍生姜、竹茹、大枣、半夏等药同用，以降逆止呕；对于脾胃寒冷，呕吐不止者，可以配伍生姜、甘草等药同用，以温中暖胃止呕。陈皮温燥，最适用于寒湿中阻，气滞不通之证。对于寒湿中阻，脾胃气滞所致的脘腹胀满、恶心呕吐、泄泻等症，可以配伍半夏、苍术、厚朴等药同用，以燥湿散寒，健脾除湿；对于外感风寒，内伤湿滞所致的腹痛、呕吐、泄泻等症，可以配伍藿香、苏叶等药同用，以行气散寒除湿；对于脾虚气滞所致的腹痛喜按、不思饮食、食后腹胀、便溏舌淡等症，可以配伍党参、白术、茯苓等药同用，以健脾益气，理气和中。

陈皮既能燥湿化痰，又能温化寒痰，而且辛开苦泄，能够宣肺止咳，是临床治痰之要药。对于湿痰咳嗽，可以配伍半夏、茯苓等药同用，以燥湿化痰止咳；对于寒痰咳嗽，可以配伍干姜、细辛、五味子等药同用，以温化寒痰止咳；对于脾虚失运而致痰湿犯肺，可以配伍党参、白术等药同用，以健脾益肺，化痰除湿。

郑老提醒，陈皮入脾、肺经，是肺、脾两经气分之药，能够随着所配伍的药物而发挥或补、或泻、或升、或降的功能。但是陈皮味辛散苦燥，属于温燥药物，能够助热，从而容易伤阴，对于阴虚内热而见舌赤少津，或内有实热而见舌红苔黄者须慎用。

四十一、绿萼梅

绿萼梅，见于《本草纲目拾遗》，又名"绿梅花"；在明代称为"白梅花"。因其花分黄白色和淡粉红色，所以入药又分白梅花和红梅花两种。白梅花主产于江苏、浙江等地，红梅花主产于四川、湖北等地。绿萼梅味微酸涩性平，归肝、胃经。功能疏肝解郁，和中化痰。临床上主要用于治疗肝气郁结，脘痛胸闷，食欲不振，梅核气，瘰疬等病症。

【郑老体会】绿萼梅芳香醒脾，味酸而入肝经，同时兼入胃经，行气而疏肝解郁，理气和中。对于肝胃不和，中焦气滞所致的胁肋胀痛，脘腹痞满，嗳气纳呆等症，可以配伍柴胡、佛手、郁金、香附等药同用，以调和肝胃，理气和中。绿萼梅芳香行气，疏肝醒脾而化痰散结。其味酸涩而能生津润喉，对于肝脾不和，痰气交阻，郁结于咽喉部所致的梅核气，可以配伍半夏、厚朴、玫瑰花、八月札、茯苓等药同用，以疏肝解郁，化痰散结。

用绿萼梅煮粥服食，可以助清阳之气上升，以开胃散邪；用绿萼梅泡茶饮用，可以生津止渴，解暑除烦。

四十二、丹参

丹参，见于《神农本草经》，又名"红根""紫丹参""血参根""大红袍"。其味苦性微寒，归心、心包、肝经。功能活血祛瘀，安神宁心。临床上主要用于治疗月经不调，闭经，痛经，产后瘀滞腹痛，癥瘕积聚，风湿痹痛，心悸怔忡，真心痛，失眠，疮痈肿毒等病症。

【郑老体会】丹参能够改善心肌缺血，促进心肌缺血或损伤的恢复，提高耐缺氧能力，对缺氧心肌有保护作用；能改善血液流变性，降低血液黏度；对中枢神经有镇静和镇痛作用；又具有抗炎、抗过敏的作用。丹参入心、心包、肝经，功善活血祛瘀，自古就获"一味丹参，功同四物"之美名。丹参性微寒而缓，善能通行血脉，祛瘀止痛，而且祛瘀生新而不伤正，所以一身各种瘀血病症，诸如耳鸣、耳聋、耳源性眩晕、胸痹心痛、脘腹疼痛、癥瘕积聚、跌打损伤及风湿痹证等，由于瘀血所致者，皆属相宜，处方宜用"酒炒丹参"，以增强活血之功。丹参苦寒，既能凉血活血，又能清热消痈，对于耳鼻咽喉因于热毒瘀阻引起的疮痈肿毒，可以配伍金银花、连翘、牡丹皮、败酱草、紫花地丁等清热解毒药同用。丹参性寒，入心经，既可清热凉血，又可除烦安神，既能活血，又能养血。对于热入心营所致的烦躁不寐、夜梦纷扰、小便短赤等症，可以配伍生地黄、玄参、黄连、竹叶、滑石、甘草等药同用，处方宜用"生丹参"。对于心血不足，血不养心所致的失眠、心悸等症，可以配伍生地黄、酸枣仁、柏子仁等药同用。

四十三、红花

红花，见于《本草图经》，又名"红蓝花""刺红花""草红花"。其味辛性温，归心、肝经。功能活血通经，祛瘀止痛。临床上主要用于治疗闭经，痛经，产后瘀滞腹痛，心悸怔忡，真心痛，癥瘕积聚，关节疼痛，中风偏瘫，跌打损伤等病症。

【郑老体会】红花有增加冠状动脉血流量和心肌营养性血流量的作用，能够保护和改善心肌缺血，缩小心肌梗死范围；又有降低全血黏度的作用；能提高耐缺氧能力，对缺血乏氧性脑病有保护作用；还有抗炎作用，以及免疫抑制作用。红花味辛性温，辛散温通，又归心、肝两经，专入血分，其活血祛瘀效力较强，祛瘀止痛，为治血瘀证的常用之品。对于瘀阻所致的头痛、耳鸣、眩晕、面瘫、喉痹、目赤肿痛等各种血瘀病症，可以单味浸酒服用，也可与酒煎服；亦可配伍当归、川芎、桃仁等相须为用；若局部疼痛明显，可以配伍赤芍、延胡索、香附等药同用，以理气活血止痛。红花入心、肝经，能活血祛瘀，消癥散结，可用于治疗癥瘕积聚。对于声带息肉、声带小结等有形之结，可以配伍夏枯草、僵蚕、天花粉、桔梗、蝉蜕、茯苓等药同用。同样可以用于治疗耳鼻咽喉的各种良、恶性肿瘤。红花一药，既能活血祛瘀化滞，又能扶助一身之正气，投之可使扶正祛邪，一举两得。

值得注意的是，红花辛温，活血通经之力较强，孕妇忌用。

四十四、鸡血藤

鸡血藤，见于《本草纲目拾遗》，又名"血风藤"。其味苦微甘性温，归肝、肾经。功能活血舒筋，养血调经。临床上主要用于治疗月经不调，闭经，痛经，腰膝酸痛，肢体麻木，瘫痪，风湿痹痛。

【郑老体会】鸡血藤有补血作用，能增加血细胞，升高血红蛋白；还有明显的抗炎作用，对免疫系统有双向调节功能。肝主筋脉，藏血养血。鸡血藤的药性与肝气相投，专入肝经，又苦而不燥，温而不烈，性质和缓，能够活血散瘀，舒筋活络，又兼有补血作用。因此，一切因血瘀、血虚所致的经脉不畅，络脉不和病症皆可应用。对于气血亏虚，筋脉失养所致的头面部麻木、面瘫，可以配伍黄芪、丹参、地龙、当归、全蝎、僵蚕等药物同用，以益气养血，活血祛风通络；对于阳气不足，寒湿入络所致的颞颌关节痹痛、张口受限，可以配伍桂枝、当归、川芎、香附、羌活、威灵仙、桑寄生等药同用，以祛风通络，活血止痛；对于瘀阻喉部筋脉关节所致的嗓音疾病，可以配伍夏枯草、红花、天花粉、党参、当归等药同用，以减轻声带充血，改善声带血瘀，从而促进声带的开合活动，改善声音嘶哑症状。郑老在治疗声带闭合不全病症时，加鸡血藤30g，每每获得满意的疗效。

四十五、半夏

半夏，见于《神农本草经》，又名"老鸹头""地慈菇""麻芋果""三步跳"。其味辛性温，有毒，归脾、胃、肺经。功能燥湿化痰，降逆止呕，消痞散结。临床上主要用于治疗痰饮咳喘，痰厥头痛，眩晕不眠，恶心呕吐，反胃，胸脘痞闷，腹胀等病症；外用可以消肿止痛，治疗痈肿未溃之证。

【郑老体会】半夏有明显的止咳作用，并可通过抑制呕吐中枢而止呕。半夏入脾、肺经，味辛温燥，燥湿化痰，是温化寒痰的首选药物，尤其善除肺脾功能失常，水液代谢障碍所致的湿痰。对于痰湿壅滞所致的咳嗽声重，痰白清稀者，可以配伍陈皮、白术、茯苓等药同用，以健脾化湿；对于湿痰上犯清窍所致的眩晕、鼻流清涕，甚则呕吐痰涎者，可以配伍天麻、白术、泽泻等药同用，以化痰息风。胃以降为和，半夏药性下降，故善降逆和胃而止呕，各种原因引起胃气上逆所致的呕吐，皆可随证配伍应用。对于痰饮或胃寒所致的泛酸呕吐而喉咙有凉感者尤其适宜，可以配伍生姜，或高良姜等药同用，以暖胃降逆止呕；对于胃热所致的泛酸呕吐而喉咙有灼热感者，可以用少量仙半夏配伍黄连等药同用，以清胃降逆止呕；对于胃阴亏虚所致的呕吐，可以用少量仙半夏配伍石斛、麦冬等药同用，以养阴降逆止呕；对于脾胃气虚所致的呕吐，可以配伍党参、白蜜等药同用，以益气降逆止呕；对于痰饮内盛，胃气失和所致的夜寐不安，可以配伍秫米同用，以化痰和胃安神。半夏虽为止呕的要药，但是实验证明，半夏对动物遗传物质具有损害作用，因此对于妊娠呕吐患者最好不用。另外，还须避免久用半夏，因为少数病例可能会出现肝功能异常和血尿。半夏味辛消散，化痰开痞，可以治疗咽喉、胸腹的痞满痞症。对于痰热阻滞于胸部所致的胸部满闷痞塞，可以配伍干姜、黄连、瓜蒌、黄芩等药同用，以辛开苦泄，开痞散结；对于痰气郁凝于咽喉所致的咽部异物感，吐之不出，咽之不下，可以配伍紫苏、厚朴、茯苓等药同用，以行气解郁，化痰散结。半夏还可以治疗瘿瘤、痰核等实体结聚病患，配伍昆布、海藻、贝母等药同用，以消痰散结。

临床上半夏的应用有"制半夏""仙半夏"和"生半夏"之分。制半夏为经过姜汁、明矾炮制过的半夏。制半夏和仙半夏均为内服药，两者功效虽相同，但是其药力则有强弱差异，仙半夏性较平和，适用于体质虚弱的患者。生半夏一般为外用药，生半夏生品研末调敷或鲜品捣敷可以消肿止痛，治疗痈疽发背、无名肿毒初起或毒蛇咬伤。

半夏药性温燥，对于阴亏燥咳、血证、热痰等证，应当忌用或慎用。

四十六、川贝母

川贝母，见于《滇南本草》，又名"川贝"。其味苦甘性微寒，归肺、心经。功能清热化痰，润肺止咳，散结消肿。临床上主要用于治疗肺热咳嗽，肺虚久咳，咯血，肺痿，肺痈，胸膈胀痛，痰火结核，瘿瘤，瘰疬，疮痈肿毒，乳痈喉痹等病症。

【郑老体会】川贝母味苦甘性微寒，入肺经，其苦寒能清泄肺热，化痰，甘寒能清肺润燥止咳，所以不管是肺经郁热，还是肺阴亏虚所致的咳嗽都适宜应用。川贝母与浙贝母都有清热、镇咳、祛痰、平喘、软坚散结作用，两药的功效相似。但是川贝母甘寒，偏于润肺，其养阴之力胜于浙贝母。对于肺阴亏虚所致的劳嗽、久咳有痰者，可以配伍沙参、麦冬等药，以养阴润肺，化痰止咳；对于肺经郁热、肺燥所致的咳嗽，可以配伍知母、百合等药，以清肺润燥，化痰止咳。浙贝母味苦性寒，又入心经，能清解郁热，化痰散结，用于治疗痰火郁结所致的瘰疬，可以配合夏枯草、玄参、牡蛎等药同用，以清热化痰，软坚散结；川贝母还有抗溃疡作用，其苦寒之性可用于治疗热毒壅结所致的各种疮痈肿毒，可以配合蒲公英、鱼腥草等药同用，以清热解毒，消肿散结。

四十七、浙贝母

浙贝母，见于《中国药学大辞典》，原产于浙江象山，故又名"象贝母"，另外还有"大贝母""元宝贝"等别称。其味苦性寒，归肺、胃、心经。功能清热化痰，散结消痈。临床上主要用于治疗风热感冒，咽喉肿痛，肺热咳嗽痰多，肺脓疡，胃脘疼痛，心胸郁闷，瘰疬，瘿瘤，痈疖肿毒等病症。

【郑老体会】浙贝母与川贝母都有清热、镇咳、祛痰、平喘、软坚散结作用，两药的功效相似，但是浙贝母偏于苦泄，其清热之力胜于川贝母，长于清化热痰，降泄肺气，多用于治疗风热咳嗽及痰热郁肺之咳嗽。对于风热侵袭肺经所致的咳嗽，可以配伍桑叶、牛蒡子等药同用，以疏风清热止咳；对于痰热郁肺所致的咳嗽，可以配伍瓜蒌、知母等药同用，以清热化痰止咳；对于痰热壅肺所致的咳吐脓血，可以配伍鱼腥草、牡丹皮、冬瓜子、芦根、桃仁等药同用，以清热解毒，止血排脓。浙贝母解毒化痰，其散结消痈之力亦胜于川贝母，对于痰火郁结所致的瘰疬结核，可以配合夏枯草、玄参、牡蛎等药同用，以清热化痰，软坚散结；对于痰瘀互结所致的瘿瘤、声带小结、声带息肉等病症，可以配伍海藻、昆布、橘核、红花、桃仁等药同用，以活血化瘀，软坚散结；对于热毒壅结所致的各种疮痈肿毒，可以配合连翘、蒲公英、紫花地丁等药同用，以清热解毒，消肿止痛。

四十八、瓜蒌

瓜蒌，见于《针灸甲乙经》，又名"栝楼""栝楼实""杜瓜""药瓜""全瓜蒌"。其味甘微苦性寒，归肺、胃、大肠经。功能清肺化痰，宽胸散结，润肠通便。临床上主要用于治疗痰热咳喘，肺痈，胸痹，结胸，乳痈肿痛，消渴黄疸，便秘等病症。

【郑老体会】瓜蒌有祛痰、降血脂、抑菌、致泻作用。瓜蒌在临床上根据病情需要，而有"全瓜蒌""瓜蒌仁""瓜蒌皮"之分别。"瓜蒌皮"长于清肺化痰，利气宽胸；"瓜蒌仁"长于润肺化痰，滑肠通便；"全瓜蒌"则兼具两者的功效。瓜蒌入肺、胃经。因其寒而苦燥，善化痰热。对于痰气互结，胸阳不通所致的胸闷、胸痛，卧躺加重症状，可以配伍薤白头、半夏等药同用，以利气开郁，导痰浊下行而宽胸散结；对于痰热壅盛，阻隔胸阳所致的胸膈痞满，按之疼痛，咳嗽痰黄，质稠难咯等症，可以配伍黄芩、黄连、鱼腥草、芦根、胆南星、枳实等药同用，以增清解痰毒之功效，处方宜用"瓜蒌皮"或"全瓜蒌"。又因其寒而甘润，善清肺热，所以可以治疗燥热伤肺所致的干咳无痰或痰少质黏、咯吐不利等症，宜配伍川贝母、天花粉、桔梗等药同用，以润肺燥而化热痰、燥痰；瓜蒌又入大肠经，肺与大肠互为表里，燥热伤阴可以同时累及彼此。对于肺燥、肠燥所致的便秘，可以配伍火麻仁、郁李仁、生地黄等药同用以润燥滑肠通便，处方宜用"瓜蒌仁"。

四十九、竹茹

竹茹，见于《本草经集注》，又名"竹皮""竹二青""淡竹茹"。其味甘性微寒，归肺、胃、胆经。功能清热化痰，除烦止呕。临床上主要用于治疗胃热呕吐，呃逆，虚烦不眠，妊娠恶阻，肺热咳嗽，咳痰黄稠，小儿热痫等病症。

【郑老体会】竹茹甘寒性润，有较强的抑制细菌作用。竹茹入肺经而善清肺热，化热痰，对于肺经郁热所致的咳嗽、痰黄稠，可以配伍瓜蒌、桑白皮等药同用；入胆经而善清胆热，泻痰火，对于痰火内扰所致的胸闷痰多、心烦不寐，可以配伍枳实、半夏、茯苓等药同用，处方宜用"生竹茹"。竹茹还入胃经而善清胃热，降逆止呕。对于胃经实热所致的呕逆，可以配伍黄连、黄芩、生姜等药同用，处方宜用"姜汁炙竹茹"；对于胃经虚热所致的呕逆，可以配伍党参、陈皮、生姜等药同用；对于孕妇胎热所致的恶阻呕逆，可以配伍枇杷叶、陈皮等药同用。竹茹还有凉血止血作用，临床上可以用于治疗各种因热所致的出血症。

五十、桔梗

桔梗，见于《神农本草经》，又名"苦桔梗""玉桔梗""大药"。其味苦辛性平，归肺、胃经。功能宣肺，祛痰，利咽，排脓。临床上主要用于治疗感冒，咳嗽，痰多，咳痰不爽，咽喉肿痛，喑哑，胸满痞闷，肺痈咳吐脓血。

【郑老体会】桔梗辛开苦泄，宣散肃降，能够刺激支气管黏膜，使之分泌亢进，从而稀释痰液，使痰液易于排出；桔梗还有镇咳、镇静、镇痛、解热、抗炎和免疫作用。桔梗入肺经，其性平和，因此不管是寒证、热证所致的咳痰不爽都可应用。对于风寒侵袭所致的咳嗽，咳痰不爽，可以配伍紫苏、杏仁等药同用；对于风热侵袭所致的咳嗽，咳痰不爽，可以配伍桑叶、菊花、杏仁等药同用；若痰多难以咳出，伴有胸闷不舒，可以加用枳壳、瓜蒌同用。桔梗宣肺散邪，还有利咽开音功效，六淫外邪犯肺所致的咽痛、失音，都可与甘草同用治之（桔梗汤）；如果咽部黏膜充血，可以加用牛蒡子、金银花、挂金灯等药同用；若热毒壅盛，咽喉肿痛明显，可以配伍射干、马勃、板蓝根等药同用，以清热解毒利咽；若热毒壅盛化脓，出现咳嗽、胸痛、咳痰腥臭，可以加用鱼腥草、冬瓜仁等以增清肺排脓之功。桔梗辛开苦泄，有提壶揭盖之功，临床上对于感受六淫外邪，伴有小便不畅、大便秘结者，可以加用桔梗以开鬼门，洁净府，宣开肺气而通二便。

值得注意的是，桔梗对口腔、咽喉及胃黏膜有刺激作用，用量过大可以引起恶心呕吐，因此要控制用量。郑老一般用3～6g。

五十一、胖大海

胖大海，见于《本草纲目拾遗》，又名"大洞果""大海子""大发""安南子"。其味甘淡性微寒，归肺、大肠经。功能清肺化痰，利咽开音，润肠通便，解毒。临床上主要用于治疗肺热干咳，咽喉燥痛，声音嘶哑，骨蒸内热，吐血，衄血，便血，风火牙痛，热结便秘等病症。

【郑老体会】胖大海有改善黏膜炎症作用。其药质轻甘寒，入肺经，能够清宣肺气，化痰利咽开音。通常用于肺热声哑，咽喉疼痛，咳嗽，可以单味泡茶饮用，亦可配伍桔梗、甘草等药同用。胖大海还入大肠经，能够润肠通便，清泄火热，对于热结便秘、头痛目赤等症，可以单味泡服，或配伍生大黄、玄明粉等清热泻下药同用，以增强药效。

郑老提醒：胖大海的应用是有禁忌的。胖大海性寒，只适用于肺经实热所致的咽喉燥痛、声音嘶哑，以及阳明燥热所致的大便秘结。胖大海能够促进肠蠕动，有缓泻作用，容易损伤脾胃阳气，脾胃虚弱者不宜应用，尤其不可作为保健茶长期饮用。

五十二、海藻

海藻，见于《神农本草经》，有"大叶海藻"和"小叶海藻"之分。其味苦咸性寒，归肝、胃、肾经。功能消痰软坚散结，利水泄热消肿。临床上主要用于治疗瘿瘤，瘰疬，水肿，脚气，睾丸肿痛等病症。

【郑老体会】海藻入肝经，能主治筋病，其药咸寒而能消痰软坚散结；海藻入胃经，能主治气病，其药苦寒而能清解气分热毒。海藻又具有抗凝血、抗血栓、降血黏度及改善微循环作用。因此，对于由痰凝气滞血瘀所致的实质增生性疾病，如声带小结、声带息肉、喉白斑病、喉乳头状瘤、喉肉芽肿、腺样体肥大、慢性淋巴结炎、甲状腺肿大等，都可应用。可以酌情配伍昆布、橘核、贝母、夏枯草、玄参、连翘、僵蚕等药同用，以清热化痰，软坚散结。海藻入肾经，主治水液代谢疾病，其味咸苦而能利水渗湿消肿。海藻又具有抑制细菌、抑制病毒和增强免疫功能作用。因此，对于由于水液代谢所致的痰饮水肿性疾病，如梅尼埃病、声带水肿等也可应用。但是由于海藻单用，消肿之力薄弱，可以配伍茯苓、猪苓、泽泻、白术等健脾利湿药同用。

五十三、昆布

昆布，见于《吴普本草》，又名"纶布""海昆布"。其味咸性寒，归肝、肾经。功能消痰，软坚，行水消肿。临床上主要用于治疗瘿瘤，瘰疬，痰热咳嗽，噎膈，水肿，脚气等病症。

【郑老体会】昆布与海藻皆入肝、肾经，都具消痰软坚散结、利水消肿之功，两者常常相须为用。只是，海藻又因入胃经而兼具泄热解毒功效。昆布与海藻又都有抗凝血、增强免疫功能等作用。然而，昆布兼具明显的抗肿瘤作用，能够消除顽痰积聚，还能防治高血糖。据此，郑老在临床中广泛地应用昆布、海藻治疗喉白斑病、喉乳头状瘤及喉肉芽肿等病，并常与炙鳖甲、炙龟板、生牡蛎等药配伍。

五十四、僵蚕

僵蚕，见于《备急千金要方》，又名"白僵蚕""天虫""僵虫"。其味咸辛性平，入肝、肺、胃经。功能祛风解痉，化痰散结。临床上主要用于治疗中风，面瘫，惊痫抽搐，头痛，眩晕目赤，咽喉肿痛，皮肤瘙痒，瘰疬结核等病症。

【郑老体会】僵蚕入肝、肺经，其味辛，既能辛散肺经卫表之风邪，又能辛散肝经之风邪。对于肺经风热上攻所致的咽喉肿痛、声音嘶哑，可以配伍桔梗、薄荷、荆芥、防风、甘草等药同用，以祛外风，散风热，止咽痛；对于肺经风热郁于皮毛所致的风疹瘙痒，可以配伍蝉蜕、薄荷等药同用，以疏风止痒，处方宜用"生僵蚕"。对于肝经风热上攻所致的头痛、目赤肿痛、迎风流泪，可以配伍桑叶、木贼、荆芥等药同用，以疏风清热止痛；对于风中经络所致的口眼㖞斜，耳内刺痛，可以配伍全蝎、白附子、赤芍、牡丹皮等药同用，以祛风化痰，通络止痛；僵蚕有催眠、抗惊厥作用，对于睡眠不良、精神紧张、压力大所致的头面部掣痛剧烈，可以配伍蝉蜕、钩藤、菊花、水牛角、龙胆草、珍珠母等药同用，以清肝息风，安神止痛。僵蚕又入胃经，既能化痰散结，又能清热祛痰，还有抑菌作用。对于流行性腮腺炎、疔疮痈肿等痰毒内阻之证，可以配伍金银花、连翘、板蓝根、黄芩、夏枯草等药同用，以清热解毒，化痰散结，处方宜用炒僵蚕。

郑老临床发现，有胃病的患者服用僵蚕后会出现胃脘不适感觉，加入预知子可以缓解不适症状。

五十五、白芍

白芍，见于《本草经集注》，其处方名为"白芍"。白芍味苦酸性微寒，入肝、脾经。功能养血敛阴，柔肝止痛，平抑肝阳。临床上主要用于治疗头晕，头痛，胸腹胁肋疼痛，泻痢腹痛，自汗盗汗，妇科的经带失常等病症。

【郑老体会】白芍主入肝、脾经，其味酸以收敛肝阴而养血柔肝，缓急止痛；其味苦以清气血郁热而平抑肝阳。由于白芍炮制的方法不同，其功效亦有所不同，生白芍胜于清热，清炒白芍胜于养血柔肝，酒炒白芍胜于活血，土炒白芍胜于健脾，临诊宜酌情辨证配伍应用。对于血虚而又有郁热，腰酸、口臭、小便黄、月经不调等症，可以配伍黄芩、黄柏、牡丹皮、续断等药同用，以清热凉血，养血敛阴；对于肝阳上亢所致的头痛、眩晕、耳鸣等症，可以配伍白菊花、牛膝、代赭石、龙骨、牡蛎等药同用，以养血敛阴，平抑肝阳，处方宜用生白芍。对于脾胃虚弱，肝血亏虚所致的面色苍白、眩晕心悸、耳鸣等症，可以配伍白术、茯苓、熟地黄、当归、枸杞子等药同用，以健脾益气，敛阴养血；对于阴血不足，阴虚所致的盗汗，可以配伍龙骨、牡蛎、浮小麦等药同用，以养血敛阴止汗，处方宜用炒白芍。对于血虚肝郁所致的胸胁疼痛，可以配伍柴胡、当归、枸杞子等药同用，以养血柔肝而止痛；对于肝脾不和，脾虚肝旺所致的脘腹疼痛可以配伍白术、防风、陈皮、绿萼梅等药同用，以调肝理脾，柔肝止痛；对于肝阴血虚，筋脉失养所致的四肢挛急疼痛，可以配伍甘草、当归同用，以和血补血，酸甘化阴，缓急止痛；对于外感风寒，营卫不和所致的汗出恶风，可以配伍温经通阳的桂枝同用，以敛阴和营，调和营卫，处方宜用酒炒白芍。对于脾虚气滞所致的痢疾腹痛，可以配伍木香、制香附、乌药、黄连等药同用，以健脾疏肝，治痢止痛，处方宜用土炒白芍。

五十六、麦冬

麦冬，见于《神农本草经》，又名"麦门冬""寸冬"。其味甘微苦性微寒，归胃、肺、心经。功能清心润肺，养胃生津。临床上主要用于治疗热病心烦失眠、心悸、怔忡、肺燥干咳、咯血、衄血、肺痈、胃热呕吐、肠燥便秘、胃脘不适、咽痛、津伤口渴、消渴等病症。

【郑老体会】麦冬味甘苦柔润性偏寒，入胃经，长于滋养胃阴，生津止渴，兼清胃热。麦冬有提高免疫力的功能，并有一定的抗菌作用。对于急性咽喉病发作，热病伤阴后出现的口干舌燥，可配伍生地黄、玉竹、沙参等同用。麦冬能提高机体的适应性，使患者适应于因为长期胃阴不足所导致的舌质红，舌体干燥有裂纹，甚至有深沟的状态。对此，可配合天花粉、乌梅等同用，以养阴清热生津。对于肠道阴液不足，津少便秘者，可配合生地黄、玄参同用。麦冬又归手太阴肺经，善于滋养肺阴，兼清肺热。对于阴虚肺燥，肺经有热而出现的咽干鼻燥、咽痛音哑、干咳痰少、咯血等症，可配伍生地黄、玄参、芦根、桑叶、枇杷叶等同用。麦冬清养肺胃之阴，处方宜用"去心麦冬"。麦冬还入心经，功擅滋养心阴，清降心热，又有除烦安神之功，有一定的镇静作用。对于心阴不足，阴虚有热而出现的心烦、失眠多梦、健忘等症，可配伍生地黄、酸枣仁、柏子仁等药物同用，以养阴安神。麦冬能提高耐缺氧能力，对心肌缺血有明显保护作用。对于心阴不足，心失所养所致的心悸、怔忡，可配伍天冬、阿胶等同用。麦冬滋阴清心，处方宜用"带心麦冬"。

但是，麦冬性寒，因于感冒风寒所致的，或有痰饮湿浊的咳嗽，以及脾胃虚寒泄泻者忌用。

第二节　验方汇集

一、扶正止咳汤

组成：生黄芪 20g，仙鹤草 30g，炙麻黄 4.5g，光杏仁 9g，白桔梗 6g，炙枇杷叶（去毛，包煎）6g，生甘草 5g。

功用：益气扶正，宣肺止咳。

主治：咽痒干咳，无痰或咽干，闻及异气或吸入冷气或多言时则咽痒干咳加剧，夜间入寝时亦然，舌苔薄，脉细。

加减：胸闷，加化橘红；咽干，加南沙参；大便欠畅，加全瓜蒌。

方解：本方由《太平惠民和剂局方》的三拗汤加味而成。方中炙麻黄、光杏仁、生甘草能宣肺止咳，配用枇杷叶、白桔梗，能加强清热止咳功效，生黄芪、仙鹤草有扶正益气作用，合用于临床，对咽痒干咳每有奇功。

说明：过敏性咽炎，有人称"喉源性咳嗽"，笔者以为用过敏性咽炎命名较妥。

二、疏风清热汤

组成：荆芥 6g，防风 6g，薄荷叶^{后下}5g，桔梗 6g，生甘草 5g，挂金灯 9g，天花粉 9g，大青叶 15g，金银花 12g。

功用：疏风解表，清热利咽。

主治：风热邪毒引起的咽痛，喉核（腭扁桃体）红肿，甚则化脓，吞咽时局部作痛加重，伴发热怕风、头痛、食少等。舌苔微黄尖红，脉细数。

加减：患者大便欠畅或秘结，加全瓜蒌或生大黄^{同煎}3g；咽干，加元沙参、芦根；食少，加麦谷芽；颌下淋巴结肿痛，用鲜芙蓉叶捣烂，外敷患处。

方解：急性扁桃体炎多由风热邪毒上攻喉核所致。因此，药用荆芥、防风、薄荷叶疏风解表去邪，佐以挂金灯、大青叶、金银花清热解毒，是本方两部分组成的要药。桔梗、天花粉均有化痰利咽作用，配合生甘草以增强清热解毒、甘缓利咽之功。故临床应用于风热邪毒蕴结喉核病症，殊有卓效。

三、清热消溃汤

组成：知母 9g，生石膏^{先煎}15～30g，黄连 6g，金银花 12g，生甘草 5g。

功用：清热泻火，消溃止痛。

主治：口腔黏膜反复出现溃疡，局部疼痛，影响进食，甚则口臭，口干欲饮，流涎。溃疡大小不一，中央微凹，呈淡黄色或淡白色，四周充血明显。舌尖红，舌苔薄黄，脉细弦或弦滑。

加减：若口腔黏膜溃疡面大而中央凹陷较深者，加生地黄、熟地黄；大便干结难解者，加全瓜蒌或生大黄，上腹不适者，加八月札，生石膏用量减半；舌体边有齿印或大便正常者，加黄芪；少寐者，加酸枣仁、紫丹参；口腔溃疡经久不愈者，应加野蔷薇根。

方解：本方由《伤寒论》白虎汤加味而成。方中知母、生石膏具有清热泻火作用，是治疗本病的主药；佐以黄连、金银花，增强清热止痛功效，生甘草解毒和中。诸药合用，对口腔溃疡有较好的疗效。

说明：上方务须于饭后半小时左右服用；并随症加减，应用于临床。

四、消结开音汤

组成：夏枯草 9g，玄参 9g，沙参 9g，天冬 9g，麦冬 9g，杜红花 10g，炙僵蚕 6g，白桔梗 6g，生甘草 5g，天花粉 9g，生薏苡仁 15g，白茯苓 10g，净蝉蜕 4.5g。

功用：化痰行瘀，消结开音。

主治：声带小结和息肉属于良性、局限性、增生性黏膜病变，为喉科临床常见病之一。本病可见不同程度的声音嘶哑，喉部痰黏或有异物感等。声带上长出小结或息肉，表面光滑，声带活动良好。舌苔薄腻，或舌尖红，脉细弦。

加减：患者有胃窦炎或胃溃疡者，上方去炙僵蚕，加八月札；咽喉干燥明显者，加芦根、生地黄；大便干结难解者，上方去天花粉，加全瓜蒌或生大黄。

方解：方用杜红花活血化瘀，炙僵蚕、白桔梗化痰散结，辅以夏枯草、生薏苡仁、白茯苓、天花粉，均有散结之功，以助活血化瘀之势，是本方主要组成部分。同时，考虑到患者有喉干之症，故伍用玄参、沙参、天冬、麦冬以养阴润燥利喉。声音嘶哑为本病的主要症状，故加入净蝉蜕，以宣肺开音。况且，桔梗、玄参、僵蚕和蝉蜕皆为中医喉科利喉要药。全方标本兼治，主辅有序，不仅符合中医学理论，而且应用于临床，也可使大部分患者的声带小结和息肉缩小或消失，局部症状也随之改善。

五、化痰消芽汤

组成：姜竹茹 10g，炒枳壳 6g，夏枯草 30g，白花蛇舌草 30g，白桔梗 6g，生甘草 5g，生薏苡仁 15g，杜红花 9g，白茯苓 15g，海藻 10g，昆布 10g。

功用：除痰消芽，活血利喉。

主治：喉部肉芽肿是以多发于声带后段或声门区，肿块表面光滑为特点的一种喉部良性病变。常见症状有发声低沉，讲话费力，喉部有异物梗阻感，有时有泛酸或呃逆等，舌苔薄腻，脉细滑或细弦。

加减：若有泛酸或呃逆时，上方加左牡蛎、川黄连；上腹不适者，加八月札；喉部干燥者，加天花粉、天冬、麦冬。

方解：本方是由《千金翼方》温胆汤加减而成。原方有半夏一味，因其性温偏燥，对喉部黏膜溃疡而致组织增生者不适宜，故除去不用。方中用姜竹茹、白茯苓、生薏苡仁以化湿除痰，伍用夏枯草、白花蛇舌草、海藻、昆布，以助化痰散结之功，辅用杜红花活血行瘀，以增强消除肉芽之功。桔梗和甘草是中医咽喉科疾病化痰利咽之要药。全方运用于临床，对本病有较好的治疗效果，不失为有效的无损伤性的疗法之一。

六、消喉斑汤

组成：夏枯草 30g，白花蛇舌草 30g，生薏苡仁 30g，杜红花 10g，炙僵蚕 6g，天冬 10g，麦冬 10g，白桔梗 6g，海藻 10g，昆布 10g，生甘草 5g，半枝莲 15g。

功用：化痰行瘀，消斑利喉。

主治：声带表面白色斑块而致出现不同程度的声音嘶哑，喉部痰黏，或喉干或喉部有异物感。双侧声带不同程度充血，活动可。舌苔薄腻，或舌边有齿印，或舌尖红，脉细弦，或细滑。

加减：双侧声带充血明显，加玄参、生地黄；大便干结难解，加全瓜蒌或生大黄；胃窦炎，上方去炙僵蚕，加八月札、川黄连、白茯苓；伴甲状腺功能亢进症，上方去海藻、昆布，加生地黄；舌胖边有齿痕，或伴有鳞状上皮不同程度增生者，加生黄芪、芙蓉叶。

方解：中医学文献中虽无喉白斑病病名，但从临床证候入手，根据中医学理论，发现喉白斑病的临床表现常呈虚实兼见，为痰瘀夹阴虚的病理现象。因此，采用化痰散瘀为主的方法进行治疗。药用杜红花活血行瘀，炙僵蚕、白桔梗化痰消斑，辅以夏枯草、生薏苡仁、半枝莲、白花蛇舌草皆有清热化痰之功，以助活血消斑之势，是本方主要的组成部分。同时，考虑到患者大多有喉部干燥之症，故伍以天冬、麦冬、生甘草以清热养阴利喉，况且桔梗、甘草、僵蚕皆为中医利喉之要药。

七、疗鼻渊汤（通窍排脓汤）

组成：苍耳子 6g，辛夷花 9g，薄荷叶^{后下}5g，野菊花 6g，败酱草 15g，生薏苡仁 15g，生甘草 5g，皂角刺 6g，香白芷 9g，石菖蒲 6g。

功用：清热排脓，通窍利鼻。

主治：鼻渊流脓涕，头昏头胀，咽部痰黏，或晨起口干，舌苔薄腻或微黄，脉细滑。

加减：前额作痛者，加藁本；咽部痰黏者，加白桔梗、天花粉；平时每易感冒但无发热者，加生黄芪、焦白术。

方解：本方是由《济生方》苍耳子散加味而成。药用苍耳子、辛夷花、石菖蒲和香白芷以祛风湿，通鼻窍；且野菊花、败酱草、生薏苡仁、皂角刺、生甘草能清热排脓；薄荷叶能辛开通散，合而用之，能使湿热清除，鼻窍阻塞得以通畅。

说明：在服用本方治疗的同时，配以生理盐水（水温在 25℃左右），每天冲洗鼻腔，对提高疗效有助益。

八、渗湿止眩汤

组成：焦白术 9g，建泽泻 30g，白茯苓 10g，姜半夏 9g，陈皮 6g，左牡蛎^{先煎}30g，生石决明^{先煎}30g，潼蒺藜 9g，生甘草 5g。

功用：健脾渗湿，平肝止眩。

主治：由脾虚湿阻而致的头晕目眩，周围景物晃动，甚则欲恶，耳闷，并伴神疲，口淡乏味，舌苔薄腻，脉细弦或细缓。

加减：患者神疲、舌淡，加党参；夜寐不酣，加酸枣仁、夜交藤、北秫米。

方解：本方从《金匮要略》泽泻汤加味而成。方用焦白术、白茯苓、建泽泻健脾渗湿，为本方主药；佐以左牡蛎、生石决明、潼蒺藜平肝止眩，姜半夏、陈皮能加强健脾祛湿作用。诸药合用，对脾虚湿阻而致的眩晕有较好疗效。

说明：中医药治疗本病，虽有较好疗效，但难以迅速制止眩晕。因此，最好配合局部疗法，以达到即时止眩的目的。国外学者曾提出，确定迷路的病变一侧，向鼓膜无穿孔的健耳注入 20～30℃的盐水做出拮抗刺激，片刻即能止眩。

第三节 外 用 药

一、珠黄青吹口散

功能：清热解毒，涤痰，利咽。

适应证：烂喉痧，喉癣，喉蛾，喉痛，喉风，喉痹等病症。

方药组成：薄荷 3g，石膏 3g，人中白（水飞）3g，西瓜霜 3g，老月石 3g，天竺黄 3g，川黄连 0.21g，生甘草 0.21g，青黛（飞）0.21g，珍珠粉 0.9g，犀黄 0.6g，大梅片 0.21g。

制法：共研极细末，过筛。

用法：吹咽喉部，每日 2～3 次。

方解：本方用犀黄、珍珠粉、西瓜霜、人中白（水飞）以清热解毒，均为利咽要药，配用石膏、青黛（飞）、川黄连、生甘草以清热泻火，故本方清热解毒作用较为显著。更有薄荷辛凉利咽，天竺黄清热豁痰，故对热毒壅盛，痰涎结滞，咽喉重症有清热解毒涤痰、利咽的功效。

二、解毒中白散

功能：清热解毒，祛痰，收敛。

适应证：烂喉痧，烂乳蛾，喉疳，疼痛等病症。

方药组成：人中白（煅）3g，青黛（飞）3g，蜂儿茶6g，雄黄0.6g，马勃粉0.6g，轻元灰（煅）0.9g，月石3g，冰片0.9g。

制法：除冰片外，先将蜂儿茶置于石灰氎中化解；再与各药共研极细过筛，然后和入冰片研匀。

用法：用药粉少许吹入患处，每日2～3次。

方解：本方用人中白（煅）、马勃粉以清热解毒利咽，佐以青黛（飞）清热泻火，雄黄解毒，月石祛腐，蜂儿茶、轻元灰（煅）消炎收敛，冰片引诸药直达病所，以加强局部消肿防腐之功。合而用之，共奏清热解毒、祛腐收敛之效。

说明：凡烂喉重症，加牛黄0.3g，珍珠粉0.3g，咽喉不烂肿者加芒硝3g以消肿，并能祛除痰涎。轻元灰（煅），即灯心草煅炭存性（制法：用灯心草浸在清水中片刻取出，再置入淡竹管内，两头封固，外涂湿泥土3～4分厚，放在炭火炉上，烧至泥土发红，即取下退火，去掉泥竹即得）。

三、八宝珠黄散

功能：清热解毒，收敛。

适应证：咽喉糜烂，口舌生疮，经久不愈者。

方药组成：濂珠1.5g，川贝母6g，龙骨（煅）1.5g，西血珀（即琥珀）3g，广犀黄2.4g，朱砂（飞）3g，人中白（煅）4.5g，石膏（煅）6g，大梅片2.4g。

制法：除广犀黄、大梅片外，先将上药共研细末，过筛，再加入广犀黄、大梅片研匀。

用法：将药粉少许吹入患处，每日2～3次。

方解：方中用濂珠（如珍珠）、广犀黄、人中白（煅）以清热解毒利咽，川贝母、朱砂（飞）以解毒脱腐，配以石膏（煅）、西血珀、龙骨（煅）以收敛生肌防腐，佐以大梅片清热，引药渗透，合而用之，共奏清热解毒、收敛防腐之功。

四、喉科牛黄散

功能：清热解毒，祛腐。

适应证：乳蛾，喉核红肿或白腐，喉痧、白喉等病症。

方药组成：牛黄1.8g，细川黄连4.8g，生黄柏4.8g，薄荷叶4.8g，雄黄（飞）1.5g，西瓜霜1.5g，硼砂1.5g，大梅片1.5g。

制法：上药共研细末，至无声为度，过筛。

用法：吹入患处，每日2～3次。

方解：本方以牛黄清热解毒为主，佐以细川黄连、生黄柏、雄黄（飞）则清热解毒之功更为增强；又用薄荷叶、西瓜霜利咽消肿，硼砂祛腐，因此主要用于咽喉肿痛的病症。

五、银硼漱口液

功能：清热解毒，祛痰消肿防腐。

适应证：一切咽喉红肿碎痛，亦可防治白喉或白喉带菌者。

方药组成：金银花12g，生甘草4.5g，土牛膝根30g，苏薄荷4.5g，硼砂6g。

用法：上药加水600mL，待药液冷透漱口，每日3～4次。若作防治白喉者，则应连续漱口6天为1个疗程。

方解：本方用金银花、硼砂为主药，正说明它的作用有二：在清热解毒方面，以金银花为主，又配合用生甘草、土牛膝根清热解毒利咽，佐以苏薄荷更加强了它的利咽功能；而在祛痰及防腐方面，用硼砂以达到其效能。由于其中土牛膝根是防治白喉的要药，所以对咽喉病症也具有一定的防治作用。

六、喉症漱口煎

功能：清热解毒，利咽消肿。

适应证：一切咽喉肿胀疼痛，牙关拘紧，汤水难下等症。

方药组成：薄荷叶4.5g，山豆根15g，咸秋石3g，金银花12g，生蒲黄12g，甘中黄12g，荆芥6g，生石膏60g，白菊花12g，土牛膝根30g。

用法：上药加清水适量煎煮，去渣取汁，待冷后漱口，每日3～4次。

方解：本方由银硼漱口液加减而成。方中用白菊花、生石膏、咸秋石等清热解毒，生蒲黄、山豆根利咽消肿等品；同时又减去了硼砂，此方还可兼作内服，更能增强清热解毒消肿的作用。

七、口疮散

功能：清热解毒，祛腐收敛。

适应证：咽喉糜烂，口舌生疮。

方药组成：硼砂（飞）9g，西瓜霜6g，海螵蛸（去硬壳）7.5g，冰片1.5g，青黛（飞）15g，石膏（煅）15g。

制法：上药除冰片外，先将诸药共研极细末，过筛100目，再加入冰片研匀。

用法：吹咽喉部，白天每2小时1次。

方解：方中用西瓜霜清热解毒，配用青黛（飞）清热泻火，硼砂（飞）清热祛腐，石膏（煅）、海螵蛸收敛生肌，冰片引诸药直达病所，以加强局部消肿祛腐之功。合而用之，共奏清热解毒、祛腐收敛之效。

第六章　中医喉科现代研究进展

第一节　中医喉科的历史渊源

中医喉科是中医临床学科的分支之一。古代中医喉科医家积累了大量珍贵的临床经验，并留下许多宝贵的古籍资料，可谓"汗牛充栋"，在祖国医学发展的历史长河中留下了光辉的一页。

《黄帝内经》中涉及喉科疾病的条文有90余条。在解剖上，《灵枢·忧恚无言论》说："咽喉者，水谷之道也，喉咙者，气之所以上下者也，会厌者，音声之户也……悬雍垂者，音声之关也。"这指出了咽是水谷食物的通道，喉是呼吸气体出入的通道，以及会厌、悬雍垂的生理功能。在病因病机上，《素问·阴阳别论》说，"一阴一阳结，谓之喉痹"，揭示了喉科疾病的病理机制。《黄帝内经》还阐述了脏腑经络和咽喉口齿的相互关系，阐明了咽喉疾病的发生、发展规律，为后世喉科学说的形成和研究开创了先河。秦汉以后对中医喉科有了进一步的重视和发展，张仲景总结临床经验，编撰了《伤寒论》，从伤寒角度对各种疾病进行了辨证，并详述了理法方药，其中对中医喉科临床影响较大的是对少阴病咽痛的辨证治疗论述较为详细，其猪肤汤、甘草汤、桔梗汤、半夏散及汤、苦酒汤等至今仍被用于治疗咽喉疾病，确有疗效。《金匮要略》的半夏厚朴汤主治"妇人喉中如有炙脔"一证，是对梅核气的最早描述。

隋代巢元方《诸病源候论》是我国第一部病因病理专著，书中提及咽喉疾病计8种，论及耳鼻咽喉口齿疾病共130余候，分别作了专门的论述，并设专卷论述耳鼻喉疾病的病因，并注意到小儿的生理特点，对小儿耳鼻咽喉口齿疾病做了专卷论述。唐代盛世，社会经济的发展达到高峰，中医药的发展亦与时俱进。公元 624 年由唐政府设立之太医署，可算是世界上最早的高等医科学校，其中就开设有"耳目口齿科"，学制 3、5、7 年，至此，耳鼻咽喉科已经形成一个初具规模的独立专科。唐代医家辈出，著名的医家孙思邈编著了《备急千金要方》和《千金翼方》，在治疗方面，除内治之外，还特别强调药物外治、手术、针灸、砭法、导引、食疗等，并首次提出了用烧灼法治疗咽喉疾病。至此，喉科疾病列入专科。王焘编著了《外台秘要》，记载了 400 多首治疗耳鼻咽喉口齿疾病的方药。宋代，医学设立十三科，其中包括咽喉科、口齿科。宋代接连而至出版的《太平圣惠方》《圣济总录》《太平惠民和剂局方》等巨著，对耳鼻咽喉等疾病及治疗均有十分丰富的记载。其中《太平圣惠方》记载耳鼻咽喉口齿疾病内容共 4 卷。《圣济总录》中耳鼻咽喉口齿疾病内容达 12 卷，并提出"咽门者，胃气之道路；喉咙者，肺气之往来，一身之中，气之升降出入，莫急乎是"，首次将咽与喉分属不同的脏腑。后人有谓《圣济总录》颇类一部耳鼻咽喉口齿专科书。沈括编著了《梦溪笔谈》，书中有"世人以竹木牙骨之类为叫子，置入喉中，吹之能作人言，谓之颡叫子。尝有病喑者，为人所苦，烦冤无以自言，所讼者试取叫子，令颡之作声，如傀儡子，粗能辨其一二，其冤获申"的记载。其"颡叫子"，颇类今之人工喉。金元四大家对喉科疾病的病机和治疗也有较多的论述，张从正首先报道了用纸卷做成筒，放入口内，再用筷子缚小钩，把误吞的铜钱取出的方法，这应该是内腔镜钳取异物的原始方法。在内治方面，张从正对《黄帝内经》"其在高者，因而越之"的理论进行了发挥，以相当的篇幅论述了"吐法"，对后世喉科的急症治疗影响很大。

明代是中医喉科发展的重要时期。著名医家薛己编撰了我国第一部耳鼻咽喉口齿方面的专著《口齿类要》。其中详细地记载了耳鼻咽喉口齿疾病，并附有多则病案，使耳鼻咽喉口齿学科第一次有了自己的专科著作。从此中医喉科被广泛重视，并开始了大发展的时期。不少喉科疾病，在此时期首次被论及，如《解围元薮》中首次论述了"喉麻风"，《红炉点雪》中首次论述了"喉结核"，《景岳全书》中首次论述了"咽喉的梅毒及瘟疫病"。此时治病的经验不断丰富，治疗方法越来越多。

清代的医事制度，又分九科，口齿科又再次被并入咽喉科。因此沈金鳌在《杂病源流犀烛》中说："言咽喉则牙舌多包于内。"但在民间，咽喉大多独立成科，称为"喉科"。吴谦等编著《医宗金鉴》，整理了古人及前人的医疗经验，其中载有耳鼻咽喉口齿唇舌的疾病约 50 种，并附有绘图，内容丰富。清代由于白喉、烂喉痧等疫喉的几度大流行，引起了医家的重视和研究，由此出现了众多的喉科医家。喉科及有关白喉之专著相继出版，如《喉科指掌》《重楼玉钥》《尤氏喉科秘书》《经验喉科紫珍集》《咽喉经验秘传》等 40 余种。其中张宗良所编著的《喉科指掌》，首次记载了运用压舌板检查咽喉的方法；《重楼玉钥》首先提出了用养阴清肺汤治疗白喉的内治法。此外，还有专论喉疫的专著，如《喉白阐微》《白喉条辨》《白喉全生集》《白喉治法忌表抉微》《痧喉下义》《疫痧草》等 30 多种。其中耐修子编著的《白喉治法忌表抉微》反对应用发表药治疗白喉，推崇"养阴清肺法"。陈耕道编著的《疫痧草》记载了局部吹药、嗽口方、牙疳方等内外治方。

自古中医理论就有"五官"整体的认识，因此，广义的中医喉科是包括耳、鼻疾病的系统学科。在民国时期和中华人民共和国时期，中医耳鼻咽喉列为一科。人体是一个有机的整体，耳、鼻、咽喉虽位居人体上部，为外在可见的独立器官，但其与内在的五脏六腑，通过经络的沟通发生着密切的联系。耳、鼻、咽喉都位于较深在的腔洞中，必须借助于特殊的器械才能观察，这就决定了中医耳鼻咽喉学科既具有中医学的一般共同特点，又具有自己的专科特点。它以中医整体观念为指导思想，以脏腑经络学说为理论基础，吸取了现代科学一些先进的诊疗方法，强调辨病与辨证相结合，局部辨证与整体辨证相结合，内治与外治相结合。

第二节　清朝中医喉科的发展贡献

一、历史背景及喉科专著的大量涌现

清朝中期，中医喉科作为一门独立的学科已经相当成熟了，曾陆续出版了几部很有分量的喉科专著，如《喉科指掌》《喉症全科紫珍集》《重楼玉钥》等，这些著作的问世既标志着中医喉科的成熟，也标志着近代中医喉科传染病的治疗形成系统。一是系统全面地通论了喉科各种疾病的诊法及治疗，标志着喉科辨证施治大法已臻完备。二是在几种可怕的喉科传染病相继在中国大地上蔓延，严重威胁人民群众的生命与健康之际，中医界人士奋起努力，进行了不懈的研究探索，经过多年的临床实践，终于总结出一套完整而行之有效的诊疗大法，标志着中医是有能力保障和提高百姓健康水平的。这些记载着中医喉科宝贵的诊治经验的专著，对中医学的发展，对保障人民的健康，具有重大的历史贡献。

喉科传染病是感受时邪疫毒引发的热性传染病。对人民健康危害较重的主要有白喉及烂喉痧（或称痧喉，即西医之猩红热），属于中医学"温病"范畴。白喉初起，可见发热恶寒，脉浮，喉痛，喉间有白点；继而高热，白腐满喉，咽喉肿胀，剧烈疼痛，甚至发生急性喉阻塞，神志昏迷，酿成危症。烂喉痧初起亦有发热恶寒，咽喉肿疼，头颈可见痧点隐隐；继而发热加重，痧点红赤成片，咽喉肿胀溃烂，严重者丹痧下陷，大小便失禁，生命垂危。此两种病症在18世纪就有零星发现，到19世纪前后开始大流行，并且愈演愈烈，最先始发于沿海港口城市，如江浙一带，之后逐渐向内地蔓延扩散。向北蔓延到陕甘鲁豫，向南蔓延到闽粤滇蜀。有文字记载的大流行先后有4次，分别为1785年、1840年、1856年和1901年。如果加上零散流行，计达数十次之多，曾夺去百万人民的生命。如《烂喉丹痧辑要》在序中曾说："喉症盛行，杀人无算""疫情之处，尺横荒野"。关于疫喉病的起源，中医界有两种观点，一种认为是"古有此病"，一种认为是"外来传入"。持"古有此病"观点的人认为，在《金匮要略》中记载有"阴阳毒"证候，阳毒与烂喉痧相似，阴毒与白喉相似。清代以下又有人提出"喉痹""缠喉风""锁喉风"等学说，所描述的症状与疫喉病症有许多相似之处，但是都没有提及传染性。从众多的文献记载来看，历代医家对阴阳毒和各种喉症不大重视，多编排在医著的附录部分，较少阐发，远不及《金匮要略》看的郑重。持"外来传入"观点的人则根据近代流行病史作为主要依据。由于近代喉科传染病的频发与流行，中国人民与中医界人士全力以赴，与疫喉做殊死的斗争，喉科诊疗技术迅速发展提高，医家及时总结经验，付诸实践，因此近代时期曾涌现出大量的喉科专著、疫喉专书。以新版《全国中医图书联合目录》统计，自古至1840年以前，出版的喉科著作有30～40种。自1840～1949年这百余年间，喉科专著猛增至300余种，尤其是疫喉专书在短时间内大量出版，在医学史上也较为少见，仅白喉专书自1869年《时疫白喉捷要》第一部白喉著作问世，截至1936年，60～70年共出版白喉专著50余种，烂喉痧专书20余种。这说明中医界人士在诊疗疫喉的临床实践中，不断总结经验教训，及时调整辨证施法，以追求科学真谛。这期间出现了不少很有学术价值的喉科医籍，并呈现出一派"百家争鸣"的热烈局面。

二、诊治方法的日臻完善

由于疫喉病症是在近几十年间才流行起来，而疫喉的初期表现又与一般咽喉病初期症状相似，多有恶寒、发热、喉痛、脉浮等表证，所以人们常把白喉与一般喉症相混淆，把发斑症与烂喉痧病视为一证。因此，在19世纪初期，人们对喉科传染病的认识还是很模糊的。后经众多医家反复观察实践，方才把传染性喉症与一般喉症的发斑病区别开来，并逐渐摸索出一套完整的治疗方案。

疫喉诸证在18世纪已有记载，白喉的记载首见于1773年顾世澄编著的《疡医大全》，在卷十七咽喉部中说："咽喉内生疮，鼻孔俱烂，此名天白蚁疮，此证方书不载，多有不识，常作喉风医，最为误事。"烂喉痧的最早记载在1729年尤在泾编著的《金匮翼》五卷喉痹诸法第七"烂喉痧方"条目中，并注明为友人张瑞符所传，其药方就是后世流传的吹喉药"锡类散"。但是以上记载都比较含糊。直到1838年郑梅涧编著的《重楼玉钥》问世后，对"白缠喉"进行了比较全面的论述，可谓是我国第一部确切记载白喉的著作。在咽喉不治之症条下说："喉间起白腐一症，此患甚多，小儿尤甚，且多传染，一经误治，逐至不收……"并主张治咽喉疾病，应从清肺养阴为主。郑氏制订的"养阴清肺汤"创立了治疗白喉的基本法则。烂喉痧一证的详细记载可见于1867年金保三编著的《烂喉丹痧辑要》一书，书中记录了叶天士医案一则，说明当时人们对疫喉诸症的认识已有一个大致的轮廓。

随着人们对疫喉诸证的认识不断深化，疫喉专书接连出版。第一部白喉专著是1869年张绍修编著的《时疫白喉捷要》，书中详细论述了白喉的主证和变证，并撰写了"白喉治有十难"一文，文中详细地分析了白喉初期疑似症的鉴别诊断及初、中、后期的用药法则，尤其批评了庸医误把喉间白腐视为寒证，而妄投温燥辛散之品，殆害人命。书中说道："有以色白为寒者，不知病发于肺，肺属金，其色白，肺病深即本色即著……若以色白为寒证，辛热妄投，是谓抱薪救火。"自《时疫白喉捷要》之后，白喉专书越来越多。其中对白喉病因认识较有见地的，当属1875年许佐廷编著的《喉科白腐要旨》。许佐廷总结多年临证心得，认为白喉发病不外乎内外二因：内因为病家素体肺肾阴虚；外因为感受燥气时邪，外火引动内火，而致阴亏火热之证，所以初期治病切忌疏散温燥之品，治宜清肺养阴。

烂喉痧专书的第一部著作是1801年陈耕道（继宣）编著的《疫痧草》，陈耕道首次将烂喉痧病从诸斑疹病中区别出来，他认为烂喉痧虽也是一种麻疹，但重要的是看有疫无疫，无疫火则轻，为时痧，有疫火则重，为疫痧；并制订了疏达、清散、清化、下夺、救液五大治疗法则，基本奠定了烂喉痧病的治疗原则。其后，1875年夏春农编著了《疫喉浅论》，对《疫痧草》做了发挥，对诸多变证，灵活施治，条理清晰，治法较《疫痧草》更为完备。

因为白喉、烂喉痧是急性传染性热病，其病来势凶猛，瞬息万变，而且初期多伴有表证，以致在疫喉泛滥初期，常因难以及时明确诊断，而使众多患者枉死于误诊、误治。由此也引发了各医家彼此之间的是非评论，医理阐发，一时之间医界呈现出百家争鸣的局面。有人认为白喉可表散，不可升散，葛根、牛蒡子可用，升麻、柴胡不可用；有人认为烂喉痧以发表为第一要义，只宜辛凉疏散，不可妄下；有人认为白喉忌表，反对表散，一切解表药均在禁忌之列；有人认为痧属寒湿亦或有之，香薷、桂枝宜在可用之列，但需慎用。其中关于白喉忌表、宜表的论争最为激烈。1891年耐修子编著的《白喉治法忌表抉微》指出了世医把白喉误作风寒表证而妄投辛散之品，致使毒邪内陷，酿成危候的错误，特别主张"白喉忌表"，坚信"养阴忌表"四字治疗白喉是万劫不磨的真理。该书将药物分为正将、猛将、次将三类，绝不用任何升散药物，可谓"白喉忌表"观点的代表著作。后世医家张采田、朱铁山等经过临床实践，认为《白喉治法忌表抉微》之论过于偏颇。张采田（孟劬）在1901年编著了《白喉证治通考》，纠正耐修子的偏差，认为"表散不可与升表相提并论"。白喉初期表证俱在，即投滋阴养肺汤，岂有成理？故治白喉当审证辨脉，察之秋毫，当表则表，当清则清，药贵神速，十不失一。至此，医家们经过半个多世纪的实践求索，在20世纪前后，有关疫喉的一套完整而行之有效的治疗法则基本形成，其治疗思路至今仍影响着中医喉科的临床，其在喉科历史上的贡献不可磨灭。

第三节　中医喉科外治法的源流及沿革

一、中医喉科外治法的源流

有关中医喉科外治法的文献记载在先秦时期（公元前600～前400年）的马王堆汉墓帛书《五十二病方》中就有记载，书中列有"以桑薪燔"治疗口鼻败疮的烟熏外治法。此后，《黄帝内经》《难经》详细记载了喉症的针刺放血、排脓及手术排脓等外治法。如《灵枢·官针》曰："刺大脓以铍针也。"《灵枢·始终》曰："重舌，刺舌柱以铍针也。"《灵枢·寒热病》曰："暴喑气鞭，取扶突与舌本出血"等。由西汉淮南王刘安主持编写的《淮南子》说："喉中有病，无害于息，不可凿也"，指出了喉症手术的禁忌证。东汉末年张仲景编著的《伤寒杂病论》中记载了含漱法："少阴病，咽中伤，生疮，不能语言，声不出者，苦酒汤主之……少少含咽之""少阴病，咽中痛，半夏散及汤主之……少少咽之"。随着晋唐医学的兴盛，喉科外治法更为丰富。如晋代葛洪编著的《肘后备急方》中说："若卒口噤不开者，末生附子，置管中吹内舌下即差矣""毒病攻喉咽肿痛，取真蔺爪甲大，内口中，以牙小嚼汁以渍喉，当微觉异为佳也""喉痹不语，大豆煮汁并调如饴，含之并饮之""治喉卒肿不下食，以韭一把捣熬薄之，冷则易""毒病攻喉咽肿痛，切商陆炙令热以布籍喉，以熨布上，冷则易"等；除了上述吹喉法、噙化法、外敷法、熨敷法外，还记载有吹鼻法、滴鼻法、塞鼻法、熏洗法等多种外治法。同时唐代孙思邈著《备急千金要方》中说："治悬痈咽热暴肿，盐末以筷头张口柱之""治口疮久不差，角蒿灰敷之""治口中臭方，井花水三升漱口，吐厕中良""咽中作痛，吴萸末敷调足心，一夕愈"；除了上述点盐法、涂敷法、含漱法、外敷法外，还记载有吹喉法、噙化法、热敷法、手术法、烙法、烟熏法、熏洗法等外治法。隋、唐、宋、元各代医学教育兴起，使喉科日趋专业化、系统化，喉科专籍亦流传于民间。1278年刊行的《咽喉脉证通论》是喉科最早的专书，书中详述了吹喉、吹鼻、探吐、漱口、噙化等外治法。1870年刊行的《喉科指掌》对喉科手术器械亦有相关记载："凡喉枪不可用钢、阔头长大者。近来患者多畏用手法，况喉间地步窄侧，如动手之时，病者或摇头退缩，恐伤他处。必要或铜或金银，外打一小筒，中藏利刃，收放在手，捺出则锋露，收之则藏，不伤别处矣。"1804年刊行的《经验喉科紫珍集》具体描述了当时的喉科手术："用刀割时，须令患者仰面，后令人扶头，方入捺舌，少少细割，方不伤好肉""乳蛾核，用刀割之，如核藏喉旁肉内，须用钩搭出而割之"等，与现代喉科手术方法雷同。随着西方医学传入我国，1909年刊行的《喉痧新论》第一次引用了血清及气管切开术等疗法，从而使喉科治疗的方法得到了扩展。除此之外，尚有大量喉科外治法及外用方药散载于中医其他学科的医籍中，有待整理挖掘。

综上所述，自先秦时期的帛书《五十二病方》以下，到如今的2500年中，中医古籍中始终有喉科外治法的记载，并且在历代医家不断的总结、积累中，得到了发展、丰富和完善，其中一些确实有效的外治方法、外治方药，至今仍被广泛应用于喉科临床。挖掘整理，继承研究喉科外治法的精华，对后学医者不无裨益，对百姓众生亦是福泽。

二、现代中医喉科外治法的临床应用

咽喉疾病多为火热之患，若其火势未能及时控制，邪热可以由表入里，加重病情，甚至酿成危候。中医喉科外治方法众多，可以协同内治法共同发挥治疗作用，对某些疾病的疗效，甚至比内治法见效更快，且痛苦少。

1. 药物性外治法

药物性外治法包括吹药、含漱、噙化、雾化吸入等。

（1）吹药法：一种把药物制成极细粉末，使用时将药末吹布于咽喉患处的治疗方法，以达到清热解毒、消肿止痛、祛腐生肌的治疗目的。常用的吹药：喉风散、西瓜霜等。

注意点：咽喉部吹药时应嘱患者避免吸气，以免将粉末吸入气管内而发生呛咳。吹药每日6～7次，吹药时用力要轻，要求药粉均匀撒布于患处周围。

（2）含漱法：一种选用适宜的药物煎水取液或配制溶液，以漱洗咽喉及口腔局部的治疗方法，以达到清热解毒、祛腐止痛、清洁局部的作用，适用于咽喉、口腔疾病，见有局部红肿、疼痛、化脓溃烂、臭秽不洁等症，亦可做手术前后咽喉口腔清洁之用。常用的含漱药如漱口方、银花甘草等量煎水、稀白醋漱口液等。

（3）噙化法：一种选用适当的药物制成丸、片剂，含在口内慢慢噙化咽下，使药液较长时间浸润于咽喉口腔患处，以对咽喉、口腔病变起到内外综合治疗作用的治疗方法，以收到清热解毒、消肿止痛、生津润燥、益气开音等效果。常用于乳蛾、喉痹、喉痛、口疮、咽喉部肿瘤等病症。常用药如六神丸、草珊瑚含片、健民咽喉片、铁笛丸、咽喉丸、银黄含片等。

（4）雾化吸入法：一种将选用的药物加工制成溶液，通过超声雾化器或雾化吸入器的作用变成微小雾滴，吸入咽喉口腔内的治疗方法，以起到清热解毒、消肿止痛、滋润咽喉的作用。常用于治疗乳蛾、喉痹、喉痛、口疮等病症。常用药如银花甘草汤、鱼腥草液、甘橘汤，以及抗生素水溶液、糜蛋白酶水溶液等。

2. 针灸疗法

针灸疗法包括体针、穴位注射、穴位埋线、针刺放血、耳穴疗法、灸法等。

（1）体针：选用与耳鼻咽喉疾病相关经络的穴位，常采用辨证循经取穴或邻近与远端相结合的取穴方法。常用穴位：手太阴肺经的列缺、鱼际、少商；手阳明大肠经的商阳、合谷、曲池、扶突；足阳明胃经的人迎、气舍、内庭；手太阳小肠经的少泽、天窗、天容；足少阴肾经的涌泉、照海；手少阳三焦经的关冲、中渚、支沟、四渎；督脉的哑门、风池；任脉的天突。

毫针刺：一种毫针对所选用的穴位进行针刺的方法。针刺得气后出针或留针10～20分钟。针刺手法有泻法和补法。泻法用于实证、热证的治疗，手法是进针时捻转角度大，频率较快，用力较重，出针时摇大针孔。补法用于虚证寒证的治疗，手法是捻转角度较小，频率慢，用力轻，出针后揉按针孔。

（2）穴位注射：在穴位中进行药物注射，通过针刺与药液对穴位的刺激及药理作用，达到调整机体的功能，改善病理状态的一种治疗方法，亦称水针。

咽喉病穴位注射多用于治疗乳蛾、喉痹、喉痛等病所致的咽喉红肿疼痛、声嘶等。注射药物随虚实之不同而选用。实证可选用丹参、红花、柴胡、鱼腥草、板蓝根等注射液；虚证可选用当归、川芎、黄芪等注射液，亦可选用维生素B_1、维生素B_{12}注射液。

（3）穴位埋线：将铬制羊肠线埋植在穴位内，利用羊肠线对穴位的持续性刺激作用，从而达到治疗疾病的一种方法。

对于声门闭合不全，声带麻痹等慢性咽喉病的治疗，可选用喉结旁或天突穴位埋线法。对于鼻及鼻窦的慢性疾病，可选用迎香穴位埋线法。

（4）针刺放血：一种用三棱针点刺局部放血，起到活血通经、泄热开窍、消肿止痛作用的治疗方法。具体操作步骤：先在针刺部位上下推按，使瘀血积聚于一处，右手持针（拇、示两指捏住针柄，中指指端紧靠针身下端，留出 1~2mm 针尖），对准已消毒部位迅速刺入 1~2mm，立即出针，轻轻挤压针孔周围，使出血数滴，然后用消毒棉球按压针孔。在中医喉科中常用于治疗咽喉红肿疼痛、高热病症。一般选取少商、商阳、耳背、耳尖、耳垂等部位。如果咽喉局部红肿较甚，病情严重，出现吞咽、呼吸不利者，可用三棱针在咽喉内红肿高突处刺入，通常刺 2~3 下，进针 2mm 左右，排出紫血，或于局部黏膜浅刺 5~6 下，以出血泄热。

（5）耳穴疗法：由于人体的经脉直接或间接会聚于耳，使脏腑与耳密切相连。因此，人体的脏腑器官在耳壳上均有其相应的敏感点，该敏感点就称为"耳穴"。耳穴疗法是指通过刺激耳穴来防治疾病的一种方法，具有奏效迅速、操作简便等优点。

耳穴疗法包括毫针针刺、埋针及耳穴敷贴疗法等。在进行毫针针刺和埋针治疗前，局部必须严格消毒，以防感染；进针部位应避开耳郭冻伤和感染的部位；如见针眼发红，患者又觉耳郭胀痛，提示有轻度感染，应及时给予抗感染处理；年老体弱，有高血压、动脉硬化病的患者，在针刺前后应适当休息，以防意外；有习惯性流产史的孕妇，禁用耳针治疗；对容易晕针的患者要注意预防和及时处理；为提高疗效，可以联合其他疗法并用。

咽喉科疾病常用的主要耳穴：咽喉、轮 1~轮 6、扁桃体、耳下根、内分泌、肾上腺、肺、脾、肝等。常用于治疗喉痹、乳蛾等咽喉急、慢性炎症疾病所致的咽喉红肿疼痛。

（6）灸法：艾灸是通过温热的刺激，作用于经络腧穴，具有温经散寒、舒经活络、温通气血、扶阳救脱、升提阳气、消瘀散结等作用，以达到防病、治病的方法。灸法在耳鼻喉科的运用，多用于治疗虚寒性的耳、鼻、咽喉疾病。常用艾条灸采用悬灸法（温和灸），其方法是将艾条燃着的一端对准施灸部位，间隔一定距离（距 0.5~1 寸），进行熏烤，使患者有温热感而无灼痛，一般每处灸 3~5 分钟，灸处以皮肤稍起红晕为度。

施灸时应注意：①对于小儿患者、知觉减退者和昏厥患者，为了防止烫伤，医生可用中、示两指分开，放在施灸部位的两侧。这样可以通过医生手指的感觉来测知受热程度，以便随时调节施灸距离，防止灼伤皮肤。②注意安全，用过的艾条应放入小口玻璃瓶内，以防复燃。③由于施灸过重，皮肤出现小水疱，不可将水疱擦破，可任其自然吸收；如水疱过大，可用注射器将疱内液体抽出；如有化脓者，应用敷料保护灸疮，待其吸收愈合。

咽喉科常见病如虚火喉痹、梅核气、慢喉瘖、急喉风等病证属虚寒者，可配合用灸法。常用穴位：足三里、合谷、曲池、内庭、少泽、涌泉、外关、天突、天容等。

3. 按摩法、擒拿法、敷贴法

（1）咽喉部按摩法

1）声嘶失音的按摩法：取穴部位重点在人迎穴、水突穴、局部敏感压痛点及咽喉部三条侧线（第一侧线，喉结旁开 1 寸处直下；第三侧线，喉结旁开 1.5 寸直下；第二侧线，在第一侧线、第三侧线中间）。操作时，患者取坐位或仰卧位，医者先于患者咽喉部三条侧线做一指推法或拿法，往返数次，也可配合揉法。然后在人迎、水突及敏感压痛点处采用揉法。手法宜轻快柔和，不可粗暴用力。

2）咽喉疼痛的按摩法：取穴风池、风府、天突、曲池、合谷、肩井。操作时患者取仰卧位，先喉结两旁及天突穴处用推拿或一指推揉手法，上下往返数次。再取坐位，按揉风池、风府、肩井等穴，配合拿风池、肩井、曲池、合谷等。

（2）擒拿法：常用于急性咽喉疾病，有咽喉肿胀、疼痛剧烈、吞咽困难、汤水难下、痰涎壅盛、口噤难开等症状，能调和气血，疏通经络，减轻症状，以便进食汤药或稀粥。其方法有多种，常用的有单侧擒拿法与双侧擒拿法。

1）单侧擒拿法：患者正坐，单手侧平举，拇指在上，小指在下。术者站于患者手之正侧面，用与患者同侧手的示、中、环指，紧按患者鱼际背部（相当于合谷穴处），小指扣于腕部，拇指与患者拇指螺纹相对，并用力向前压紧，另一手拇指按住患者术侧锁骨上缘肩关节处（相当于肩井穴处），示、中、环指紧握腋窝处，并用力向外拉开。如此反复多次，此时患者咽喉疼痛明显减轻，助手则可将汤药或稀粥喂给患者缓缓咽下。

2）双侧擒拿法：患者坐在没有靠背的凳上，术者站在患者背后，用两手从患者腋下伸向胸前，并以示、中、环指按住锁骨上缘，两肘臂压住患者胁肋。术者胸部贴紧患者背部。位置固定好后，两手用力向左右两侧拉开（沿锁骨到肩胛），两肘臂和胸部将患者胁肋及背部压紧，三方面同时用力，以使患者咽喉部松动，便于吞咽，助手则可将汤药或稀粥喂给患者缓缓咽下。

（3）敷贴法：用药物敷贴于患部或循经所取部位，用于治疗咽喉病而致的面部或颈部红肿痛，用清热解毒、消肿止痛药物，如四黄散、如意金黄散等外敷。

如因于阳虚所致的咽喉病，用吴茱萸末或用附了捣烂敷足心，以引火归原达到治疗目的。

4. 其他外治法

（1）超短波理疗：超短波治疗属于高频电疗法范畴，是指用波长为 1～10m，频率为 30～300mHz 的高频振荡电流在人体所产生的电场作用下进行治疗的方法。超短波理疗在耳鼻喉科用于治疗急性咽炎、急性扁桃体炎、急性喉炎、急性外耳道炎、中耳炎等疾病效果较好。

（2）冷冻治疗：利用制冷剂产生 0℃以下低温，冷冻局部活体组织使之破坏来治疗某些疾病的一种方法。冷冻治疗在耳鼻喉科的适应证：耳部疾病如耳郭假性囊肿、耳郭疣、耳部血管瘤、乳头状瘤等；鼻部疾病如鼻出血、慢性单纯性鼻炎、慢性肥厚性鼻炎、变应性鼻炎等；咽喉部疾病如慢性咽炎、慢性扁桃体炎、舌咽神经痛、咽部血管瘤、乳头状瘤、囊肿等。

（3）激光治疗：激光物质内部存在不同能量级的粒子能态，在一定条件下，处于高能级的粒子受一定频率的诱导光入射后，发射出与入射光同频率，同相位的光，即称为激光。激光手术治疗常用方式有两种，即 CO_2 激光治疗与 YAG 激光治疗，常用于治疗慢性肥厚性鼻炎、滤泡性咽炎、喉部良性肿瘤等。

（4）射频治疗：射频是射电频率的简称，系指电磁波的产生、发射、传播和接收的频率。射频治疗是利用频谱范围在 0.5mHz～100gHz 的电磁波作用于人体组织，产生内生热效应，使组织蛋白凝固、萎缩、脱落或消失，从而达到使增生性病变组织相应缩小或消除的治疗目的。应用射频技术治疗的耳鼻喉科疾病：鼻部疾病，如慢性肥厚性鼻炎、鼻息肉、变应性鼻炎、血管运动性鼻炎、鼻出血、鼻腔血管瘤、鼻前庭赘生物等；咽喉部疾病，如鼻咽良性肿瘤、腺样体残留、扁桃体良性肿瘤、慢性扁桃体炎、慢性肥厚性咽炎、会厌囊肿、声带息肉及小结、喉乳头状瘤等；耳部疾病，如外耳道新生物或息肉、肉芽，副耳，耳前瘘管，耳郭假性囊肿等。

（5）微波治疗：微波是一种高频电磁波，医疗应用的电磁波的频率范围一般为 500～2500kHz。耳鼻喉科微波治疗常用于耳鼻喉科的疾病，如鼻出血、下鼻甲黏膜肥厚及中鼻甲息肉样变、变应性鼻炎、血管运动性鼻炎、肥厚性咽炎、舌扁桃体肥大，鼻咽、喉息肉，小血管瘤及乳头状瘤等。

（6）烙治法：适用于虚火乳蛾、石蛾。用特制烙铁，烙铁头直径为 0.5～1cm，大小不等，有纵长圆形、横长圆形、圆形，柄用 0.1cm 钢线焊接紧，或曲颈或直颈，柄长约 20cm。用时放于酒精灯上，将烙铁头烧红经蘸香油后，迅速烙于扁桃体上，每次 10～20 次，烙时注意慎勿触及其他部位，如扁桃体表面有烙后的白膜，应轻轻刮去再烙，一般隔天烙一次，共需烙 20 次，经烙后扁桃体缩小，至平复为止。

第四节　中医喉科的现代研究及现状

现代科技的迅速发展，促进了现代医学的发展，科学技术的不断创新和应用也同样促进了现代中医喉科的突飞猛进。不仅体现在临床诊疗方面，各项现代的科学研究方法也都在中医喉科的临床和实验研究中如火如荼地开展。

一、现代科学研究的主要方法

1. 无偏见的观察和系统的实验

观察和实验方法被奉为科学之圭臬。线性化科学研究方法是经典科学广泛采用的研究方法，已经取得了巨大的成功。因此，经典科学也被称作线性科学。但是，经典科学又并非是纯粹的线性科学，它面临着众多的非线性现象，解决的方法就是设法把非线性问题简化为线性问题来处理。近代的还原分析和线性化方法其实是简单性研究方法的表现。逻辑思维囿于线性的推理规则，注重因果分析，它适用于科学常规时期的"解题"活动，而非逻辑思维则是信仰、审美、心理、文化、知识等各方面的非线性相互作用，它常常会引发想象、直觉、灵感，成为科学创造的前提。在生命运动、生态演化、气象变化等复杂的非线性问题处理上，线性科学就显得无能为力，而非线性科学则大有作为。线性科学应用时间已久远，因在其适用范围内简便、有效，易于为人们所接受并深入人心，已成为科学者的世界观和方法论。而非线性科学则因其"复杂性"，开发应用时日尚浅，尚未成为全社会普遍的科学观念与文化意识。

2. 思维方法

现代思维科学的研究，有两个基本准则：其一，思维是物质运动的最高形式；其二，思维是对事物的本质、整体和内部联系的反映。

二、中医的思维特点

当今普遍认为西方哲学讲逻辑，东方哲学讲直觉；西方长于分析，东方长于顿悟。日前，科学技术工作所谓的"科学方法"就是抽象思维的归纳推理法——逻辑思维。而中医则多用形象或直感思维，中医典籍中"医者意也""医学心悟"铸就了中医思维的灵魂，表达了中医的思维方法与特征。中医思维中时空概念具有统一性，并注重其动态的变化。2000多年前的战国时代，大学者尸佼就"宇宙"二字解释说，"上下四方曰宇，往古来今曰宙"，非常明确地提出了空间和时间的概念。

后世中医将天地节气、"两分两至"（春分秋分、冬至夏至）、季、候、时辰都融入到学术中，成为中医认病识证、立法、施治理论不可分割的有机整体。

三、中医学与哲学

中医学与哲学息息相关，从殷商甲骨文中就可窥及哲学和中医的关联，每当哲学进入大发展时期，都会促进中医的发展，使中医的学术研究更上一层楼。先秦哲学中提出的一系列重要的哲学范畴，如太极、阴阳、动静、常变、有无、名实、心物、道器、天人、气、精气等，都成为秦汉以后哲学思想发展的基础。汉代的哲学思想主要是围绕在天与人的关系、宇宙的形成、形与神的关系、古今变造等问题。魏晋南北朝时期的哲学思想十分复杂，也极为活跃，提出了一系列新的哲学范畴、概念和命题，如有无、体用、本末、名教与自然之辩、言意之辩等，丰富和发展了中国哲学。与此同时，印度佛教也传入中国，并逐渐地传播，中国的道教也建立了自己宗教神学的理论体系。魏晋时期的所谓言意之辩，探索物象、语言、思维的关系，以及语言能否表达真理的问题等，具有认识论与方法论的意义。《易传》曾说："书不尽言、言不尽意"，圣人以"立象"来尽意。宋元明清时期最主要的哲学范畴是气、理、心。如王安石以"元气"为体，以"冲气"为用。张载在《正蒙》中提出"太虚即气"的观点，认为"凡有皆象也，凡象皆气也"，以"气"的变化说明世界的万事万象，把气看成是物质性的客观存在，认为气具有"浮沉升降动静相感之性"，也就是说气有运动变化的功能；气的聚散变化过程就是"道"；气的变化是有一定法则的，这种法则称为"理"。这种理是"物之理"，"理不在人皆在物"。这些哲学理念大都被中医学吸收、引用，推动了中医学的发展。所以说，中医学的产生、发展与中国深厚的哲学发展密不可分。古有"医儒不分""不为良相，便为良医"之说，表明了哲学与中医学的地位和重要性。

四、中医喉科的现状和展望

中医学的发生、发展过程始终体现出与传统学息息相关，华夏的大河文明、农耕文化，造就了中医特有的思维方法。当下中医学要继承地、发展研究，其出路必须遵循中医学历来的发展模式，就是要和现代科学研究相结合。目前，中医喉科的现状是重实验，轻临床，科研成果对临床实际少有助益。即便是有效的科研成果，也大多是分子生物学等领域的科研成果，并非中医理论指导下的科研成果，与中医学关联不大。可见，中医喉科的走向和前景甚是堪忧。

观今世之中医喉科，老一辈的名家正在逐渐减少，中年名医为数不多，对中医喉科感兴趣的年轻人更是凤毛麟角。可以说，中医喉科是中医业中较为薄弱的小科，正在走向灭亡之路，必须加以抢救；需要努力发掘，并用科学的方法深入探讨，才能提高。

继承中医精华，熟读中医经典，特别在透彻继承中医经典理论的基础上，对中医喉科基础理论的研究，如 "喉与肺""咽与胃"……辨证论治的研究，目的是充实和发展中医喉科的理论，提高辨证论治的水平。

中医临床是学术赖以生存发展的土壤，没有中医临床优势，就谈不上中医的学术振兴，故应脚踏实地做好临床总结工作。

全国从事中医耳鼻咽喉科工作的同仁，应互相沟通、互相支持、分工合作、团结一致，共同促进中医耳鼻喉科的医、教、研工作进一步发展。

第五节　郑昌雄治疗喉白斑病的研究进展

一、喉白斑病的现代研究进展

喉白斑病（leukoplakia of the larynx）为喉黏膜上皮增生和过度角化所发生的白色斑块疾病，多见于 40 岁以上的男性，其发病局部与吸烟、嗜酒、喉慢性炎症等因素刺激有关，全身因素与维生素 A 及 B 族维生素缺乏有关。喉白斑病被认为是癌前病变，但不包括吸烟刺激因素除去后可以消退的白角化症。Chi 等（2004年）观察了喉白斑病与正常喉黏膜和喉癌 DNA 的表达，并发现他统计的 178 例喉白斑病恶变为喉癌，癌变率为 16%。由此，喉白斑病与喉癌发病有关。

喉白斑病是声带黏膜上皮由于生长异常或成熟异常及过度角化引起的喉炎症改变[1]。由于本病的主要病理变化为声带上皮的增生，故在日本多被列入声带上皮增生症的诊断名称中[2]。又由于本病多伴有不同程度的不典型增生，存在一定的恶变倾向，故也被一些文献列入喉的癌前期病变中[3, 4]。声嘶是喉白斑病最主要的临床表现，也是最常见的初诊原因，治疗一般以手术为主，但手术后易复发，而且缺少有效的内科药物治疗。

癌前期病变包括喉白斑病已经得到公认。发病原因与抽烟、喝酒相关，多数患者有酗酒病史，有其他资料认为与慢性炎症刺激、微量元素或维生素缺乏、反流性食管炎长期胃酸刺激喉部黏膜也有关系。在解剖上声带可分为五层：肌层、固有层深层、固有层中层、固有层浅层（任克层）、上皮层。固有层浅层中的主要成分是基质蛋白而无细胞结构，它与上皮层组成一个结构，非常柔韧，是声带振动产生声音的组织学基础。显微镜下只可见上皮层、肌层。而上皮不典型增生是指上皮细胞呈现出异型性，如核大、深染等。病理上通常将细胞不典型增生分为三级：重度，细胞异型性明显，异型细胞累及上皮层的全层，但基底膜完整；中度，细胞异型性中等，异型细胞不超过上皮细胞的2/3；轻度，异型细胞数量少，细胞异型性小且局限于上皮层的 1/3 范围内。但有学者认为喉白斑病属癌前期病变是不确切的，因为细胞过度生长或组织成熟异常及过分角化与恶变的关系并不明确，实际上恶变率与细胞异型性密切相关，重度不典型增生属于癌前期病变。如何治疗喉白斑病一直存在不同意见。有人认为因本病易复发，反复手术刺激反倒容易引起癌变。有研究建议禁声休息，避免声带不良刺激，使用抗生素、中药等联合药物治疗。有文献报道，临床上确诊声带白斑患者，去除病因后经 20 年观察，疾病未发生癌变。因手术存在并发症，不建议积极手术治疗。因此有笔者认为为单纯声带白斑或伴有上皮轻度不典型增生的患者，可暂不手术治疗，但一定要告知患者戒烟酒、戒辛辣刺激性食物、不要过度用声，在避免病因基础上定期复查观察病情变化，其中戒烟、戒酒最为重要。喉白斑样病变可手术切除治疗。术中尽量完全切除病变，甚至为防止复发，术前与患者沟通可适当牺牲发音。手术常见并发症包括声音嘶哑恢复不满意、白斑复发及恶变、声带粘连等。为解决并发症问题术者可以：①当病灶靠近声带前端或双侧声带同时受累时，手术可先行一侧，该侧恢复后再行另一侧，这样可避免术后声带前端粘连。②不损伤声带肌层，术后嘱患者多做深吸气运动，禁声休息 1 个月以上，患者声音多能够满意恢复。如患者声带白斑伴有中、重度不典型增生，可告知患者疾病会发生癌变，即使术后声嘶加重，也应尽早手术治疗，切除病变。③患者术后 1 年复查3～4次，特别是白斑伴有轻度不典型增生的患者。本病早发现、早治疗，预后比较乐观。

总之，无论保守治疗或是手术治疗喉白斑病，都应该避免病因刺激。戒烟戒酒是预防喉白斑病复发及恶变的最好方法。

目前对于喉白斑病的治疗尚无统一标准。保守治疗主要是避免慢性不良刺激，禁止滥用嗓音，禁止辛辣食物，但保守治疗可能会延误治疗。对于喉白斑病的治疗，多数学者主张对喉黏膜白斑选择剥皮术[5]，采用支撑显微喉镜或纤维喉镜下声带黏膜剥皮法摘除，精细地进行声带病变上皮剥离术，注意不损伤喉内肌和韧带。张金[6]报道20例喉黏膜白斑在电视纤维喉镜下行声带白斑上皮剥离术，随访患者3～10年，均无复发；因此在表面麻醉下行电子鼻咽喉镜检查并手术提供了较好的依据，操作中用带齿活检钳和杯口钳经活检孔行声带白斑撕除，能够较好地完成对喉白斑的处理，可在门诊进行，而且不受年龄限制，也可以避免全身麻醉带来的风险及支撑喉镜带来的痛苦。但部分患者需多次手术，一般术后每月复查一次，有残留或复发者再次手术，因单次手术可能残留或因病变再生。经随访，发现复发和癌变患者，提示要对术后患者进行定期随访，给予患者一定的术后指导，要告诉患者注意避免吸烟、酗酒及发声不当等恶性刺激。每次手术标本均送病理检查，当声带白斑中出现轻、中度或重度不典型增生或异形细胞时，应积极行病侧声带部分或全部切除术。

二、喉白斑病的中医病因病机

声带白斑的主要临床症状是声音嘶哑，并且为慢性起病，故中医一般把其归属于喉喑病中的"慢喉喑"范畴[7～9]，但也有学者把其归于"喉疳"范畴，最早见于《外科启玄》，并倡议命名其为"干性喉疳"[10]。

中医古籍对喉喑的认识[11]源于《黄帝内经》，辨证论治奠基于张仲景，隋唐宋时代有所补充，金元时代逐渐深入，明清时期趋于完善。古人认为，喉喑的发病有急慢之分，急性者发病急，病程短，以风寒、风热、火热之邪外侵为多；慢性者，发病缓慢，病程长，多为阴虚、气（阳）虚、痰瘀所致。较早对喉喑病机阐述的《景岳全书》中说："喑哑之病，当知虚实，实者其病在标，因窍闭而喑也；虚者，其病在本，因内夺而喑也。"喉白斑病在中医归结为慢喉喑，多因肺脾失调，内生痰浊，凝结咽喉，瘀滞增生，生化刺角，形成角化物，痰浊久郁可化痰毒，结于喉部生白斑。有人认为喉白斑病和喉乳头状瘤有着某些共同的病理特点和临床特征，其病理特点为痰浊与瘀血结聚于喉间；临床特征可分为两种：一种是痰瘀互阻为主的，多见声带出现有形之物、喉部痰黏等表现；另一种则是兼有热毒伤阴指征，如喉干，或喉部有胀热感[12]。也有人认为声带白斑系肺肾阴虚，兼有痰湿瘀阻[13]。熊大经教授[14]认为，本病多为本虚标实，虚实夹杂，病因复杂，痰、瘀、虚俱有。陈小宁教授也认为声带白斑属痰瘀互结，邪滞喉窍，壅滞经络，阻滞气机，气机不畅，津液输布失常，不能濡润清窍，而凝聚为痰，结聚于喉，显于声带则成白斑。综上，声带白斑属痰瘀互结已基本形成共识，在此基础上，可能兼有肺（肾）阴虚或脾气虚。

对喉喑的辨证，古人主张以虚实为纲，并以外感、内伤分实虚，明标本。慢喉喑则多从阴津不足、气（阳）虚、痰瘀三方面进行辨证论治。治疗当先标后本，标本兼治。较早对喉喑提出治疗原则的《临证指南医案》指出，寒者散之，有火者清之，有风痰者豁痰，若相火上炎灼肺者，宜金水同治，在用药方面，强调"总宜甘润，不宜苦燥"。喉白斑病多为痰瘀互结，故治疗原则应为化痰散瘀，根据是否兼有阴虚或气虚，再予补阴、益气。

三、喉白斑病的中医治疗进展

早前，郑昌雄等[15]采用化痰散瘀为主的方法治疗 7 例喉白斑病，组方：夏枯草、白花蛇舌草、生薏苡仁、杜红花、炙僵蚕、天冬、麦冬、白桔梗、生甘草。随症加减，双侧声带充血明显者，加京玄参、生地黄或牡丹皮；大便干结难解者，加全瓜蒌或生大黄；有胃窦炎胃溃疡病史者，去炙僵蚕，加川黄连、炒莱菔子、合欢皮或茯苓；喉黏膜鳞状上皮出现不同程度不典型增生者，加生黄芪、生地黄、炙鳖甲、芙蓉叶。经 3～10 个月治疗后白斑消退 6 例，好转 1 例。方中杜红花活血行瘀，炙僵蚕、白桔梗化痰消斑，佐以夏枯草、白花蛇舌草、生薏苡仁等，均有清热化痰之效，以助活血消斑之势，其中白桔梗、生甘草、炙僵蚕皆为中医利喉之要药。刘昕等[16]亦用上方治疗声带白斑 19 例，先在纤维喉镜下咬除白斑，术后 2 周开始用以上方药治疗，取得较好效果。李春芳等用上方加减（减去天冬、麦冬，加海藻、昆布）治疗 9 例伴有间变的声带白斑，其中 8 例经 3～7 个月治疗后声带白斑全部消退，1 例好转。

张重华名中医工作室对 62 例声带白斑采用验方"咽喉消斑汤"治疗，总有效率达 98.3%。方药组成：北沙参、白芍、天花粉、玄参、野百合、牡丹皮、射干、牛蒡子、薏苡仁、桔梗、生甘草。其中白芍、北沙参为主药，养血敛阴而清肺；配玄参滋阴散结，天花粉益阴祛腐，加强养阴之力；牡丹皮清热活血化瘀，射干、牛蒡子和甘橘汤清肺热，宣肺气，利咽而消痰；野百合、薏苡仁健脾益肺，化痰而消肿块。全方以养阴利咽为主，辅以清热活血化瘀、化痰散结。熊大经教授用行气祛痰，通络开音法治愈声带白斑 1 例，方药：瓜蒌皮、炒瓜蒌子、法半夏、麦冬、浙贝母、桔梗、天花粉、烫穿山甲、白芍、竹叶、柴胡、炒枳壳、炒苍术。方中瓜蒌皮、炒瓜蒌子、炒苍术、法半夏、浙贝母以祛痰散结，配合竹叶、柴胡、炒枳壳行气；桔梗、烫穿山甲通络散结；白芍、天花粉养阴生津以濡声户。二、三诊时根据辨证加减,治疗3周后复查白斑消失。熊教授还用益气养阴、豁痰散瘀中药成功预防声带白斑术后复发1例,基本方:法半夏、石菖蒲、苍术、白蔻仁、玄参、桔梗、浙贝母、黄芪、山楂、皂角刺。陈小宁教授用祛瘀散结、化痰开音法治愈声带白斑1例,基本方:僵蚕、胆南星、大贝母、赤芍、夏枯草、玄参、生山楂、薏苡仁、天竺黄、射干、桔梗、蒲公英、甘草。方中僵蚕、胆南星、大贝母、天竺黄化痰散结,配合射干、桔梗理气;赤芍、夏枯草、生山楂活血化瘀;玄参养阴生津,防化痰太过,耗伤阴精;薏苡仁补益脾气,调节气机;蒲公英清利咽喉;甘草调和诸药。经6周治疗后白斑消失。罗克强等[17]在声带黏膜剥脱术后第2天予服中药汤剂治疗,主要组成:山药、射干、茯苓、连翘、赤芍、金银花、诃子肉、黄芩、甘草。咳嗽痰多加贝母、前胡;便秘加郁李仁、制大黄;咽干、咽痛者加玄参、沙参。20天为1个疗程,一般1~4个疗程。方中连翘、射干、金银花、黄芩清热解毒;诃子肉、沙参清咽利喉;赤芍、玄参活血散瘀,软坚散结;山药、茯苓补益脾肺,渗湿利水;甘草解毒,调和诸药。全方共奏活血解毒、清咽利喉、化瘀生新的功效。结果表明恢复时间服中药组明显短于未服中药组,复发率服中药组显著低于未服中药组。这可说明中药用于喉显微手术后综合治疗,一方面可抗菌、抗毒、抗炎,减少创面出血、渗出、水肿;另一方面促进创面愈合及声带黏膜上皮的修复并促进声带结构和功能的恢复,更重要的是可显著提高机体免疫能力,有可能促进上皮增生及非典型增生细胞的良性转归,预防喉部疾患的复发及恶变。师秀平[18]报道在纤维喉镜下切除白斑后给予养阴逐瘀汤治疗:南沙参、北沙参、生白芍、百合、天花粉、生山楂、血余炭、射干、夏枯草、山萸肉、浙贝母、蝉蜕、桔梗、生甘草、生黄芪、薏苡仁,认为服用中药组疗效优于未服中药组。杨坚也在纤维喉镜下切除白斑后给予中药汤剂治疗,取得较好的疗效。处方:玄参、麦冬、天冬、生地黄、夏枯草、生薏苡仁、百合、蒲公英、生甘草。

此外,也有人尝试声带白斑术后加服中成药以提高疗效、防止复发。如董国华等[19]用加味参苓白术散,每次10g,每日2次,连服1个月,认为参苓白术散具有化痰散结、补脾益肺的功效。黄亚平等[20]用金嗓散结丸,连服4~8周,方中桃仁、红花、浙贝母、鸡内金有活血化瘀、化痰散结等作用,金银花、蒲公英、板蓝根、马勃等有清热解毒、行瘀、化痰、散结等作用。其他一些人也用中医或中西医结合的方法治疗声带白斑,都取得了一定的疗效[21~23]。

声带白斑强调早期诊断和治疗,如患者的病理显示不伴有不典型增生病变或癌变,可通过对患者进行教育,戒除不良生活习惯等危险因素,或能避免手术治疗。常规保守治疗包括抑制病因,戒除烟酒,避免不良刺激,进行声带休息等；合并胃食管反流的患者需同时注意合理膳食，配合抑酸护胃等治疗，可以逆转和修复轻度白斑病变。同时中医中药也是声带白斑的重要治疗手段，其对手术后复发也有很好的控制作用。治疗上主要以活血化痰行瘀，益气利喉等为主。

声带白斑的治疗常规采用支撑喉镜下应用纤维喉刀在病变部位边缘切开，将病变的声带黏膜上皮层切除，注意避免肌层损伤。同时 CO_2 激光手术因其能减少肿瘤种植、局部感染、器械撕脱、牵拉引起的并发症等优势[24]，且治疗声带白斑的远期疗效优于常规手术[25]，故也作为目前手术的主要方式之一。CO_2 激光可以封闭淋巴管、血管、神经末端，不仅能减轻和避免术后疼痛，还可抑制术后复发，显微支撑喉镜下激光病变切除，可以准确切除病变，损伤小，术后保留发声功能[24]。其他治疗方法也各有优势，如纤维喉镜引导下半导体激光治疗声带白斑疗效好，患者花费少，痛苦小[26]；内镜支撑喉镜下应用低温等离子射频切除术治疗声带白斑具有出血少、损伤小、术后疼痛轻、复发率低等优点[27]；也有报道称病理活检也能有效治疗不典型增生[28]。

中西医结合对声带白斑的治疗及预后效果普遍较好，卢标清等以中西医结合的方法对 25 例患者进行治疗，首先在支撑显微喉镜下行黏膜剥离术，术后以地塞米松 10mg 静脉滴注，每日 1 次，并静脉注射头孢类或青霉素类抗生素，每日 2 次，以上术后应用 3 日；以鱼腥草、地塞米松、浓薄荷水超声雾化喷喉，术后应用 7 日。同时口服金维他片、甘露聚糖肽片等，14 日为 1 个疗程，连续使用 4 个疗程后同时予中药金喉一方口服，其配方组成：猫爪草 10g，白花蛇舌草 20g，夏枯草 15g，浙贝母 10g，瓜蒌仁 10g，海藻 15g，昆布 15g，红花 10g，毛冬青 10g，薏苡仁 30g，土茯苓 20g，五指毛桃 20g 等，兼气虚者加党参、黄芪，阴虚者加生地黄。每日 1 剂，14 日为 1 个疗程，术后使用 4 个疗程。25 例患者术后复发率为 4%（1/25）。茅晓时以中西医结合的方法治疗 18 例喉白斑病患者，告知患者禁烟酒并进行药物治疗。药物治疗的具体措施：超声雾化吸入治疗每日 1 次，每次用庆大霉素 8 万单位，地塞米松 5mg，10～15 日为 1 个疗程。同时辅以金嗓散结丸（西安碑林药业股份有限公司），基本方为金银花、板蓝根、玄参、木蝴蝶、蒲公英、蝉蜕、浙贝母、鸡内金、泽泻、桃仁、丹参等。每次剂量 9g，每日 2 次，口服，30 日为 1 个疗程。玄柏爽声颗粒（复旦大学附属眼耳鼻喉科医院），基本方为玄参、黄柏、紫菀、山豆根、桔梗、甘草、蝉蜕等。每次 8g，每日 2 次，口服，30 日为 1 个疗程。治疗 1 个月后复查，如果症状、体征有改善继续用金嗓散结丸及玄柏爽声颗粒治疗 2～3 个月。药物治疗 1 个疗程后，症状与体征均未改善者，在复合静脉麻醉下行支撑喉镜下声带白斑剥脱术。18 例患者中 4 例使用第 1

个疗程药物无效后行手术，术后均有不同程度复发或癌变。其余 14 例达到临床治愈，随访 6 个月至 3 年无复发[29]。

四、郑昌雄教授经验总结

郑昌雄教授从事中医耳鼻咽喉科临床、教学和科研工作 40 余年，曾任上海市中医耳鼻咽喉科专业委员会主任委员、顾问，上海市中医咽喉病医疗协作中心主任委员和上海市中西医结合耳鼻咽喉科专业委员会顾问等职，主要侧重于中医喉科疾病的治疗和研究。郑老之所以选择嗓音病作为主攻目标的原因有二：一是目前从事中医喉科工作的人员极少，而要想提高中医喉科的学术地位，就应不断扩大中医药的治疗病种，并取得确凿的疗效，进而扩大中医喉科的影响；二是在临床中发现有很多嗓音疾病西医对其束手无策，很难治愈，给患者的生活和工作带来严重的影响。因此，郑老在继承恩师（著名中医学家张赞臣教授）擅长治疗急慢性咽部炎症的基础上，通过自己长期的临床实践，在运用中医药治疗喉科嗓音疾病方面，逐渐积累了丰富的临床经验。就喉白斑病来说，郑老认为控制术后复发是喉白斑病治疗的难点。这方面的相关资料，不仅在历代中医药文献中没有记载，而且在当前医学期刊上也鲜有采用中医药治疗喉白斑病的临床报道。郑老以维护患者的身心健康和解除患者疾苦为己任，在长期的临床实践中，认真采集病史，不断地摸索总结，根据患者的局部和全身临床表现，并参照古人"有形之物，多与痰瘀"的相关理论，逐渐形成了自己的学术观点。中医喉科学中虽无喉白斑病病名，但从其临床症状和体征来分析，郑老认为，其病当属于本虚标实之证。本虚主要指气阴不足，故而出现声带充血、讲话费力；标实则为痰瘀互阻，所以常感喉部痰黏着感，声带上出现白色物覆盖。并据此理论选用与其相宜的中药进行治疗，采用生黄芪、天冬和麦冬治其本；夏枯草、生薏苡仁、炙僵蚕、白花蛇舌草、海藻、昆布等除湿化痰，取芙蓉叶、半枝莲和生甘草清热降火，既能防炼液成痰之变，又能加强夏枯草、生薏苡仁、炙僵蚕、白花蛇舌草、海藻、昆布等除湿化痰之功，取杜红花活血行瘀，诸药协同，化痰行瘀以治其标；白桔梗是喉科常用之品，又有引诸药上行之功，合而用之，相辅相成，共奏化痰行瘀、扶正养阴、消斑利喉之功，故取得了较好的临床效果。早在 1993 年，郑老就发表论文，报道了采用中医药治愈喉白斑病的案例。之后，郑老又接连发表了多篇报告喉白斑病的论文。与此同时也有其他医师应用郑老的原方治愈喉白斑病的报道。其后，郑老在临床中不断地提炼、优化处方方药，并将其治疗喉白斑病的基本方命名为"消喉斑汤"。其组方用药：夏枯草、白花蛇舌草、生薏苡仁、杜红花、炙僵蚕、天冬、麦冬、白桔梗、海藻、昆布、生甘草、半枝莲等。临诊随症加减：若见双侧声带充血明显者，加玄参、生地黄；大便干结难解者，加全瓜蒌或生大黄；有胃窦炎者，上方去炙僵蚕，加八月札、川黄连、白茯苓；伴有甲状腺功能亢进者，处方不用海藻、昆布，加生地黄；舌体胖边有齿痕，或伴有鳞状上皮不同程度增生者，加生黄芪、芙蓉叶。临证如若辨证准确，用此方治疗喉白斑病，每每见效。

根据临床观察，消喉斑汤治疗喉白斑病，3个月时总有效率达86.67%，1年时总有效率达83.33%。3个月时治疗组和对照组的临床疗效无明显差异，但1年时治疗组的临床疗效优于对照组。但对声带充血者却无明显作用，这便印证了前人所谓"阳虚易治，阴虚难疗"的独特见解。因此，在用中药治疗喉白斑病的同时，如何提高其声带充血的疗效，是值得进一步研究的课题。因为，这对于预防喉白斑病的复发，减轻患者的病苦，具有积极的意义。这些是郑老多年来治疗本病的经验，值得关注。在采用中药治疗本病时，应嘱患者禁忌烟酒、冰冷刺激物及辛辣油炸容易上火的饮食，以避免刺激喉部黏膜，对于预防其复发，有积极作用。因为从以往的资料来看，发生复发和癌变的患者，往往有不同程度地继续吸烟、酗酒及不当发声现象，而从病理资料来看，白斑多伴有慢性炎症细胞浸润，说明喉部慢性炎症刺激是喉白斑病的原始因素，由于炎症持续刺激，使患者免疫系统受到抑制或癌细胞逃避了免疫监视，形成了癌变。这些都是"未病先防"的意义。

郑昌雄教授已步入高龄阶段，抓紧时间更多、更好地学习继承郑老宝贵的学术思想，总结郑老的学术经验，是我们目前主要的工作之一。基于长期的跟师学习，郑昌雄名中医工作室成员对喉白斑病的诊治已有了较为清晰的认识，临床治疗喉白斑病也取得了满意的效果。我们希望能够借此机会，回顾性总结郑老治疗喉白斑病的验案和经验教训，在学习继承和整理郑老诊疗经验的基础上，拟设计规范化的随机对照研究，通过客观指标科学地评估"消喉斑汤"治疗喉白斑病的临床疗效，借以形成规范化的诊疗方案，造福患者。

喉白斑病是常见的喉癌前病变，从病理学上来讲，本病可分为无间变性喉白斑病和间变性喉白斑病两种。前者仅见喉部黏膜上皮角化不全或角化异常；后者除见鳞状上皮角化不全外，尚伴有不同程度的不典型增生，尤其是鳞状上皮呈不典型增生者，其恶变概率较高。因此，对于此类患者应严密观察之。喉白斑病从正常黏膜发展成喉癌的这一中间环节，已受到广大学者的重视和关注。目前，对其发病原因尚不十分清楚，但可以明确的是，喉白斑病与吸烟、不适当用声、慢性炎症及亚健康引发的免疫力低下有关[30]，也有研究显示与胃食管反流性疾病有关[31]。目前喉白斑病没有特效的药物和治疗手段，临床上常采用手术方法切除喉白斑[32]，但易复发和癌变。因此，从伟大的中医药学宝库中寻找出与其相宜的中药进行治疗，冀以提高疗效，解除患者疾苦，具有积极的意义。

参 考 文 献

[1] 陈明星. 声带白斑研究进展[J]. 中国老年学杂志，2012，32(12)：2679-2680.

[2] 赵荣祥. 声带上皮增生症的临床与病理[J]. 浙江临床医学杂志，2004，6(11)：929.

[3] Zhao R，Hirano M，Tanaka S，et al. Vocal fold epithelia hyperplasia-vibratory behavior vs extent of lesion [J]. Arch Otolaryngol Head Neck Surg，1991，117：1015-1018.

[4] Zhao R，Hirano M，Tanaka S. Expression of proliferating cell nuclear antigen in premalignant lesion of the larynx[J]. American Journal of Otolaryngology，1996，17：36-44.

[5] 邱海鸥，葛荣明. 显微镜下剥离切除术治疗声带白斑[J]. 临床耳鼻咽喉科杂志，2000，14(6)：281.

[6] 张金. 喉癌前病变的诊断与治疗[J]. 中国耳鼻咽喉头颈外科杂志，2003，10(6)：324.

[7] 鹿道温. 中西医临床耳鼻咽喉科学[M]. 北京：中国中医药出版社，1998：311.

[8] 谢慧. 熊大经教授治疗声带白斑1例[J]. 中医药导报，2012，18(5)：107-108.

[9] 袁媛，陈小宁. 陈小宁教授治疗声带白斑1例[J]. 云南中医中药杂志，2012，33(12)：5-6.

[10] 张重华. 中医药防治声带白斑的经验体会[C]. 2014年首次中国中西医结合耳鼻咽喉科中青年学术会议论文汇编，2014.

[11] 李云英. 中医古籍论喉暗的辨治[J]. 广州中医药大学学报，1999，16(4)：325-327.

[12] 李春芳，忻耀杰，张弢，等. 喉白斑和喉乳头状瘤的中医治疗[J]. 中国中西医结合耳鼻咽喉科杂志，2006，14(1)：43-44.

[13] 杨坚. 中西医结合法治疗喉白斑病的临床疗效观察[J]. 医学信息，2011，24(6)：3709.

[14] 杨旭，尉瑞，袁晓辉，等. 熊大经预防声带白斑术后复发的经验[J]. 上海中医药杂志，2007，41(11)：12-13.

[15] 郑昌雄，忻耀杰，李春芳. 中医中药治疗喉白斑[J]. 上海中医药杂志，2003，37(1)：41-42.

[16] 刘昕，刘桂英. 中西医结合治疗喉白斑[J]. 基层医学论坛，2010，14(1)：66-67.

[17] 罗克强，张小伯，王娜亚，等. 喉显微手术及中西医结合治疗喉癌前病变临床观察[J]. 中国中西医结合耳鼻咽喉科杂志，2005，13(5)：262-264.

[18] 师秀平. 养阴逐瘀汤联合西医常规治疗喉白斑病50例[J]. 西部中医药，2012，25(7)：49-50.

[19] 董国华，任登霄，朱艳菊. 加味参苓白术散对声带白斑切除术后的临床观察[J]. 辽宁中医药大学学报，2009，11(2)：99-100.

[20] 黄亚平，徐林根，姜辉. 金嗓散结丸治疗声带白斑67例临床疗效观察[J]. 中国药事，2012，26(9)：1036.

[21] 李朝晖，郭晓东，宣永华. 中西医结合治疗喉白斑病临床观察[J]. 中国中西医结合耳鼻咽喉科杂志，2005，13(3)：170-171.

[22] 李蕾. 李淑良教授治疗喉部良性肿物的经验[J]. 中医耳鼻喉科学研究杂志，2006，5(2)：4-5.

[23] 曹建国，朱敏君，金杰，等. 喉癌前期病变的中西医结合治疗分析[J]. 上海医学，2004，

25（3）：126-127.

[24] 徐文，韩德民，侯丽珍，等. 声带不同 CO_2 激光术式对噪音功能的影响[J]. 临床耳鼻咽喉科杂志，2002，16（6）：267-269.

[25] 赵晓燕，孙娜，孙广滨，等. 支撑喉镜下 CO_2 激光切除声带息肉和声带白斑疗效分析[J]. 听力学及言语疾病杂志，2015，23（1）：40-44.

[26] 王曦，姜海华，都基亮，等. 纤维喉镜下半导体激光治疗喉肿物 30 例[J]. 山东大学耳鼻喉眼学报，2015，29（2）：68-69，73.

[27] 李立恒. 低温等离子射频治疗声带白斑的临床研究[D]. 大连：大连医科大学，2013.

[28] Ricci G，Molini E，Faralli M，et al. Retrospective study on precancerous laryngeal lesions：long-term follow-up[J]. Acta Otorhinolaryngol Ital，2003，23（5）：362-367.

[29] 茅晓时. 喉白斑病中西医结合治疗 18 例[J]. 全科医学临床与教育，2006，4（3）：247，258.

[30] Kishimoto Y，Hirano S，Tateya I，et al. Temporal changes in vocal functions of human scarred vocal folds after cordectomy[J]. Laryngoscope，2010，120（8）：1597-1601.

[31] 朱虹，徐文，李赟，等. 声带白斑临床病理特征与咽喉反流的初步观察[J]. 中华耳鼻咽喉头颈外科杂志，2014，49（5）：368-373.

[32] 周莹，李孟，郑宏良，等. 声带浅固有层切除术治疗声带白斑的疗效分析[J]. 听力学及言语疾病杂志，2013，21（5）：489-493.

中篇　医案撷英

案一　声带鳞状上皮乳头状瘤（局限性间变）

患者，女，42 岁。1984 年 1 月 29 日就诊。

【主诉】咽干、声音嘶哑 10 余年。

【现病史】患者 1971 年 1 月因声音嘶哑于上海市某医院检查治疗，发现左侧声带新生物，经活检病理诊断为"鳞状上皮乳头状瘤（局限性间变）"，即行手术治疗。术后病情反复发作，先后共做手术 13 次，同时，又用博来霉素肌内注射、局部做钴60放疗、氟尿嘧啶喷雾和鸦胆子油涂布等，均未能控制肿瘤复发。由于患者不愿再行手术治疗，遂至上海中医药大学附属曙光医院就诊。来诊时咽喉灼热疼痛、有紧迫感，口干欲饮，声音嘶哑，胸闷气促，神疲乏力。

【既往史】有"喉乳头状瘤"反复发作史。

【检查】患者咽部黏膜慢性充血，咽后壁干燥，左声带前、中 1/3 交界处有一暗红色的乳头状新生物，如黄豆大小，表面欠光滑，两侧声带活动正常，闭合时中段有间隙，室带充血明显。舌质红苔薄，脉细弦微数。

【中医诊断】喉瘤（痰火互结证）。

【西医诊断】声带鳞状上皮乳头状瘤（局限性间变）。

【治法】清火化痰。

【处方】夏枯草 12g，海藻 9g，昆布 9g，左牡蛎先煎30g，白花蛇舌草 18g，象贝母 9g，天花粉 9g，天冬 9g，麦冬 9g，知母 9g，生地黄 9g，生薏苡仁 12g，熟薏苡仁 12g，大补阴丸包煎12g。每日 1 剂，加水适量分 2 次煎服。共 7 剂。

【二诊】服药后，患者自觉咽喉灼热作干有所改善，但讲话时仍感声音嘶哑，喉头发胀，胸闷气急。检查见左声带乳头状瘤之色泽和形态大小如故。药证相符，病见改善，仍守前法出入进取。

于同年 12 月 11 日起，方中去海藻、昆布、生薏苡仁、熟薏苡仁，加牡丹皮 9g，炙鳖甲先煎18g，南沙参 12g，北沙参 12g，以冀清热泻火养阴之功。1985 年 1 月 12 日诊见患者讲话时不如前费力，口干胸闷基本消失，但多言时仍感喉部不适。左声带乳头状瘤由暗红色转为淡白色，大小同前，室带充血消退。辨证为痰结未化。于是方中去知母，加芋艿丸包煎12g。

【按语】此例患者是郑老较早治疗喉乳头状瘤的典型病例之一，患者反复手术，术后反复发作，均未能控制肿瘤的复发，根据辨证，以化痰散结、清化痰火为主治疗，主药以夏枯草、白花蛇舌草、薏苡仁、海藻、昆布化痰软坚，佐以化痰清热养阴为主。按此治疗原则随证加减治疗，前后共 18 诊，服用中药 118 剂，患者声带恢复正常，检查发现左声带乳头状瘤完全消失，两侧声带表面光滑，活动闭合均佳。经 2 年多的门诊随访，患者声音正常，左声带乳头状瘤亦未复发。

案二　声带白斑

陈某，男，64 岁，广东籍。1999 年 5 月 10 日初诊。

【主诉】声音嘶哑反复，加重 3 个月。

【现病史】患者常常发声沙哑，近 3 个多月来声嘶加重，讲话费力，喉部痰黏而干，时有喉部异物梗阻感，但进食吞咽无碍。

【既往史】有"慢性喉炎"史。

【检查】纤维喉镜检查见双侧声带慢性充血，右侧声带前 2/5 段表面有乳白色斑块状物覆盖，前中 1/3 交界处游离缘有一带蒂新生物，约 0.3cm×0.3cm 大小，质偏硬，表面欠光滑，双侧声带活动可，发音时声门有裂隙约 0.25cm 大小。于右侧声带前段表面取一小块组织做病理检查，发现右侧声带黏膜鳞状上皮有明显角化、变性、坏死的组织，有少量炎细胞浸润，诊断为声带白斑。舌尖红，舌苔薄腻。

【中医诊断】喉瘤（痰瘀互阻、阴虚火旺证）。

【西医诊断】喉白斑病。

【治法】化痰散瘀，养阴清热。

【处方】夏枯草 15g，天冬 10g，麦冬 10g，玄参 10g，南沙参 15g，生薏苡仁 30g，白花蛇舌草 30g，杜红花 10g，炙僵蚕 9g，白桔梗 6g，生甘草 6g。上方每日 1 剂，加水适量分 2 次煎服。共 7 剂。

【二诊】患者声嘶好转，间接喉镜检查见右侧声带前 2/5 段表面白斑及前中 1/3 交界处新生物较前皆有缩小。声带仍有明显充血，上方加生地黄 15g。每日 1 剂，加水适量分两次煎服。共 14 剂。

此后每次复诊随症加减：如声带充血明显，加生地黄、牡丹皮；大便干结难解者，加全瓜蒌。至 7 月 10 日复诊时，患者自诉发声已恢复正常，喉部黏痰消失，但多言时仍感喉干。内镜检查见右侧声带边缘呈淡红色，右侧声带前 2/5 段表面白斑及前中 1/3 交界处新生物全部消失。此后，患者每月来院复查 1 次，随访 18 个月未见复发。

【按语】该患者喉白斑病是在声带部位形成的不典型增生。病由七情所伤，以致肝气郁结，疏泄失常，气机阻滞不畅，久则气滞血瘀而成肿块。痰瘀互结在局部是其病理表现。而肺胃素有蕴热，或过食辛辣，或外感邪毒，或用声过度，皆会引起内外邪热相搏，造成声带局部的肿块与慢性充血的表现。因此，喉白斑病又与热毒伤阴关系密切，郑老在辨治喉白斑病的时候，非但从痰瘀互结考虑，更顾及局部的阴伤，因此，治疗上往往配合清热养阴药，如天冬、麦冬、玄参、南沙参、生地黄、牡丹皮之类。

案三　间变性喉白斑病

许某，男，57岁，干部。1999年10月5日初诊。

【主诉】反复声音嘶哑8年。

【现病史】患者8年前开始出现声音嘶哑，在外院检查诊断为间变性喉白斑病，此后声音嘶哑反复发作，前后共做手术5次，放疗1次。现仍发声嘶哑，喉部痰黏难咯，且有灼热胀痛感，多言则喉部灼热干痛感加重。

【既往史】有高血压病史数年。

【检查】纤维喉镜检查见右侧声带前段表面白色斑样物高出，中后段也有大片白斑病变，左侧声带前段见小片状白斑突起，双侧室带肿胀明显，双侧声带被遮挡，室带黏膜粗糙，但未见有赘生物生长。于右侧声带前段表面取一组织进行活检，病理报告提示"右侧声带鳞状上皮高度增生，过度角化及角化不全，部分区域上皮间变"。舌尖红，舌苔微黄中黑，脉弦滑。

【中医诊断】喉瘤（痰瘀内阻，肝火上炎证）。

【西医诊断】间变性喉白斑病。

【治法】化痰散瘀，清热平肝养阴。

【处方】夏枯草15g，海藻10g，昆布10g，生薏苡仁10g，白花蛇舌草15g，生地黄15g，杜红花10g，炙僵蚕9g，玄参10g，沙参10g，生甘草6g，天冬10g，麦冬10g，芙蓉叶10g。每日1剂，煎服2次。共7剂。

此后每周复诊1次，根据症状及局部检查情况增减方药。如大便干燥，加全瓜蒌；少寐，加紫丹参、炙远志；喉部胀痛灼热明显，加炙鳖甲等。

至2000年1月12日就诊时，患者自诉发声较前明显好转，喉干痰黏均有改善，但多言则感喉胀或有灼热感。舌苔薄腻尖红。纤维喉镜检查见右侧声带中后段表面粗糙，呈灰白色，左侧室带肥厚、超越，表面欠光滑，遮掩左侧声带，双侧声带活动可，声门大。于右侧声带中段取一组织进行活检，活检结果提示右侧声带部分鳞状上皮表层中等角化和不全角化，棘层肥厚，基底层细胞呈灶性轻度增生，细胞无异型性，符合无间变性喉黏膜白斑病理；另两小块鳞状上皮组织棘层和表面细胞水肿，基底细胞轻度增生，未见癌变。病情已见转机，再予前方加减治之。处方：夏枯草15g，白花蛇舌草15g，海藻10g，昆布10g，白桔梗6g，生甘草6g，生薏苡仁10g，生地黄15g，炙鳖甲15g，杜红花10g，炙僵蚕9g，天冬10g，麦冬10g，芙蓉叶9g。

2000年8月5日复诊：经中医药治疗10个月，目前发声基本恢复正常，但多言时自觉喉部干燥，或喉胀不适。纤维喉镜检查见右侧声带前中段表面仍有白斑突起，左侧声带中段边缘有一点状白色物突起，双侧室带肿胀，遮掩双侧声带。继续用中医药治疗观察。

【按语】喉白斑病，又称喉角化症，是一种以喉黏膜上皮增生异常或异常成熟、角化过度为特征的病变。从病理学角度来讲，本病可分为无间变性喉白斑病和间变性喉白斑病两种。前者仅呈鳞状上皮组织角化过度，后者则伴上皮组织呈不同程度不典型增生，且恶变率较高。目前，西医对本病除局部手术剥离或作密切随访观察外，仍无特殊疗法。因此，从中医中药中寻找有效的治疗方药很有必要。

郑老根据中医学理论，从临床证候入手，发现喉白斑病的临床表现常呈虚实兼见之象，为痰瘀夹阴虚的病理现象。因此，采用化痰散瘀为主的方法进行治疗。药用杜红花活血行瘀，炙僵蚕、白桔梗化痰消斑，辅以夏枯草、生薏苡仁、白花蛇舌草，皆有清热化痰之功，以助活血消斑之势，是本方主要的组成部分。同时，考虑到患者大多有喉部干燥之症，故伍以天冬、麦冬、生甘草以清热养阴利喉，况且白桔梗、甘草、僵蚕皆为中医利喉之要药。全方标本兼治，主辅有序，临床应用中发现对无间变性喉白斑病的疗效较佳。间变性喉白斑病恶变率较高，这与上皮不典型增生的范围和累及程度有关。如累及上皮的基底层者，为轻度；抵达上皮的中层，为中度；侵入上皮的全层者，则为重度。喉白斑病往往是在上皮呈现重度不典型增生的基础上进而发展为喉癌。因此，对于此类患者，要严密观察。

案四　喉白斑病

黄某，男，68岁。1993年9月11日初诊。

【主诉】声嘶1年余，加重3个月。

【现病史】患者1年余前无明显诱因下出现声音嘶哑，近3个月来加重，讲话费力，伴喉部干燥，痰黏，喉部有异物梗阻感，多言则喉部发胀，四肢皮肤微痒。

【既往史】有银屑病史及嗜烟史。

【检查】体检时神清，营养中等。四肢伸侧可见斑丘疹，表皮覆盖银白色鳞屑，边缘清楚，指甲稍增厚。纤维喉镜检查发现两侧声带前半段表面有一层白色斑片状物覆盖，并延及声带边缘，右侧声带中后段边缘约有 1mm×1mm 大小的白色点状物隆起，右侧披裂内下方也有约 4mm×5mm 大小的白膜突起。于前联合部右侧取一小块组织进行活检，活检结果提示声带黏膜表层显著增厚，表面角化过度及角化不全，而较深层未累及，黏膜下层有慢性炎细胞浸润，以淋巴细胞和浆细胞为主。舌苔薄，前半部分舌质红，舌中有裂纹，脉细弦带滑。

【中医诊断】喉瘤（阴虚火炎，兼夹痰湿证）。

【西医诊断】喉白斑病。

【治法】养阴清热，渗湿化痰。

【处方】玄参 9g，天冬 9g，南沙参 9g，麦冬 9g，生地黄 9g，炒知母 9g，炒黄柏 9g，川百合 15g，白桔梗 4.5g，炙僵蚕 6g，生薏苡仁 18g，全瓜蒌 15g。每日 1 剂，水煎，分 2 次服，连服 14 剂。

【二诊】患者连服 14 剂后，自觉喉部干燥及痰黏着感均有好转，但多言后喉部仍有异物感，发声沙哑，大便干燥，2～3 天 1 次。间接喉镜检查发现右侧声带中后段及右侧披裂内下方的白膜区消失，但两侧声带前半段仍有白斑覆盖，后段呈慢性充血，上方加生大黄 6g，嫩射干 4g，每日 1 剂，煎服 2 次。

此后每周复诊 1 次，治疗仍以上述基本方随症加减。至 11 月 16 日就诊时，患者诉说发声恢复正常，喉部也无不适。间接喉镜检查见喉部白斑全部消失，两侧声带呈淡红色，活动和闭合均良好，即嘱改服知柏地黄丸，每日 3 次，每次 6g；生脉饮 1 支（10mL），每日 2 次，连服 10 日，以巩固疗效。随访 2 年余（每月来院复查喉部 1 次），未见复发。

【按语】患者因年事高，惧怕手术而要求用中医药治疗。中医辨证为肺肾阴虚，虚火上炎，兼夹痰湿，结于喉部肌膜所致。全方以养阴清热、渗湿化痰为主。经治后患者的喉部干燥及痰黏着感均有好转，是阴虚渐充的表现，随着阴虚火炎的好转，局部的白斑也逐渐消失，继以知柏地黄丸和生脉饮收功，自始至终贯彻养阴清热的治法。

案五　喉非特异性肉芽肿

李某，男，43 岁。2008 年 12 月 12 日初诊。

【主诉】喉癌术后 1 个月，声嘶无改善。

【现病史】患者 1 个月前因喉癌在外院行垂直半喉切除术，术后因声嘶未见改善来诊。症见：发声嘶哑，咽痒微咳，时有痰中带血丝，登梯上楼时胸闷、气急。

【既往史】有喉癌病史。

【检查】颈前佩带气管套管，呼吸平稳，颌下淋巴结未触及。喉内镜检查：双侧室带光滑，右侧声带慢性充血，左侧声带下缘有一肉芽样组织隆起，呈灰白色，表面光滑，直径约 7mm。舌体胖、尖红，苔薄腻，脉细弦。

【中医诊断】喉瘤（痰热内阻，气阴亏虚证）。

【西医诊断】喉非特异性肉芽肿。

【治法】清化痰热，佐以益气养阴。

【处方】夏枯草 15g，白花蛇舌草 15g，姜竹茹 9g，炒枳壳 9g，茯苓 10g，生黄芪 15g，芙蓉叶 10g，天花粉 9g，桔梗 6g，生甘草 6g，炙僵蚕 9g，玄参 9g，沙参 9g。上方每日 1 剂，加水适量，分 2 次煎服。共 14 剂。

【二诊】患者坚持服药，每 2 周复诊 1 次，均以上方为基础加减。

2009 年 4 月 15 日复诊：4 月 12 日患者在外院已拔去气管套管，颈前切口处光滑；发声较前有所改善，上楼时胸闷、气急均有明显好转；但时有咽痒，偶有痰中带血丝。喉内镜检查：双侧室带、披裂均光滑，双侧梨状窝亦未见异常，声门区左侧瘢痕形成，声门裂尚在正常范围。此后停药，每个月随访 1 次，共随访 13 个月，喉部肉芽肿未见复发。

【按语】喉非特异性肉芽肿由非特异性炎症引起，好发于声带后部至披裂区，表现为单侧或双侧声带表面光滑的半圆球形肿块，呈红色、粉红色或灰白色，常见临床症状为声音嘶哑、发声时喉痛及咽喉异物感等。发病原因可能与机械性插管或反复的炎症刺激、食管反流有关。

郑老根据喉肉芽肿的临床表现即病理特点，总结喉肉芽肿的病机是痰湿内阻夹瘀上逆于喉所致。喉肉芽肿往往患病日久，在声带形成表面光滑的半圆球形肿块。因此，痰湿互结、并夹瘀滞是其局部的病理表现。

该患者因手术损伤，气管插管的器械性损伤，以至于痰热结滞喉窍脉络日久，经气郁滞不畅，故声音嘶哑，上楼时胸闷、气急。舌体胖、尖红，苔薄腻，脉细弦是痰热内阻，气阴亏虚的表现。方中茯苓、炒枳壳、姜竹茹，可行气利湿化痰；伍用炙僵蚕、桔梗、夏枯草可以有助于化痰散结；桔梗、生甘草为中医喉科化痰利咽之要药。因患者有喉癌病史，加白花蛇舌草、芙蓉叶清热解毒抗肿瘤；舌体胖予以生黄芪益气补虚；兼以玄参、沙参养阴清热。全方共奏清化痰热、益气养阴之效。

案六 慢性咽炎（一）

张某，男，47岁。1993年4月7日初诊。

【主诉】咽部异物感3年余。

【现病史】3年多的时间患者咽部如有异物感，如冰似水，自觉寒凉，吐之不出，咽之不下，经治数医，屡投姜附桂辛之品无效，痛苦不堪，只能饮热水以取快一时，伴有心悸，畏寒，时发热汗出，心烦不寐，多梦纷纭，口干。

【既往史】无。

【检查】舌嫩红、苔薄白，脉细数。

【中医诊断】喉痹（气阴两虚证）。

【西医诊断】慢性咽炎。

【治法】益气养阴。

【处方】生脉饮合桂枝加龙骨牡蛎汤。处方：人参6g，麦冬10g，五味子10g，桂枝10g，生龙骨15g，白芍12g，桔梗4.5g，法半夏4.5g，厚朴花4.5g，生姜3g，红枣5枚。每日1剂，水煎，分2次服，连服7剂。

【二诊】咽部异物感渐减，畏寒心悸已除，但仍多梦，原方加炙远志10g以交通心肾，继服7剂后，咽部异物感已除，诸症愈。

【按语】此症咽部异物感如冰块、畏寒、饮热水则舒乃阳虚无疑；然口干、失眠、多梦、心烦、舌嫩红、脉细数示心阴不足，前医不知，屡投生姜、附子、桂枝、细辛之品致心阴难复，阳虚亦难于上承咽喉，致使阴阳失调加重。故用生脉饮合桂枝加龙骨牡蛎汤调和阴阳，辨证得当，收效益彰。

案七 慢性咽炎（二）

李某，女，32岁。1993年10月10日初诊。

【主诉】咽喉干痛2个月余。

【现病史】患者咽喉干痛2个月余，曾服中药20余剂及西药先锋霉素等效果欠佳。来诊时咽喉疼痛，干燥，口苦不渴，心中烦闷，嘈杂似辣，形寒肢冷，纳食不佳，大便溏薄。

【既往史】无。

【检查】咽部检查：双侧扁桃体Ⅰ度肿大，咽后壁慢性充血，有滤泡增生。舌淡，苔腻微黄，脉缓。

【中医诊断】喉痹（寒热互结，气机失常证）。

【西医诊断】慢性咽炎。

【治法】寒热并调，佐以利咽。

【处方】法半夏6g，枳壳9g，黄芩9g，蒲公英30g，桔梗4.5g，黄连3g，干姜3g，甘草3g，金银花15g。水煎服，每日1剂，连服5剂。

【二诊】服药5剂后，咽喉干燥疼痛明显减轻，继服5剂，诸症悉除。

【按语】本例咽痛、嘈杂似辣、苔腻微黄，属胃中有热；而口干不渴、大便溏薄、形寒肢冷、舌淡、脉缓则属肠中有寒。纯用清热则胃热未除而中寒更甚，纯用温补则寒邪不散而胃火更炽。咽喉乃脾胃之门户，寒热互结于咽喉，气机阻滞，通畅不利，咽痛乃作。方中黄连、黄芩、金银花清郁热，干姜、半夏辛以散结，苦以降逆；枳壳、桔梗载药上行以宽胸利咽，蒲公英清热解毒。本方寒热并举，通畅气机，咽痛顽疴乃愈。

案八　声带小结

王某，女，28岁。1993年9月20日初诊。

【主诉】声音嘶哑半年余。

【现病史】患者的职业是教师，平素说话过多，半年余前开始出现声音嘶哑，伴有咽干不适，说话时间稍长则嘶哑加重，疲乏倦怠，痛苦不堪，性情急躁易怒，胸闷，五心烦热，午后为甚。

【既往史】无。

【检查】喉镜检查：双声带前中1/3处见对称性粟粒样突起，闭合不全。舌暗红、苔薄白而干，脉弦细。

【中医诊断】喉暗（气郁血滞痰凝证）。

【西医诊断】声带小结。

【治法】化瘀解郁，清热利咽。

【处方】生地黄12g，玄参10g，天冬9g，麦冬9g，绿萼梅5g，厚朴花4.5g，枳壳4.5g，桔梗4.5g，桃仁6g，浙贝母6g，丹参30g，生薏苡仁30g，夏枯草15g，生牡蛎15g，生甘草3g。水煎服，每日1剂，连服7剂。

【二诊】声嘶、咽干等症明显好转，药已对症，效不更方，服药30余剂而愈。喉镜检查：双侧声带色珠白，运动对称，闭合完全，声带完全恢复正常。

【按语】声带结节，用声过多，声道受损，津气被耗，声道燥涩，咽喉失于滋润故见咽干、声音嘶哑。日久气滞血瘀，脉络不利，阻于喉部而为结节。方中丹参、桃仁活血化瘀；绿萼梅、厚朴花、枳壳疏肝解郁而不伤津，故气行血畅，血行瘀除。加桔梗引药上行，直达喉部，配生地黄、玄参滋阴清热；夏枯草、生薏苡仁、浙贝母、生牡蛎化痰软坚散结。共奏行气、生津、化痰、化瘀、结散之功，病告痊愈。

案九　过敏性咽炎

胡某，女，30岁。2008年2月5日初诊。

【主诉】咽痒、干咳少痰2个月，加重10天。

【现病史】近3年来，患者每至春秋季节则出现咽痒干咳，往往持续数个月病情方有所缓解，近2个月来，又见上述症状复发，曾在外院用过激素及中药治疗，症情仍未得到控制。近10多天来，咽痒干咳呈阵发性，多言或夜间入寝时咽痒阵咳加重。饮食与大便均正常。

【既往史】孩提时有面部"奶癣"史。

【检查】咽部黏膜未见明显异常。舌苔淡黄，舌边有齿印。

【中医诊断】喉咳（正气不足，肺气不宣证）。

【西医诊断】过敏性咽炎。

【治法】益气扶正，宣肺止咳。

【处方】生黄芪20g，仙鹤草15g，炙麻黄4.5g，光杏仁9g，白桔梗6g，炙枇杷叶^{去毛包}9g，江剪刀草15g，生甘草5g。水煎服，每日1剂，连服7剂。

【二诊】2月12日，药后咽痒阵咳明显好转。但入寝时仍感咽部微痒，但不咳。再予前方继服10剂，以资巩固。随访1年许，未见复发。

【按语】本例"过敏性咽炎"又称为"喉源性咳嗽"，是以咽痒干咳，呈阵发性发作，舌边有齿印为特征者。正气不足，肺气不宣是其病机所在，故方用生黄芪、仙鹤草以补益肺脾之气扶正，取三拗汤加江剪刀草、白桔梗等宣肺止咳祛邪，疗效满意。

案十　变态反应性鼻炎

李某，男，28岁。2008年2月21日初诊。

【主诉】鼻痒、鼻塞、流清涕、打喷嚏5年，加重2个月。

【现病史】患者近 5 年来，时有鼻痒、鼻塞、流清涕、喷嚏等症，近 2 个多月来，病情有逐渐加重趋势，每遇气候变化或闻及异气则突发鼻痒打喷嚏，鼻塞，流清涕，甚则目睑四周发痒。曾用复方盐酸伪麻黄碱、氯苯那敏及呋麻滴鼻液治疗，病情未见明显改善。

【既往史】无。

【检查】前鼻镜检查发现鼻黏膜水肿明显，鼻腔多量水样分泌物。舌苔薄白，舌边有齿印。

【中医诊断】鼻鼽（肺脾气虚，卫阳不固证）。

【西医诊断】变态反应性鼻炎。

【治法】益气健脾，祛风通窍。

【处方】生黄芪 15g，焦白术 9g，防风 6g，生甘草 5g，苍耳子 6g，辛夷花 9g，石菖蒲 9g，柴胡 5g，五味子 3g，香白芷 9g，仙鹤草 15g。水煎服，每日 1 剂，连服 21 剂。

【二诊】上方共服 21 剂后，症情已有缓解，但早晨起床时有鼻痒打喷嚏，涕少。因考虑到患者罹病多年，时常反复发作，卫阳不振，治当加重方中生黄芪用量（30g），并嘱患者每天起床前先用手指上下按摩外鼻两侧皮肤，至皮肤有热感为度。活用上法连续 1 个月后，病情明显改善。1 年后随访，鼻腔过敏症状尚属稳定，即病势已去十之八九，对疗效感到满意。

【按语】患者平素有鼻痒、鼻塞、流清涕、喷嚏等症，检查发现鼻黏膜水肿，鼻腔多量水样分泌物，病属变态反应性鼻炎无疑。患者曾经自以为是感冒而口服复方盐酸伪麻黄碱，用药无效，而上述症状的反复发作令患者非常苦恼，之后虽口服氯苯那敏及用呋麻滴鼻液能缓解症状，而终究达不到预想效果。患者流大量清水样涕，舌苔薄白，舌边有齿印。辨证当属肺脾气虚之证。因此，治宜益气健脾，祛风通窍。方用玉屏风散加减以益气健脾，御风固卫。方中苍耳子、辛夷花、石菖蒲合用通鼻窍，防风、香白芷、柴胡合用还可止痒。患者鼻腔黏膜水肿严重故以五味子和仙鹤草收涕消肿。复诊时重用生黄芪 30g，以益气固表，并结合外鼻按摩法，以改善鼻腔血液循环，对于提高本病的治疗效果，有一定助益。

案十一　舌部溃疡

李某，女，73 岁。2009 年 8 月 25 日初诊。

【主诉】反复舌根部疼痛 9 年。

【现病史】近 9 年来，患者反复发作舌根部疼痛，经外院检查为"舌根部溃疡"，曾在外院采用中西药治疗，病情未见好转。9 年中咽部疼痛时轻时重，从未间断过，尤其是吞咽或张口时局部疼痛加剧，噤若寒蝉，苦不堪言。口不干，大便欠畅。

【既往史】无。

【检查】咽部检查见舌根部两侧黏膜溃疡，约 1.5cm×2.5cm 大小，四周充血，中央微凹，呈淡黄色，颌下淋巴结未扪及。舌苔微黄，边有齿印。

【中医诊断】口疮（相火上炎证）。

【西医诊断】溃疡性咽炎。

【治法】清热泻火利咽。

【处方】挂金灯 9g，金银花 12g，白桔梗 6g，生甘草 5g，肥知母 9g，全瓜蒌 15g，川黄连 3g，野蔷薇根 30g。水煎服，每日 1 剂，连服 14 剂。

【二诊】服用 14 剂后，上述症状未见明显改善。考虑到患者年事已高，又患病多年，舌边有齿印。知其正虚体弱，乃属虚中夹实之证，病情顽固，治宜清补兼施。拟方：生黄芪 30g，生地黄 6g，白桔梗 6g，生甘草 5g，挂金灯 9g，金银花 12g，全瓜蒌 15g，野蔷薇根 30g。上方共服 30 余剂，其中曾加用制何首乌等药。服药期间，症状改善明显，检查见舌根部溃疡愈合，1 年后随访，据患者称述，对疗效感到满意。

【按语】本例是顽固性舌根部溃疡，患者咽喉疼痛，舌根部溃疡反复不愈，虽有上热之候，但口不干，大便欠畅。舌边有齿印，故除用清热泻火和血消溃法外，复诊时重用了生黄芪一味，旨在温养脾胃而生肌，补益元气而振奋身体抗病能力。重用生黄芪，病见转机，证实了古称生黄芪为疮疡要药，实非虚传也。

案十二 声带麻痹

庄某，男，52 岁。2012 年 1 月 18 日初诊。

【主诉】声音嘶哑 1 个月余。

【现病史】患者 1 个多月前因患"甲状腺腺瘤"，在外院行手术治疗后，即出现声音嘶哑，用力提气也不能发出声音，经人介绍前来上海中医药大学附属曙光医院诊治。纳谷基本正常，腹部无甚不适，但大便稀溏，日行 3～4 次。

【既往史】有慢性胃肠炎，甲状腺腺瘤。

【检查】喉内镜检查发现左侧声带外展内收功能失灵。舌体胖色淡，边有齿印。

【中医诊断】喉喑（肺脾虚弱证）。

【西医诊断】声带麻痹（左侧）。

【治法】益气健脾，和胃利喉。

【处方】生黄芪 15g，党参 15g，焦白术 9g，白茯苓 10g，白桔梗 6g，夏枯草 10g，净蝉蜕 4.5g，生甘草 5g。水煎服，每日 1 剂，连服 7 剂。

【二诊】2012 年 1 月 25 日。连服上方 7 剂后，声嘶未见改善，喉内镜检查见左侧声带固定。再予上方加减治之：生黄芪 30g，潞党参 15g，焦白术 9g，白茯苓 10g，夏枯草 10g，鸡血藤 15g，生甘草 5g，白桔梗 6g。连服 14 剂后发音基本恢复正常，但多言后仍感讲话费力。喉内镜检查发现左侧声带外展内收尚可，但发 "yi" 音时声带中段约有 1mm 大小的间隙。苔薄，舌边齿印不若以前明显。既获效，再予上方连服 14 剂，以资巩固。

【按语】目前，采用中医药来治疗声带麻痹的个案报道临床当属鲜见。从本例的治疗结果来看，疗效尚称满意。并给予两个提示：一是对于舌体胖边有齿印者，宜重用生黄芪和党参的剂量；同时，此两种中药同用，又可相得益彰，以起到提高补益肺脾之气的功效。二是方中加入鸡血藤，功专补血行血，舒通筋脉，故对改善声带活动功能有一定效用，值得进一步观察研究。

案十三　耳眩晕

吴某，女，32 岁。2009 年 3 月 18 日初诊。

【主诉】旋转性眩晕半天。

【现病史】患者曾有突发性眩晕发作史。今早起床时突然感到眩晕，视物旋转，不敢睁眼视物，头重如蒙，动则眩晕加剧，欲恶心作吐，伴左耳鸣，四肢乏力。

【既往史】无。

【检查】舌苔黄腻，边有齿痕。

【中医诊断】耳眩晕（气虚湿阻，虚阳上越证）。

【西医诊断】眩晕综合征。

【治法】益气渗湿，平肝止眩。

【处方】生黄芪 20g，建泽泻 30g，焦白术 9g，陈皮 6g，姜半夏 6g，天麻 6g，嫩钩藤[后下]15g，白蒺藜 9g。水煎服，每日 1 剂，连服 7 剂。

【二诊】2009 年 3 月 25 日复诊，头晕目眩略有减轻，双目视物晃动感不如前几天明显，但耳鸣未已，四肢乏力，舌淡边有齿痕。此乃气虚未复使然。再予原方加味治之。上方加潞党参 10g，潼蒺藜 9g。继服 34 天后，眩晕等诸症已趋稳定。

【按语】眩晕之成因，古人有"髓海不足，则脑转耳鸣""无虚不作眩"和"无痰不作眩"等学说，其证候不外乎虚实两类，辨证亦不离虚实两途，此乃为辨证之要旨。然临床上也有虚实并见之候，本例即是。其虚象表现为舌苔微腻边有齿痕、四肢乏力，其实象则表现为眩晕突发，不能睁眼视物，头重如蒙，动则眩晕加剧，欲恶作吐。所以治用生黄芪、焦白术等补益正气；用二陈汤以涤痰和胃，伍以天麻、嫩钩藤、白蒺藜等平肝止眩治其实，乃效法叶天士"涤痰健中，熄风可缓晕"之治法也。由于辨清证候，抓住病机，标本兼顾，因而诸症得以缓解。

案十四　声带息肉样变伴白斑

贾某，男，61 岁。2012 年 1 月 18 日初诊。

【主诉】声嘶 3 个月，加重 10 天。

【现病史】患者 3 个月前无明显诱因下出现声音嘶哑，未引起重视。近 10 天患者声音嘶哑加重，自觉喉干，痰黏难咯，时有异物感，进食及吞咽均无碍，大便正常。

【既往史】患者有吸烟史 40 年，每日 1 包。

【检查】喉镜检查双侧声带慢性充血，双侧声带肿胀呈鱼腹样，边缘光滑，右侧声带表面覆有白色斑样物，双侧声带运动对称，闭合不全（图 1）。舌苔薄腻，舌尖红。

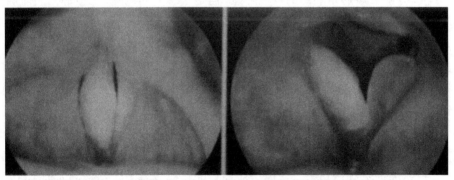

图 1　双侧声带鱼腹样水肿，右侧声带表面覆有白色斑样物（治疗前）

【中医诊断】喉喑（痰瘀交阻，夹有阴虚证）。

【西医诊断】声带息肉（双侧），右声带白斑。

【治法】化痰祛瘀，养阴利喉。

【处方】夏枯草 25g，白花蛇舌草 30g，白桔梗 6g，生甘草 6g，半枝莲 10g，杜红花 9g，炙僵蚕 6g，玄参 9g，沙参 9g，生薏苡仁 30g，天花粉 9g，天冬 9g，麦冬 9g。水煎服，每日 1 剂，连服 14 剂。

【二诊】2012 年 2 月 1 日复诊。服药后喉干痰黏好转，发声有时好转，讲话不若以前费力。喉镜检查见双侧声带仍呈慢性充血，但其肿胀程度不若前甚。治按前法，上方加蝉蜕 4.5g。

【三诊】2012 年 2 月 29 日，上方连服 4 周后复诊，发声基本恢复正常，喉部痰黏及喉干与多言有关。喉镜检查见双侧声带慢性充血，右侧声带鱼腹样息肉及表面白色斑样物均消退，左侧息肉也见明显消退。苔薄舌尖红。上方去蝉蜕加炙龟板 15g，以滋阴潜阳，给药 14 剂。

5 月 12 日门诊随访，喉镜检查：双侧声带未见新生物，活动佳（图 2）。

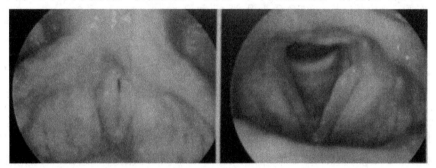

图 2　双侧声带鱼腹样水肿消退，右侧声带表面白色斑样物消失（治疗后）

【按语】喉白斑病是喉部的良性肿瘤，但是有恶变的危险，也被称为癌前病变。喉暗有虚实之分，实证者多由风寒、风热、痰热犯肺，以致肺气不宣，邪滞喉窍，声户开合不利而病，即所谓"金实不鸣""窍闭而暗"。虚证者多因脏腑虚损，喉窍失养，声户开合不利而致，即所谓"金破不鸣"。而喉白斑病和喉乳头状瘤往往是虚实夹杂证。郑老总结喉白斑病和喉乳头状瘤的病机是痰瘀互结为主，根据辨证还有兼夹阴虚者、热毒偏重者不等，痰瘀互结于局部是其局部的病理表现。肺胃素有蕴热，若再过食辛辣，或外感邪毒，或用声过度，则内外邪热相搏，肺胃火热循经上蒸咽喉，痰热交蒸，久滞咽喉而成肿块。该患者有吸烟史 40 年，每日 1 包。长期的烟毒刺激声带，故而造成局部的痰瘀互结。舌苔薄腻，舌尖红则为阴虚之象。治以化痰祛瘀，养阴利喉，证治相合，故而应手取效。

案十五　间变性喉白斑病

梁某，男，40 岁。2011 年 8 月 31 日初诊。

【主诉】声音嘶哑 1 年。

【现病史】患者于 1 年前无明显诱因出现声音嘶哑，经外院诊断为喉白斑病。此后 9 个月之间因"喉白斑病"共行手术 2 次，末次手术时间为 2011 年 7 月 2 日，术后 2 周，又出现声音嘶哑。平素多言后则感喉干痰黏，甚则喉部隐痛。8 月 25 日病理报告示（声带）鳞状上皮角化不全，局灶鳞状上皮中度异型增生。

【既往史】无。

【检查】喉镜检查见双侧声带慢性充血，双侧声带前中段 1/3 处见息肉样突起，表面附有白斑样物（图 3）。舌苔薄腻，舌尖红。

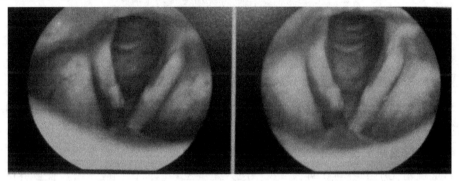

图 3　双侧声带前中 1/3 处见息肉样突起，表面附有白色斑样物（治疗前）

【中医诊断】喉瘤（痰瘀交阻，夹有阴虚证）。

【西医诊断】间变性喉白斑病。

【治法】化痰祛瘀，佐以养阴利喉。

【处方】夏枯草 30g，白花蛇舌草 30g，生薏苡仁 30g，白桔梗 6g，生甘草 6g，半枝莲 15g，玄参 9g，南沙参 9g，天冬 9g，麦冬 9g，天花粉 10g，杜红花 9g，炙僵蚕 6g，海藻 10g，昆布 10g，炙龟板 10g。水煎服，每日 1 剂，连服 14 剂。

【二诊】2011 年 9 月 14 日复诊，声音嘶哑较前略有好转，双侧声带前中 1/3 交界处见息肉样突起，表面附有白斑样物。此后，每 2 周复诊 1 次。根据临床症状加减用药，并嘱禁烟，戒酒，以及禁食羊肉、杨梅等"火"气大的食品。经上述中药内服治疗 3 个多月后，患者诉发声较前响亮，讲话不费力，但多言后喉部仍有异物感。喉镜检查见双侧声带慢性充血，左侧声带表面有少许白色斑样物。既获效机，宜予前方继续治之。

2012 年 2 月 8 日复诊时诉发声已复正常，喉镜检查见双侧声带呈慢性充血，白斑消退，双侧声带表面光滑（图 4）。门诊随访 3 个月，未见喉白斑病复发。

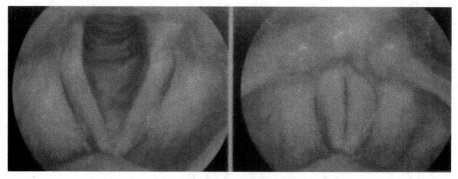

图 4 双侧声带白斑消退，声带边缘光滑（治疗后）

【按语】喉白斑病是比声带息肉和声带小结严重的肿瘤性疾病，在声带形成不典型增生或肿瘤细胞。由于七情所伤，以致肝气郁结，疏泄失常，气机阻滞不畅，久则气滞血瘀而成肿块，所以，痰瘀互结于局部是其局部的病理表现。患者一般表现为声嘶日久，咽喉梗阻不利，甚则失声，气喘痰鸣，口苦口干，胸闷不舒，舌质红或暗红，舌边或有瘀点，可伴有咽干舌燥，便结尿黄，舌红苔黄，脉弦或弦滑数。检查见喉部肿物色暗红或白色斑样物附着。该患者病理活检示（声带）鳞状上皮角化不全，局灶鳞状上皮中度异型增生。故而在化痰祛瘀，佐以养阴利喉的基础上兼以清解热毒，方中红花活血化瘀，僵蚕、桔梗化痰散结，半枝莲、白花蛇舌草、海藻、昆布、炙龟板、生甘草兼用可解毒消肿、软坚散结。

案十六　喉乳头状瘤伴喉肉芽肿

曹某，女，8岁。2008年4月8日初诊。

【主诉】声音嘶哑3年。

【现病史】患者3年前无明显诱因下出现声音嘶哑，经外院检查明确了喉乳头状瘤的诊断。近2年间反复复发，先后接受手术治疗4次，末次手术时间为2008年1月28日。术后1个月后，又见声音嘶哑，且日渐加重，来诊时发声嘶哑，言语费力，喉部有异物感，时有清嗓，微咳，入寐时头汗多，饮食、大便均正常。

【既往史】无。

【检查】喉镜检查见双侧声带水肿，左侧声带表面突起，左侧声带前部下缘有一新生物隆起，约6mm×3mm大小，表面光滑，呈灰白色（图5，黑线条内）。病理学检查示（左声带表面）为鳞状乳头状瘤，（下缘）为肉芽组织增生。舌淡红，苔薄腻。

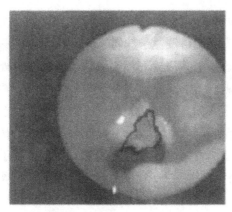

图 5　喉镜检查（治疗前）

【中医诊断】喉瘤（痰湿夹瘀证）。

【西医诊断】喉乳头状瘤，喉肉芽肿。

【治法】化痰除湿，佐以祛瘀利喉。

【处方】姜竹茹 9g，白茯苓 10g，白花蛇舌草 30g，生牡蛎^{先煎}30g，夏枯草 15g，生薏苡仁 30g，川红花 9g，炙僵蚕 6g，白桔梗 6g，生甘草 5g。水煎服，每日 1 剂，连服 28 剂。

【二诊】2008 年 5 月 6 日复诊，声音嘶哑较前有所改善，清嗓动作明显减少，此后每 2 周复诊 1 次，根据临床症状加减前药，如大便欠畅者，加全瓜蒌；食欲减少者，去炙僵蚕，加谷芽、麦芽等。2008 年 8 月 25 日复诊时发声基本恢复正常，纳出增加。喉镜检查见左侧声带前 1/3 处边缘微突起，如芝麻大小，表面光滑，内收外展活动良好，双侧室带及声门区均正常（图 6）。继服药 14 剂，以巩固疗效。随访 1 年未见复发。

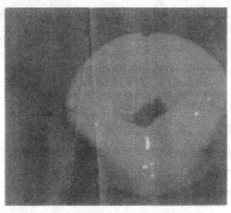

图 6　喉镜检查（治疗后）

【按语】喉良性肿瘤以喉乳头状瘤最为常见，其他如血管瘤、纤维瘤、神经纤维瘤等较少见。喉乳头状瘤可发生于任何年龄，但以 10 岁以下儿童多见，目前多认为与病毒感染有关。成人多发于一侧声带边缘或前联合处，极易恶变，有的认为属于癌前期病变。儿童喉乳头状瘤多发于声带、室带、喉室等处，并可向声门下或气管、支气管扩展，形成呼吸道乳头状瘤病，较易引起呼吸道堵塞。治疗主要是在喉镜下彻底切除瘤组织，小儿患者可配合干扰素、转移因子等免疫疗法，但效果不理想。该患者就是喉乳头状瘤复发的典型。反复手术 4 次，并引起肉芽组织增生，在化痰除湿，佐以祛瘀利喉的治疗原则下，喉乳头状瘤很快得到了控制，并逐渐缩小。

案十七 喉肉芽肿

杨某，男，39 岁。2011 年 9 月 21 日初诊。

【主诉】声音嘶哑 1 个月。

【现病史】患者因诊断为（左声带）原位癌于 2011 年 7 月 25 日行手术治疗，术后 1 个月后喉镜检查时发现左侧室带充血，右侧声带慢性充血，声门区左侧见肉芽肿样新生物突起（图 7）。患者来诊时诉发声低沉，喉部痰黏，难以咯出。

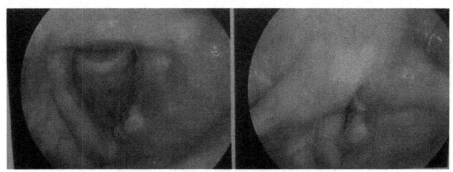

图 7 声门区左侧肉芽肿样新生物（治疗前）

【既往史】有"喉癌"史。

【检查】舌苔薄腻。

【中医诊断】喉瘤（痰湿夹瘀证）。

【西医诊断】喉肉芽肿。

【治法】化痰除湿，佐以祛瘀利喉。

【处方】姜竹茹 10g，炒枳壳 6g，夏枯草 30g，白花蛇舌草 30g，生薏苡仁 30g，白茯苓 10g，杜红花 9g，白桔梗 6g，玄参 9g，南沙参 10g，生甘草 6g。水煎服，每日 1 剂，连服 14 剂。

【二诊】2011 年 10 月 5 日复诊，自觉喉部较前舒适，喉部痰黏感不若前甚，多言也不感喉胀。此后每 2 周复诊 1 次。至 2011 年 11 月 11 日复诊时，诉发声较前响亮，喉部痰黏感基本消失，但多言时有喉干，不思饮水。喉镜检查声门区左侧中段略充血，前 1/3 处小突起（图 8），治按前法，方药略作加减：姜竹茹 10g，炒枳壳 6g，白花蛇舌草 30g，夏枯草 30g，半枝莲 10g，白桔梗 6g，白茯苓 10g，生薏苡仁 30g，生甘草 5g，杜红花 9g，玄参 9g，沙参 9g。上方连服 14 剂，门诊随访 10 个多月，喉肉芽肿未见复发。

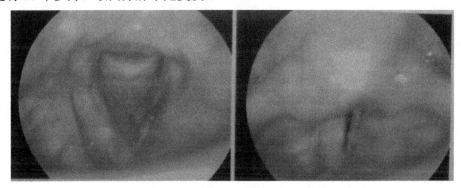

图 8　声门区左侧中段略充血，前 1/3 见小突起（治疗后）

【按语】喉肉芽肿分为特异性和非特异性两大类，前者与结核、梅毒等特异性感染有关；后者由非特异性炎症引起。该患者是喉非特异性肉芽肿。喉非特异性肉芽肿好发于声带后部至披裂区，表现为单侧或双侧声带表面光滑的半圆球形肿块，呈红色、粉红色或灰白色，常见临床症状为声音嘶哑、发声时喉痛及咽喉异物感等。发病原因可能与机械性插管或反复的炎症刺激、食管反流所引起。多由于痰湿结滞喉窍脉络日久，经气郁滞不畅，痰湿兼有血瘀结聚喉窍，故声音嘶哑或发声时喉痛或咽喉异物感等，血瘀痰凝，黏附声带，故喉内有异物感、痰黏着感；黏液附其上，是痰湿的表现。治以活血行瘀、化痰散结、行气利湿。全方以化痰利湿和化痰散结为主药，突出了喉肉芽肿以痰湿为主的病理基础。

海派

下篇　张氏喉科的传承与发展

第一章 张氏喉科的建立

　　张赞臣，名继勋，晚号壶叟，江苏武进蓉湖人，出生于中医世家，幼承庭训，祖、父都是名中医。父张伯熙著有《蓉湖张氏医案》10卷，与谢利恒、恽铁樵、丁甘仁一起，人称孟河"医林四杰"。张氏髫龄时从父习医，1923年秋，以同等学力考入丁甘仁先生主办的上海中医专门学校3年级学习。1年后跳级进入谢利恒先生主办的上海中医大学5年级继续深造，并跟随曹颖甫、包识生两位先生临诊实习，1926年以优异成绩毕业（5年制）。良好的家教、名师的指点，加上自己勤奋不懈，当时年轻的他学业猛进，医术日精。1926年张赞臣与同学杨志一、朱振声为"结合国医同志，共策学术之进展，增进民族之健康，唤醒同仁，团结一致，抗御外来侵略"而创办了"上海医界春秋社"，并任执行主席，成为中医近代史上成立时间较长、组织较健全、范围较广、影响较深的学术团体之一，同时主编出版了《医界春秋》杂志，前后历时11年之久，共出版123期，不仅行销全国，还远销到日本、朝鲜、东南亚和欧美等地，是中华人民共和国成立前历史久长、影响深广的中医刊物之一。1929年在当时国民党政府召开的"全国卫生会议"上有些人提出了"废止中医案"。消息一经传出，受到全国中医药界人士的强烈反对，张赞臣感到这是关系中医事业存亡的大事，毅然以"医界春秋社"的名义发出全国通电予以反对，得到全国各省医药团体的广泛响应。1929年3月17日，在上海举行全国医药团体代表大会，推举谢利恒等五人赴南京请愿，张赞臣任随团秘书。会上成立全国医药团体联合总会，张赞臣被推为执行委员兼宣传部主任，口诛笔伐，大造声势，终于迫使国民党政府撤销原案。《医界春秋》为此出版"中医药界奋斗号"专刊，后来又编成《废止中医案抗争之经过》一书。此后，汪精卫仍蓄意废除中医中药，阴谋阻挠允许中医合法存在的"国医条例"颁布。张赞臣闻讯后，设法获得汪精卫密谋此事的信件，将原件影印披露，并亲自撰文，严词批驳，不顾个人风险，与汪精卫作尖锐斗争，在中医药界引起极大震动，造成强大的舆论压力，终使南京政府颁布"国医条例"。《医界春秋》当时被中医同道称为"中医之喉舌，吾道之干城"，在当时维护中医事业生死存亡的斗争中，张赞臣做出了不可磨灭的功绩。1931~1940年张赞臣先后任中国医学院及上海中医学校教授、上海中医研究会理事长等职，1952年其率先响应政府号召，放弃私人诊所，加入国家医疗单位工作，筹建上海市公费医疗第五门诊部，并任副主任，1956年他出任上海市卫生局中医处副处长，1960年任上海市中医文献研究馆副馆长，并历任上海市第五、七届人大代表，上海市第一、二、四、六届政协委员，中国农工民主党上海市委副主任及顾问，国家科委中医专题委员会委员，中华全国中医学会理事及中医耳鼻喉科学会名誉主任，南阳张仲景国际研究会名誉会长，上海中医学院教授及耳鼻喉科教研组主任等职。他把自己多年珍藏的一批医史文物及资料献给南阳医圣祠和上海中医学院医史博物馆。

张赞臣在任上海市卫生局中医处副处长期间，为发展上海中医事业做了大量工作，1956年、1959年、1960年三次获嘉奖，时任卫生部中医司司长吕炳奎同志对张赞臣做出"为上海中医机构的建设有所贡献"的评语。

1970年由张赞臣教授在上海中医药大学附属曙光医院最早创立中医喉科，临床上强调"五官疾病整体论"，诊断上首创"舌下经脉诊察法"，注重"咽喉局部望诊""鼻甲䪼色辨证"等，在治疗上创制"金灯山根汤""养阴利咽汤""前胡玉屏汤"等众多经验良方，标志着"张氏喉科"的成立。

第二章 张氏喉科的发展和现状

张赞臣深感要发展中医药事业，必须注重人才的培养，所以对中医教育事业非常热心。他1928年创办国医讲习所，1931～1937年在中国医学院任教授，1934年任苏州国医研究院讲师，1937年与余无言等克服重重困难，合办上海中医专科学校，任总务主任兼医史学教授，在沦陷孤岛期间坚持中医教育，他编写的《中国诊断学纲要》《中国历代医学史略》《本草概要》等书，当时成为国内多所中医学校的教材，很受欢迎。如《中国诊断学纲要》先后重版5次，为上海中国医学院、无锡中国针灸学校、兰溪中医专门学校、湖南中医专门学校、苏州国医学校、汕头国医讲习所等采用。1954年其任上海市卫生工作者协会主办的中医温课班副主任兼本草学教师，自编本草讲义；1956年参加上海中医学院筹建工作，先后任方药教研组及耳鼻咽喉科教研组主任；接受国家卫生部委托，1978年负责全国喉科医师进修班；1980年任全国高等医学院校中医喉科班班主任，同年还承担上海市中医喉科进修班教学；1985年间带教喉科硕士研究生一名；1990年成为我国首批500名名老中医学术经验继承工作指导老师，培养学术继承人。张赞臣热情支持中西医结合，1956年及1975年分别担任上海市第一、六届西学中喉科专修班教师，1977年始至1981年患中风为止，每周到上海市第一人民医院及第一医学院眼耳鼻喉科医院会诊，结合病例给西医辅导指点，毫无保留，手把手相教，循循善诱，且疗效显著，学生无不敬服。

中华人民共和国建国初期，时任国家卫生部副部长王斌和贺诚提出"改造中医"的方案，其实质也是要消灭中医，张赞臣知道后，立即以上海市中医学术研究会名义召开座谈会进行讨论，会后将讨论内容整理为"中医科学化"的小册子，分发到全国，产生了很大的影响，党中央和人民政府很快就批评了王斌、贺诚的错误，并在第一次全国卫生会议上确定了"团结中西医"的政策，才有了今天中医事业医、教、研全面蓬勃发展的局面。在庆祝党成立60周年纪念时，张赞臣在《解放日报》以"古木重荣缘春浓"为题发表文章，对中医事业的新生，欣欣向荣，感慨万端，欣慰不已。张赞臣从事医学临床工作60多年，为发展中医，在学术上也做出很多贡献。1960年以来，因看到中医喉科后继乏人，将要失传，所以他集中精力重点从事中医耳鼻咽喉科工作。他在各种会议上慷慨陈词，又在《健康报》《文汇报》上撰文，向社会呼吁，要重视中医喉科学术的继承和抢救，同时毫无保留地公开自己在喉科方面的学术观点和经验。1981年出版了以总结喉科经验为主的专著《张赞臣临床经验选编》，深受读者欢迎，三次重印共约5万册。他常以"不敢落后于可师之古贤，落后于可畏之后生"自勉。在他早年的著作中就已吸收部分西医的解剖、生理知识为己所用。他热心支持中医现代化，主张"中医应在坚持其特色及原则的前提下，用现代科学技术武装自己，以取得更快发展"。正因张赞臣具有这种既勤求古训，又改革创新的精神，因此在各方面颇多发明。例如，他不囿于桔梗性升，禁用于咽喉之旧论，通过长期临床摸索，得出应用得当它"有引经报使之功，而决无引火上行之弊"的结论。他根据"筋者，肝之合也，筋者……脉络于舌本"的理论，首创"舌下经脉诊察法"，从望舌下系带及两旁脉络之色泽、粗细、迂曲程度，作为辨证的根据之一，丰富和发展了中医喉科的诊断方法。他认为前人对喉痈的命名，名目繁多，混淆不清，有碍诊断，故提出应以部位命名，以咽关为界，分为喉关痈（骑关痈）、外喉痈、里喉痈三种，使之提纲挈领，便于临床应用。再如在治疗神经性耳聋时，他发现用西药硫酸软骨素对于有脾虚见证的患者疗效差，因此提出用西药也需辨证施治的观点，给人以启迪。

张赞臣是名副其实的中医临床家和教育家，学验俱丰，医学饮誉海内外。学术上独树一帜，自创名法名方，他总结了治疗咽喉疾病的经验，创立"金灯山根汤""养阴利咽汤""前胡玉屏汤""喉疳清解汤""聪耳汤""消瘤汤"等十余首经验方，还贡献了不少家传外用验方，这些验方临床施用，疗效卓著。主要专著如《中医诊断学纲要》《咽喉病新镜》《中国历代医学史略》《方药考论类编》《本草概要》《简明经穴治疗学》《张赞臣临床经验选编》《中国喉科集成》等10余部，很受读者欢迎，为中医事业留下了一批宝贵财富。

上海中医药大学附属曙光医院在1970年由全国名老中医张赞臣教授在上海最早创立中医喉科。张老开创中医喉科后，通过自己带徒、科内资深中医师带徒、市内举办学习班带徒等方式，先后培养了多名中医特色鲜明，有较强科研意识的专科特色化人才，形成了一支完整的特色梯队。梯队成员先后在科内开设了多个专科，如眩晕专科、鼻窦炎专科、声带小结及声带息肉专科、耳鸣专科等。郑昌雄教授是上海中医药大学附属曙光医院张氏喉科的主要传承人。郑昌雄教授1963

年从福建中医学院本科医疗专业毕业后被分配到上海，跟随国内著名老中医张赞臣教授临证学习，继承张老的学术经验，深得其传。郑昌雄从事医疗工作 50 余年，在中医药治疗耳鼻咽喉科疾病方面积有着丰富的临床经验，对喉白斑病、喉乳头状瘤、声带息肉、鼻咽炎及复发性口腔溃疡等疑难杂症的治疗尤有独到之处；在理论上也有着独到见解，认为耳鼻咽喉科疾病虽属局部病变，但其生成多与人体内在功能失衡有关，重视局部检查所见与临床症状相结合的辨证方法。如郑昌雄教授这般热爱中医喉科，并用中医药治疗耳鼻咽喉科疾病的中医名家，目前在上海地区可谓是凤毛麟角。就上海地区中医喉科来说，张氏喉科的发展日渐凋零。由于各方面的历史原因，中医耳鼻咽喉科的传承出现了危机，人才紧缺，特色优势项目不能开展，临床疗效堪忧。目前，在上海从事中医耳鼻咽喉科的人员非常少，其中张氏喉科的传承更是匮乏。

第三章　张氏喉科的传承意义

　　耳鼻咽喉科是诊断治疗耳、鼻、咽喉及其相关头颈区域的外科学科。随着科技的进步与发展，医学各科相互渗透和促进，拓展了耳鼻咽喉科的范畴，耳显微外科、耳神经外科、侧颅底外科、听力学及平衡科学、鼻内镜外科、鼻神经外科（鼻颅底外科）、头颈外科、喉显微外科、嗓音与言语疾病科、小儿耳鼻咽喉科等的出现，大大丰富了耳鼻咽喉科的内容。借助于现代科技和病理生理基础的发展，目前西医耳鼻喉科的诊疗技术已有长足的发展，重点关注的病种在鼻窦炎的诊治、咽喉和头颈部的肿瘤防治，以及内耳和中耳疾病方面，尤其在外科手术技术方面，治疗的范围逐渐拓展，手术方式向微创发展，但重难点疾病仍然没能攻克，如慢性鼻窦炎的诊治、鼻窦炎的复发、过敏性鼻炎的防治、喉癌前病变的防治、内耳功能性疾病及耳鸣耳聋方面，都遇到了举足不前的困难，而张氏喉科在这些重点、难点疾病方面有着特色的中医诊疗技术和不容置疑的临床疗效，张氏喉科尤其在过敏性鼻炎的防治、耳鸣耳聋的诊治和喉癌前病变的防治方面取得了一定的成绩，获得了同行的认可。

　　深入挖掘整理张赞臣的学术思想，研究推广其流派的特色技术，本着以发挥中医药特色优势为根本宗旨；以研究提炼流派学术思想为研究基础；以推广应用流派特色技术为核心要求；以培养流派传人为重点任务；以提高临床疗效为最终目的。加快流派传承人才培养，目的就是发扬中医优势，拓展中医喉科人才。

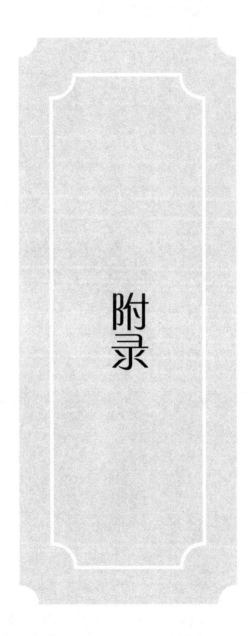

附录

附一 张氏喉科流派传承脉络略图

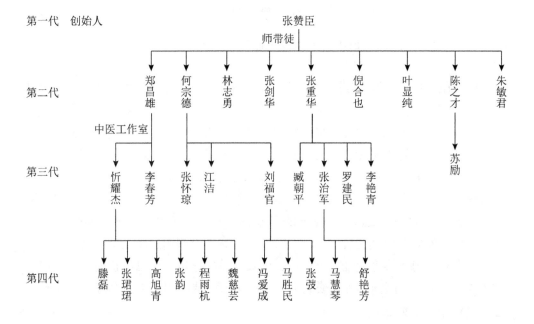

第一代 创始人 ····················· 张赞臣
　　　　　　　　　　　　　　　　师带徒

第二代　　郑昌雄　何宗德　林志勇　张剑华　张重华　倪合也　叶显纯　陈之才　朱敏君

中医工作室

第三代　　忻耀杰　李春芳　张怀琼　江洁　　刘福官　臧朝平　张治军　罗建民　李艳青　　苏励

第四代　　滕磊　张珺珺　高旭青　张韵　程雨杭　魏慈芸　冯爱成　马胜民　张弢　马慧琴　舒艳芳

附二 郑昌雄论文选录

张 赞 臣

上海中医学院附属曙光医院 郑昌雄 张剑华

张赞臣（1904—），名继勋，以字行，晚号壶叟，江苏武进蓉湖人，中医喉科专家。

祖有铭，父伯熙均为当地名医，擅长内、外科。张氏髫令时从父习医，年方弱冠，就读于上海中医专门学校，嗣复转学于上海中医大学。由于勤恳好学，深得当代名医谢利恒、曹颖甫、包识生诸前辈的器重。毕业后，悬壶沪上，临床屡起沉疴。后受上海中医学院之聘，先后任诊断学、本草学教授，并创办主编《医界春秋》历时 11 年，远销日本、朝鲜及东南亚。著有《中医诊断学纲要》《中国历代医学史略》《咽喉病新镜》等书。1929 年有人企图通过废止中医案，他闻知后，立即用上海医界春秋社名义向国民党政府发出通电，予以严正驳斥，并创议和组织了"全国中医药学界代表大会"，联合中医药界人士，奋起抗争，为挽救中医药事业作出了贡献。

中华人民共和国建立后，张氏率先响应人民政府号召，参加国家医疗单位工作，先后任上海市第五门诊部（原中医门诊部）副主任，上海市卫生局中医处副处长，上海市中医文献研究馆副馆长，上海中医学院（现上海中医药大学）教授、上海中医药大学附属曙光医院顾问，国家卫生部医学科学委员会委员，上海市人民代表，上海市政协委员，上海市中医学会副理事长，中华全国中医学会理事，南阳张仲景研究会名誉会长等职；是中国农工民主党党员；撰写了《本草概要》《中医外科诊疗学》《张赞臣临床经验选编》等书。

张氏从事中医临床工作 60 余年，积有丰富治疗经验，对中医外科及眼、耳、鼻、喉科病证之处理尤为擅长。他认为：①对咽喉病证既应重视局部病灶的表现，又要了解整体状况，治疗则宜吹药外治与内服药相提并重，庶不至于偏颇。②咽喉疾患虽有虚有实，然必息息顾及正气，凡正虚不足之证，当投以补益之剂，每以调补肺脾，养阴柔肝为调治之要法。即使热毒壅盛之候，亦是唯恐苦寒泄热之品伤阳，决不过用攻下通利之品，以中病为度。③治咽喉病有宣散、消炎、解毒、化瘀、舒肝、活血、补虚、通下诸法。然需通常达变，辨证求因，随机施治。即通下一法，又有通下泄热、通下涤痰、通下平肝、滋润通下等，故临床用药亦当宗"有是症，用是法"而灵活变通之。

对于咽喉病证的诊断方面，他认为咽部红色而呈红点者，称为"小瘰"，生于咽前及底壁有结节而高实者，多为火盛；细而色红者，多为虚火上炎；形大，斜视之有如水晶泡状而透明者，多为夹湿；喉部出现丝状赤脉者，称为"哥窑纹"。粗而鲜红者，多为虚火与实火相参；纹细而色红者，则多属虚火之候。张氏尤倡导舌下经脉诊断法，凡舌下经脉怒张呈青色或紫色者，多痰热互阻或瘀热郁积之征。此两诊法，通过临床检验，确能符合实际，对于辨证用药具有参考价值。张氏创造了不少行之有效的新方，如用治急性咽喉病证的"金灯山根汤"；治疗慢性咽喉炎的"养阴利咽汤"；治疗鼻衄的"丹芍茅花汤"；治疗鼻窦炎的"辛前甘橘汤"；外用的"珠黄青吹口散""喉科牛黄散""银硼漱口液"等，均取得满意疗效。

张氏为人诚恳，治学严谨，虽已年逾八十，仍孜孜不倦地为振兴中医事业而努力工作。为了更好继承和发掘中医喉科的经验，目前正在着手主编《中医喉科集成》，以为中医临床、教学、科研参考之用。此书内容广泛，殚精费神，然其仍引为乐趣，不惜夜以继咎。无他，盖书成之日，亦即其表达拳拳贡献之时也。

（中国医药学报，1987 年 03 期）

张赞臣老中医治疗鼻衄五法

上海中医药大学研究所　郑昌雄

鼻衄是鼻部常见症状。其症情轻重不一，轻者出血量甚少，偶发即止，重者反复发作，血量较多，甚至血出如涌，症情危急。其发病原因复杂，与临床各科都有密切关系，应该仔细追查原因，给予适当治疗。根据我师张赞臣教授临床观察，认为鼻衄病因，除妇女倒经外，有肺胃实热、肝火上炎、阴虚火旺等热迫血溢，以及气虚不能摄血等。根据其病机和兼夹症状，又可分为下述五种治法：

一、清热泻火法

凡由火热之邪迫血妄行，而致鼻衄者，宜用本法治之。依据不同脏腑之邪热，又可分为：①清泻肺热，适用于伴有咳吐黄痰、口燥咽痛、苔薄黄干糙等症，常用药有黄芩、牡丹皮、前胡等；②清泻胃火，适用于兼见牙龈肿胀作痛、口苦等症，常用药有知母、焦山栀子、芦根等；③清泻肝火，适用于兼有头胀或头痛、面热颧红、睛明部充血、巩膜有红筋等症，常用药有山羊角粉、生白芍、黄芩等。由于实热邪火往往相互兼夹，故临证时应联系具体证候，进行辨证分析，相配而用。同时，清热泻火之品，多苦寒，不宜多用久用。

病例1：严某，女，24岁，学生。

初诊（1976年5月20日）：右鼻孔出血2天。始因感冒，继则鼻出血如涌，曾在某医院用纱条填塞右鼻后孔未止，故于昨日急诊入院。检查发现右耳出血，鼻腔出血不止。旋即重新用凡士林纱条填塞鼻后孔患处，鼻腔仍有渗血，痰中带血，咳嗽不爽，低热。血液检查：血小板 180×10^9/L，白细胞 9.9×10^{12}/L，中性粒细胞0.9，淋巴细胞0.1，出、凝血时间各2分钟。诊为鼻后孔出血。脉细，苔黄干糙。证属肺热络损，迫血妄行。治以清肺摄血。

处方：前胡6g，光杏仁9g，熟牛蒡子9g，炒牡丹皮9g，蚕豆花12g，墨旱莲15g，茜草炭12g，仙鹤草12g，黄芩9g，玄参9g，侧柏叶12g，藕节炭15g。

服上方4剂，全身情况好转，鼻衄已止，去除鼻后孔之凡士林纱条，未见活动性出血，但鼻中隔有轻度糜烂，停药观察3天，仍未见鼻出血，痊愈出院。

本例患者感冒2天，继则鼻血如涌，兼见咳嗽不爽、痰中带血、低热不退、舌苔黄而干糙等症，辨证为邪郁不解，恋肺伤络之故。治以清热泻火，疏利肺气为主，并用墨旱莲、茜草炭、蚕豆花等摄血以循经。经用上法治疗，邪热得清，肺气调顺，鼻衄自止。

二、泄肝凉血法

邪热入于血分，以致血热妄行，鼻衄不已者，宜用本法治之。此法与清热泻火不同之处在于前者热邪尚在气分，由于热势炽盛，迫血上行；此则热入血分，血热妄行，诊断要点以舌质红绛、舌下经脉色紫为主要依据。可选用牡丹皮、赤芍、生地黄、山栀子等药进行治疗。

病例2：李某，女，70岁。

初诊（1976年1月27日）：患者有高血压病史，1周来左鼻反复出血量多，入院检查：鼻中隔左方嵴突，左下鼻道有渗血，前鼻孔用凡士林纱条填塞压迫止血。血压160/80 mmHg。血液检查：血红蛋白75g/L，红细胞（2.07～2.72）×10^{12}/L万，血小板（110～135）×10^9/L。脉弦劲数动，舌质红，舌苔薄黄，舌下青筋暴露色紫。乃肝阳上亢，阳热怫郁，入于血分为患。治以平肝清营凉血摄血。

处方：生白芍9g，牡丹皮炭12g，生地黄炭12g，墨旱莲15g，仙鹤草18g，侧柏叶12g，淡黄芩9g，焦山栀子9g，蒲黄炭（包煎）12g，藕节炭30g，生三七粉（分2次吞）3g。服2剂。

翌晨左鼻下道又有出血，烦躁，血压220/110mmHg。

二诊（1月29日）：肝火旺血分热一时难平，鼻出血未止。脉弦数，中芤，舌质红，苔干焦黄。再予清营凉血，平肝益阴。

处方：鲜生地黄30g，粉牡丹皮9g，生白芍9g，侧柏叶12g，仙鹤草12g，墨旱莲18g，淡黄芩9g，焦山栀子9g，蒲黄炒阿胶珠9g，藕节炭30g，紫珠草15g，鲜沙参30g。服4剂血止出院。

本例患者发病1周，虽经西药止血治疗，又服炭类止血药，因肝旺血热，未能控制出血。二诊时，患者出现烦躁，血压骤升，因失血过多，脉芤，舌质红苔干焦黄，为肝阳上越，血热妄行，急投清营凉血佐以养阴摄血之药，如鲜生地黄、鲜沙参、蒲黄炒阿胶珠等而见效。

三、引火下行法

鼻衄为血溢于上之症，多由火势上炎所致，若能降泄邪火，则血随火降，鼻衄自止；若同时兼有胃肠积热，腑气失行，大便干结者，又当在清热凉血治法的基础上，配用泻下通便之品，使蕴结于肠胃之热从大便而泄，则上升鼻窍之郁火可随之减退，鼻衄亦随之而止，此即古人所谓"上病治下"之义，既能引火下行，又有釜底抽薪之效。可选用火麻仁、瓜蒌仁或大黄、玄明粉等药，如无便秘之症，则可改用牛膝、制大黄等品，既能达到"引火下行"之目的，又可免致通下伤正之虞。

病例3：钱某，女，25岁。

初诊（1977年3月22日）：鼻血倒流至口咽部已7天，入院检查发现鼻中下甲明显充血，鼻咽后壁有血下流至咽部，以右侧为显，症见头晕作胀，鼻干、大便不通。脉细弦，舌质红，苔根微黄。证由肺胃积热，上迫鼻窍所致。

处方：生白芍9g，牡丹皮炭9g，茜草炭3g，鲜生地黄30g，仙鹤草12g，墨旱莲12g，蚕豆花15g，白茅花30g，藕节炭30g，黄芩9g。服3剂。

二诊（3 月 25 日）：鼻出血稍减，大便仍干结不通。脉细弦，苔薄微黄，治守原法佐以润肠，上方加玄参 9g，火麻仁 9g，芦根 30g。连服 4 剂，血止。

本例患者鼻后孔出血，始用清热凉血养阴之剂，效果不明显。复诊时，从大便干结不通，得知病虽表现在上部，但因热结肠胃，腑气不行，鼻出血不易停止，故加玄参、火麻仁润下通腑之品，使鼻出血得以控制。

四、益气摄血法

气为血之帅，血为气之舍，气血关系密切。气虚则不能摄血而衄，失血则又耗气，是以素体气虚而衄者，或因大量鼻衄及持续出血者，均可见鼻衄而兼气虚之证，故宜用益气固本，以资摄血。常用药有党参、白术、黄芪、阿胶等，使中气得补，摄血有权，鼻衄自已。

病例 4：王某，女，65 岁。

初诊（1976 年 7 月 19 日）：患者有高血压病史。因鼻腔反复大量出血 1 周，血红蛋白 60g/L，血压 50/30 mmHg，就诊时面色苍白，两鼻孔出血量多。舌苔干燥前半焦黄，脉细弱，重按不鼓指。辨证为气阴两虚，血不循经。以益气养阴摄血为治。

处方：潞党参 12g，鲜生地黄 42g，炒牡丹皮 12g，蒲黄炒阿胶珠 9g，鲜石斛 12g，墨旱莲 12g，白茅根 30g，仙鹤草 12g，侧柏叶 12g，紫珠草 12g。3 剂。

二诊（7 月 26 日）：前方服后，鼻衄即止，唯面色㿠白，脉细，能应指而力不足，舌苔薄黄干焦已减，乃大量失血后气血未复之候，予以扶正养血调治之。患者虽有高血压病史，但因失血过多，而致血压一度降至 50/30mmHg，证属气阴两亏、血不循经之重证，故急予扶正养阴摄血为治，重用鲜生地黄、炒牡丹皮清热益阴以凉血，潞党参益气以扶正。其间阿胶一味为血肉有情之品，有填补精血而止血之功，与蒲黄同炒冀辅止血药力之不足。连服 3 剂，鼻衄止。二诊时，因气血未复，故加重补益气血之品，以助其复原。

五、育阴止血法

肾阴亏损，虚火上炎而致鼻衄者，宜用本法治之，此即"壮水之主，以制阳光"之义。通过育阴潜阳，滋阴降火等药物的运用，以达到制止鼻衄的目的，常用药有生地黄炭、女贞子、墨旱莲等。

病例 5：乔某，男 51 岁。

初诊（1966 年 11 月 30 日）：患者左鼻反复出血 20 天。入院检查发现两下鼻甲肿大，黏膜苍白，未见明显出血点，鼻旁窦 X 线片显示两上颌窦炎，右上颌窦黏膜下囊肿。脉滑，舌苔干黄带糙，前半苔剥。此乃阴亏火旺，血从上溢。宜以益阴摄血为治。

处方：鲜生地黄 30g，粉牡丹皮 9g，墨旱莲 12g，淡黄芩 9g，焦山栀子 9g，侧柏叶 12g，蚕豆花 15g，血余炭 12g，白茅花 30g，知母 9g。连服 4 剂，血止。

本例患者鼻衄 3 周，始时血量较多，近则每在半夜出血，舌苔干黄而剥，辨证属真阴不足，血从上越，故治主益阴凉血摄血之法，药后症情明显好转出院。

以上五法，为张老治疗鼻衄重要法则，在具体应用方面，尚须注意下述几点：

其一，五法应用可根据病情相互配合，如清热泻火与引火下行经常合用；气阴两虚，可益气育阴两法兼施；血热而兼阴虚者，又可凉血与育阴相兼应用。总之，必须灵活处理，不宜拘泥。

其二，无论应用何法，一般均须配用止血之品，盖见血不止血，非其治也。止血药中白茅花、蚕豆花、墨旱莲等药性平和，有利无弊，各种类型的鼻衄均可配入应用。其他如凉血止血之侧柏叶、小蓟；收敛止血之地榆、蒲黄均可相机配伍而用。

其三，在应用大量收敛止血方中，宜少佐活血化瘀之品，如丹参、赤芍、茜草、参三七等。曹颖甫在《金匮发微》中说："强止之则积为瘀血，而病变莫测"，故治鼻衄亦须重视，尤其对于用凡士林纱条填塞止血法，而出现瘀血留着，壅塞通道，以致鼻腔出现青筋红缕（即鼻中隔血管扩张），舌质紫暗或有瘀斑，更为适宜。故唐容川《血证论》强调"惟以止血为第一法，消瘀为第二法……"不可不知。

其四，上述五法，虽然不能说通治各种原因所致的鼻衄，但对大部分病例的疗效是可以肯定的。只要掌握祖国医学"审病求因""辨证论治"的基本原则和上述五法的临床使用指征，就能更好地发挥它们治疗鼻衄的效用。

（福建医药杂志，1980 年 05 期）

著名老中医张赞臣运用"养阴利咽汤"治疗阴虚喉痹的经验

郑昌雄　张剑华　陈亚南　整理

中医喉科中的阴虚喉痹与现代医学的"慢性咽喉炎"相近似，是喉科常见病之一。张老运用自订的"养阴利咽汤"治疗阴虚喉痹有独到的效果，现将病史记录较完整的 37 例报告如下：

一、病例分析

1. 一般资料

本组病例均为门诊患者。男性 20 例，女性 17 例。年龄最小的 21 岁，最大的 52 岁，以 30～40 岁为最多。病程最短者 8 个月，最长者 5 年许，其中大部分在 1 年半以上。其中教师 24 人，职员 6 人，营业员 3 人，唱歌家 2 人，厨师和家庭妇女各 1 人。有肺结核病史者 3 例，肾结核 1 例，肝硬化 1 例，颈椎病 4 例，十二指肠球部溃疡 1 例。多数病例在治疗前用过其他方法（如物理治疗、可的松液气雾疗法等）。发病的诱因，除感冒、讲话过多和长期失眠外，其他与经常吸收尘埃、过食辛辣、疲劳和高温工作等都有一定关系。

2. 临床表现

以咽部异物梗阻感、咽干、咽痛和声音嘶哑为多见。咽部异物梗阻感，与"梅核气"相近似，多由肝气郁结所致。若兼有痰黏难咯或痰厚色黑成块，则属痰阻。咽干作痛一症，每于午后或夜间为甚者，多系阴液不足之故，应结合其他兼症进行辨证。若语声无力、动则气急，属肺虚夹有郁热；兼见纳少、食后脘腹满闷或大便溏泄者，为脾胃失运，津液不得上承；兼见头晕目眩、两目红丝缭绕者，属阴虚肝旺。声音嘶哑者，多属肺热阴亏，亦有的兼见痰堵喉头，为痰热互阻所致。失眠者，为心神不宁。大便干者，为阴液不足，腑气失于滋润。至于咽红总归于火，不过其色暗红者属虚火，鲜红者属实火。红点又称"小瘰"，赤脉又称"哥窑纹"。哥窑纹粗而色鲜红者，属虚火与实火相参；纹细而色暗红者为虚火；小瘰细而色红者属虚火上炎；小瘰形大，斜视之如水晶泡状，其色透明者，往往夹湿。若是咽底壁结节色红而高突者，为火感；色淡而肥厚者，为痰湿内阻。这对辨证用药有一定参考价值。

二、治疗方药及疗效

1. "养阴利咽汤"的组成

大白芍 9g，川百合 10g，南沙参 10g，北沙参 10g，天花粉 9g，白桔梗 4.5g，生甘草 2.5g，嫩射干 4.5g。

2. 随症加减

喉头无痰而音哑加木蝴蝶、凤凰衣、藏青果润肺开音。头晕目眩者，加稽豆衣、嫩钩藤、杭菊花以平肝益阴。两目红丝缭绕者，加粉牡丹皮、杭菊花凉肝明目。失眠者，酌加水炙远志、淮小麦、合欢花、忘忧草养心安神。胸闷者，加广郁金、麸炒枳壳、野蔷薇花理气解郁宽胸。痰黏喉头者，加川贝母粉、地枯萝、广橘白以清化痰热。纳少，腹痛者，加广木香、土炒白术、台乌药、采芸曲理气悦脾和中。肾虚遗尿者，加益智仁、制何首乌、山萸肉益肾养阴。大便干燥者，选加瓜蒌仁、制何首乌、桑椹滋阴润肠通腑。咽部焮红、赤脉纹粗而色红者，加粉牡丹皮、赤芍清热凉血，并配用珠黄青吹口散[珍珠、牛黄、薄荷叶、尿浸石膏（煅、水飞）、人中白（水飞）、老月石、天竺黄、川黄连、西瓜霜、冰片、青黛（飞）、生甘草，诸药适量，共研极细末]吹喉。咽底壁结节色淡而肥厚者，加生薏苡仁、茯苓、泽泻等淡渗利湿。对阴虚喉痹恢复期患者，常用珠儿参、白桔梗、生甘草、嫩射干等药适量，以开水泡，代茶常饮之，巩固其疗效。

3. 治疗效果

本组病例均以中药治疗，1 个半月至 2 个月为 1 个疗程。以经 1 个疗程治疗后，症状和体征基本消失者为显效；症状和体征好转者为有效；症状和体征不稳定或无改善者为无效。结果本组显效者 11 例，有效者 18 例，无效者 8 例。总有效率为 78%（表 1）。

表 1　37 例阴虚喉痹患者治疗前后症状对比

例数 / 症状 / 治疗前后		咽部异物感	咽干	咽痛	声音嘶哑	痰黏喉头	失眠	头晕	饮食减少	大便干燥	咽部		咽底壁结节	上颚红点或赤脉
											鲜红色	暗红色		
治疗前		37	34	32	21	11	18	12	12	15	11	26	16	18
治疗后	消失	11	13	24	10	6	7	8	10	12	7	8	2	9
	好转	18	11	8	6	5	5	4	2	3	4	11	6	7
	无效	8	10		5		6					7	8	2

三、体会

（1）祖国医学治疗喉痹有一定效果，但应从整体观念出发，结合局部病变而辨证论治。元朝医学家朱震亨在《丹溪心法》中说："喉痹大多是痰热"，事实上在临床阴虚证型的喉痹并不少见。因此，临证务须详细观察，区别论治。

（2）滋养阴液应注重肺、胃两经，因咽喉是肺胃之门户，肺胃阴虚往往引起喉痹，出现咽部异物梗阻感、咽红干燥作痛、音哑等证候。故滋养肺胃阴液之南沙参、北沙参、川百合、天花粉等为治疗本病的主药。方中大白芍一味，虽不入肺、胃两经，而其味苦酸，与甘润之品相配，可增加敛阴养津之力。此外，治疗阴虚喉痹要避免使用辛燥伤阴耗津之品，益气不可升阳，健脾不用温燥，这对素体阴虚者，尤应注意。故用药总在甘寒清润、酸甘敛阴、养胃生津的范围，以缓缓图功。至于阴虚喉痹急性发作，出现咽部鲜红肿痛者，虽遵"急则治其标"的原则，但也不纯用、久用苦寒清热泻火之属，即使要用，也须中病即止；同时，配合"珠黄青吹口散"吹喉，使药力直达病变部位，与内服药相配而用，以相得益彰，加强清热利咽作用。应用吹喉药时，不要正对喉腔，要向咽腭吹入，且药粉要散布均匀，不要凝结成团，以免发生呛咳而影响药效。

（3）阴虚喉痹是一种慢性病症，多由急性喉证治疗不彻底，迁延日久演变而成，往往缠绵日久，不易治愈。而用"养阴利咽汤"治疗，见效尚属迅速。咽痛消失，平均10天左右；咽部色红、上腭红点密布、咽部异物梗阻感，在20～25日可有不同程度的改善；咽底壁结节见效最慢，有的迁延半载左右，其中与患者兼有其他慢性疾病（肺结核、颈椎病等）有着密切关系。总之，阴虚喉痹在治疗上较为棘手，与古人"阳虚者易治，阴虚者难疗"的论点是相吻合的。

（4）用中医中药治疗阴虚喉痹虽能取得可贵的效果，但也存在一些问题：①有复发情况。随访29例中，6个月复发者2例，1年复发者7例，复发原因主要是疲劳、感冒等。如果继续服药，则又往往见效甚快，较易治愈。故此类患者必须嘱其注意劳逸结合，避免过食辛辣，加强身体锻炼，提高机体抗病能力，以免复发。②疗程较长。服用中药汤剂患者多感不便，如果改用糖浆、冲剂或片剂，可有利患者服用。

（上海中医药杂志，1982年05期）

著名老中医张赞臣在五官科临床运用养阴法的经验

上海中医研究所　郑昌雄

养阴法，就是运用具有养阴生津作用的药物来滋养、补充人体阴液的一种治疗方法，为中医治疗学中重要的治则之一。其应用范围广泛，不仅用于温热病高热伤阴的病症，而且还用于内伤杂病的阴虚证候。几年来，我在跟随张赞臣老师临证学习过程中，看到张老运用养阴法治疗五官科疾病，取得了良好的效果。现在仅就张老有关这方面的临床经验，并结合我的学习体会，初步介绍如下：

一、养阴法在五官科上的意义

在祖国医学的理论体系中，伤阴、阴虚是常见的病理变化之一，中医五官科亦不例外。但是翻阅历代中医五官科的文献，除了在阐述白喉、喉痹疾病时，指出有阴虚证外，其他各种五官科疾病则很少涉及。我在跟随张老临证学习中深深体会到，不但白喉、喉痹具有阴虚的病机，而且此亦是其他各种常见五官科疾患的重要类型之一。在五官科领域中，张老认为阴液不足的原因主要有下述两个方面：一是多因外感风热或暑热之邪侵袭人体后，易于化燥化火，伤阴耗液。诚如前人所说"温热为阳邪"和"阳盛伤人之阴"的道理。二是由于素体阴虚，或其他疾患迁延不愈，导致阴分不足。因此，采用养阴生津的治则来进行治疗可以起到补充机体阴液的耗损不足，进而使人体阴阳恢复平衡，以达到促进病愈的作用。由此可见，认清养阴法在五官科中所占的地位，对于提高中医治疗五官科疾患的疗效，具有一定的意义。

二、治疗五官科疾病常用的养阴法

五官科疾病应用的养阴法，包括甘凉濡润、甘寒生津、咸寒增液和滋补肝肾等基本方法。但是，根据张老的临床经验，认为临床上的疾病复杂多变，因此在临证时又往往配合其他治法而用于五官科疾病的某一阶段中。它的应用绝不是呆板的、狭隘的，相反却是极为灵活、广泛的。总之，应用这一治法，应该辨清证候，根据具体情况具体对待。兹选录数例张老运用养阴法治疗五官科疾病病例如下，以供参考：

1. 养阴泻火法

邪热伤阴的病症，在五官科很多见，其临床表现为齿龈肿胀作痛，口舌干燥，喉核肿痛，咽部暗红色，间或呈紫红色，鼻衄，虚烦，小便短赤，舌红苔少，脉弦数或细数等。因此，采用养阴泻火之法来治疗。常用药物如玄参、知母、芦根、天花粉、石斛等。

病例 1：潘某，男，43 岁。

初诊（1975 年 11 月 27 日）：患者牙龈周围红肿，龈肉疼痛。舌淡红，脉弦滑。拟诊"急性牙龈脓肿"。证由热毒内蕴，上逆牙龈而成。治宜养阴泻火之法。

处方：玄参 2.5g，肥知母 9g，牡丹皮 9g，胡黄连 2.5g，金银花 12g，黄芩 9g，焦山栀 9g，赤芍 9g，鲜芦根 30g，生甘草 2.5g。

上方服 2 剂后，龈肉红肿疼痛已减，再予上法继治两次而愈。

本病例系热毒伤阴为患，自当应用养阴泻火之剂，此即古人所谓"泻阳之有余，即所以补阴之不足"的说法。对于泻热伤阴之证，张老认为，苦燥之药与养阴之品通用，反有润燥作用。这是张老辨证用药的巧妙之处，值得我们仔细体验。

2. 滋阴润下法

热结肠胃，郁火浮游于上，而成咽喉或鼻病者，应用这个治则，往往可以取消。因为邪热化火传里，燔灼脏腑阴液，上熏咽喉或鼻窍，除出现阴伤之证外，最突出的症状是大便隔日或数日一次，腹部胀满不适等，宜用本法治疗。常用药物如生地黄、瓜蒌仁、火麻仁、玄参等。

病例 2：钱某，女，25 岁。

患者鼻出血倒流至口咽部 7 天，经用维生素 C、维生素 K 和卡巴克络等治疗，未见好转，1977 年 3 月 22 日住入某医院治疗，鼻出血未止，伴有头晕作胀，鼻干，检查发现鼻中、下甲充血，鼻中道无脓，鼻咽后壁有血下流至咽部，以右侧为明显，拟诊为"鼻后孔出血"。请张老诊治，按其脉来细弦，视其舌质红，苔根微黄。辨证为肺胃积热，上迫鼻窍。即予清热凉血养阴药物 3 剂。二诊时，鼻出血未见明显改善，大便干结，有低热（37.2～37.7℃）。治用养阴通下法，于原方加入火麻仁 9g，瓜蒌仁 12g。服药后，大便每日一行，鼻衄即止，再调治 7 天痊愈出院。

本例鼻后孔出血患者，始用清热凉血养阴之剂，效果不应。复诊时，进一步了解到大便干结不通，得知病虽表现在上部，但因热结肠胃，郁火沸腾于上，肺与大肠相表里，肠胃热结不得外泄，鼻出血则不易停止，故治法上不专清热凉血养阴，加入火麻仁、瓜蒌仁润下通腑之品，使蕴结于肠胃之热从大便而去，上升鼻窍之郁火亦可随之减退乃至消失，鼻出血自能得到控制，此即古人所谓"病在上，治在下"的意思，故收到十分满意的效果。

3. 益气养阴法

益气养阴法是治疗气阴两虚的主要法则，其主要见症为头晕，倦怠乏力，口干不思饮，汗出咽干，气短，鼻衄，血色淡红，虚烦不眠，舌红而燥，苔薄，脉濡细或细软数等，故用本法治之。常用药物如沙参、女贞子、阿胶、生地黄、太子参等。

病例 3：王某，女，65 岁。

因鼻腔反复大量出血 1 周，住入某医院。入院时，鼻腔出血未止，面色苍白，乏力。检查：血红蛋白 60g/L，血压 50/30mmHg。立即给予凡士林纱条填塞后鼻孔，并静脉滴注红细胞，肌内注射卡巴克络等。1 周后，仍见左鼻孔出血，右中鼻道后端及下甲后端处滴血未止。1976 年 7 月 19 日请张老诊治。就诊时，患者面色苍白，目睑肉无血色，两鼻孔出血量多。舌苔干燥，前半焦黄，脉细弱，重按不鼓指。辨证为气阴两虚，血不能循经，治以益气养阴法。

处方：潞党参 12g，鲜生地黄 42g，牡丹皮 12g，鲜石斛 12g，蒲黄炒阿胶 9g，墨旱莲 12g，白茅根 30g，仙鹤草 12g，侧柏叶 12g，紫珠草 12g。

服上方 3 剂后，鼻出血即止，舌苔干焦亦减。继用本法，方药稍增损，调治 10 天，痊愈出院。1978 年 5 月 2 日随访：患者出院后，鼻出血未见复发。

本例最突出的证候是鼻腔大量出血，面色苍白，舌干焦，脉细弱，辨证为气阴同病，因此治疗上不纯用寒凉摄血之品，而主甘凉滋润，冀期气阴得复而鼻衄自已。

4. 养阴柔肝法

根据古人认识，肝肾同源，亦即乙癸同源。凡肾阴不足者，每见肝阴亦虚或肝阳上亢，往往引起头晕目花、耳鸣、情绪易于激动、腰酸、口干舌燥或潮热盗汗、脚软等证候。本法便是针对这种病症而设的。常用药物如女贞子、白芍、稆豆衣、甘枸杞子、制何首乌、龟板等。

病例 4：许某，女，30 岁。

1958 年患头晕目眩，其后发作次数渐频，经某医院检查，诊断为"耳源性眩晕"。最近眩晕更甚，不能乘坐电车和观看电影，两目不敢张开视物，左耳常如蝉鸣，记忆力减退，情绪每易激动，夜不安寐，腰酸，右胁隐痛，脉左弦细，右缓弱，尺部力不足。证由肾阴不足，不能滋养肝木而成。治宜养阴柔肝法。

处方：生白芍 9g，制何首乌 9g，稆豆衣 6g，甘枸杞子 4.5g，沙苑子 9g，山萸肉 4.5g，明天麻 3g，川续断肉 9g，熟女贞子 9g，制狗脊 9g，广郁金 4.5g。

上方每日 1 剂，按原方随症加减，至五诊时，患者头晕、耳鸣大有好转，饮食渐增，睡眠亦酣，唯精神尚感疲惫，右胁肋有时有隐痛，于原方少佐理气之品，服药 7 剂，以资巩固。

本例患者眩晕发作次数渐频，耳鸣，脉左细弦，右缓弱，尺部力不足，脉症合参，由肾阴不足、肝阳上亢而致病，在临床中较为多见。张老用山萸肉、制何首乌、熟女贞子、稆豆衣、川续断肉、沙苑子等滋阴柔肝，使肾阴渐复而肝阳渐降，眩晕、耳鸣、失眠等症得以治愈。

5. 养阴生津法

养阴生津法是治疗阴液亏损证候的一种主要法则，在临床上应用很广泛。一般五官科阴液亏损病症到了严重阶段，往往出现口鼻干燥，咽部无津液，吞咽困难，汗出，虚烦，低热缠绵不退，两耳失聪，大便干结如栗，舌质红绛苔干剥，脉细弦或细弱带数等症。故用甘寒润燥、生津增液的药物治疗，常用药物如生地黄、白芍、沙参、天冬、麦冬、玉竹、石斛、白茅根等。

病例5：冯某，女，34岁。

患者于1958年6月始感右鼻阻塞，分泌黏液带血，且有腥气，继则右颈部淋巴肿大。经某医院检查，诊断为"鼻咽淋巴上皮癌"，用深度X线和钴^{60}放射治疗后，症状与体征均有所改善。至1961年11月，又发现左侧鼻咽中部有一米粒大小的肿块，但无痛感，即至某医院作病理切片检查，证实为"鼻咽未分化癌"，采用钴^{60}放射治疗40次，1963年11月22日请张老治疗。当时患者自觉左侧头痛波及后脑，有时面部烘热汗出，咽喉干燥无津液，半流质食物吞咽困难，大便干结如栗，检视左侧欧氏管上部有一肿块隆起。左侧喉核（扁桃体）肿胀散漫，形如核桃，色红质坚，右侧人迎部亦有一肿块。舌质红，苔干剥，无津液，左脉细弱无力，右脉细弦。辨证为阴液亏损，津液不能上承。治宜内外兼施。

处方：太子参9g，川石斛9g，肥玉竹9g，天冬6g，麦冬6g，制何首乌12g，桑椹9g，生白芍6g，土炒白术4.5g，野蔷薇花3g。

另用喉科牛黄散（川黄连、生黄柏、薄荷叶、飞雄黄、西瓜霜、西月石、冰片、犀黄等药，研细末）吹入咽部，每日3～4次。又用芙蓉软膏（芙蓉叶、赤小豆粉、炒陈米粉等共研细末，加黄凡士林适量，调成软膏）外敷右侧人迎部，每日一换。

经用上药内服外治连续5天后，头痛减轻，大便干结转润而通畅。其后，外用药同前，内服药根据病情加入淡竹叶、天花粉、瓜蒌皮、玄参等，继续调治，至九诊时，咽部干燥，喉核及人迎部肿块消失。但人迎部尚感作痒，故改用青橄榄5只，白萝卜30g煎汤常服，继续观察。

本例主要的症状是咽喉干燥，吞咽困难，烘热、左侧喉核有一肿块如核桃大，右侧人迎部也有一肿块，舌质红无津。通过辨证，认为根本问题是由阴虚津液耗损所致，因此采用内服外治方法治疗，内服药注重滋阴生津增液，获得较好的疗效。可见此法可以提高临床治疗效果，且能弥补放疗的不足。

三、学习体会

我在跟随张老临证学习过程中，对其运用养阴法治疗五官科疾病有以下几点体会：

1. 养阴法在五官科不同疾病中的应用

上述数例病案在其发病过程中都存在着某些共同的病理特点和临床特征。其病理特点为伤阴、阴虚，临床特征可上分为两种：一种是以阴虚为主的病症，如见咽干鼻燥、烘热、头晕、鼻衄、耳鸣、舌红无津、脉细数等症；另一种是某些疾病夹有伤阴病症，如咽干口燥、咽底壁暗红色、大便干结、小便短少、舌红苔薄、脉细弦或细数等症。而其中咽干、舌质红或绛无津、脉细数或细弦带数等，则是这些阴虚证型最重要的依据。张老就是抓住了这些共同的特征来用养阴法的。这也是中医"异症同治"的理论在五官科中的具体应用。

2. 养阴法在五官科疾病发展不同阶段中的应用

各种五官科阴虚证型使用养阴法，应根据疾病发展的不同阶段而作不同的处理，方能取得较好疗效。例如，有一右侧扁桃体未分化癌患者，在用钴⁶⁰和西药治疗的同时，还请张老诊治。当时患者右侧喉核肿块质硬胀痛，吞咽困难，大便干结难解，说明火毒的指征是十分明显的，清热解毒消肿药物当为首选，但 3 周后，又出现口唇及咽喉干燥作痛，舌尖舌中均有裂纹和刺点，示病已有伤阴征象，这时则以养阴泻火法兼施。而在其恢复阶段，用甘寒养阴法而巩固疗效。这就是"药随证转"，也是张老使用养阴法的经验所在。

3. 养阴法与其他治则相配而用

养阴法是针对阴虚证型而设的，但由于疾病的发生发展过程是比较复杂的，所以在临床上对本法不能孤立地应用，而要联系到各种症状的特征，进行辨证分析，结合其他治则来协同使用。如病例 2，主症为头晕，鼻干出血，舌质红，苔微黄，脉细弦，显示肺胃积热，用清热养阴法治疗，鼻出血未止，后来进一步了解到大便干结不通，张老认为乃胃肠积热不得外泄之故，于原方加入通腑之品，鼻衄则自已。这说明对于养阴法在五官科疾病上的应用，不仅要注意其本身所具有的矛盾、共性和个性的相互关系，而且也必须注意它与其他治则之间的相互关系。只有这样，才能更好地发挥其相辅相成的作用。

4. 张老对养阴药的具体应用

张老认为，五官科疾病的伤阴症状，多表现在肺、胃两经，治疗当以甘寒生津、滋养胃阴为主，常用药物如太子参、南沙参、北沙参、天冬、麦冬、玉竹、石斛、天花粉、芦根等。清代温病学家吴鞠通说："燥伤胃阴与燥伤肺阴同法，所谓救胃即所以救肺也，故用药无甚大异。"不过，根据张老的临床经验，润肺之品，宜选取轻清药，如沙参、玉竹等；养胃药引以稍重者，如麦冬、天花粉等。此外，张老还认为，麦冬性寒，用于阴虚脾弱而出现大便稀溏者，应与元米同炒，可减少寒润之性，又能养胃悦脾而无呆胃伤中之弊。再如玄参性寒滑利，对于阴虚脾寒而见大便溏薄者要慎用，急性喉证患者也不宜早用，以免使痰热蕴结不化，须待其痰化之后，方可用之。总之，对于五官科阴虚证型患者，张老用药总在甘寒清润、酸甘敛阴、养阴生津、平补肝肾的范围，以缓缓图功，张老常引用前人的话说："欲解其热火者，先滋其干，不可纯用苦寒，服之反燥甚，而宜适当配以甘寒。"这句话是值得重视的。

5. 使用养阴法时应注意的问题

由上述可知，养阴法固然是治疗五官科疾病的一个重要治则，也是张老学术思想的一个重要组成部分，学习和运用养阴法，对于全面掌握和继承张老的医疗经验，有其一定的意义。但在临床运用时，必须注意这样两点：一是五官科疾病初起，邪热方兴未艾，或病程中邪热亢盛而阴液未伤者，不应早用滋腻育阴药物，以免资助邪热，酿痰化浊。这时当以辛凉轻清或清热解毒为主，此即古人所谓"泻阳之有余，即所以补阴之不足"的道理。二是素体脾阳不足或痰火尚未伤阴者，也不可予滋阴之品，否则反会留邪为患，加重病情。

（上海中医药杂志，1979 年 05 期）

中医药治疗声带息肉 19 例

上海中医药大学附属曙光医院　郑昌雄　忻耀杰

我们用活血化瘀中药治疗声带息肉患者 19 例，获得一定的疗效，现报告如下。

一、临床资料

本组 19 例门诊患者，男 12 例，女 7 例。年龄 31～64 岁，平均 43 岁。病程最短 9 个月，最长 11 年，其中大多数在 3 年左右。全部病例均因声嘶就诊，以间接喉镜检查作为诊断标准。发病部位：息肉发生于单侧声带前中 1/3 游离部 14 例（左侧声带 8 例，右侧声带 6 例），两侧声带 3 例，前联合部 2 例。声带息肉呈灰白色水泡样 5 例，充血（紫红或鲜红色）8 例，呈灰白色而不透明者 6 例。合并高血压者 2 例，冠心病 1 例，慢性气管炎 6 例，胃及十二指肠溃疡或胃窦炎 3 例。有烟酒嗜好者 9 例。有 7 例为术后复发者。

二、治疗方法

中药基本方：夏枯草 9g，桃仁 9g，红花 6g，赤芍 9g，白芍 9g，南沙参 9g，明党参 9g，炙僵蚕 6g，天花粉 9g，桔梗 4.5g，蝉蜕 4.5g。声带息肉紫红或鲜红色者，加玄参 9g，生石膏 24g，以清热泻火；声带息肉灰白色而不透明者，加炮穿山甲 12g，煅牡蛎 30g，以软坚散结；高血压者加车前草 12g，夏枯草改为 24g，以清热平肝；冠心病者加紫丹参 18g，广郁金 9g，以和营养心；胃溃疡者上方去炙僵蚕，加广木香 6g，合欢皮 9g，以调气和中；大便干燥难解者，加瓜蒌仁 12g，制何首乌 9g，以养阴清热通便。

上方每日 1 剂，水煎，分 2 次饭后服。在接受中药治疗期间，均停用其他治疗措施，但不强调声休，服药后每 2 周用间接喉镜检查声带 1 次。

三、结果

本组病例连续服用中药 3 个月后，按其症状的改善程度和间接喉镜检查结果，评定疗效。痊愈（声音恢复正常，声带息肉消失，或仅留痕迹者）5 例；有效（声嘶好转，声带息肉约缩小一半以上者）6 例；无效（症状和体征均无明显改善者）8 例。总有效率为 57.9%，其中以灰白色如水泡样者疗效最佳。在治愈的 5 例中，有 2 例各服中药 64、70 剂，声带息肉即见消失。治愈 5 例，经临床追访 6～8 个月，均未见复发。

四、体会

现代医学认为本病的主要原因在于任克层水肿，血液凝积所致。中医学则认为声带息肉乃有形之物，其形成与血瘀有关。据此病因病机分析，当以活血化瘀中药治其瘀血闭阻。作者用桃仁、红花、赤芍等活血化瘀之中药对声带息肉确有一定效果。其疗效机制虽不能阐明，但据最近实验研究，提示活血化瘀中药具有减轻炎症、促进组织修复、软化纤维组织、疏通血管闭塞、改善微循环等作用。故推测我们所用的活血化瘀中药也具有这些方面的优点，这可能就是治疗声带息肉的主要机制，值得进一步探索。

（中西医结合杂志，1989 年 05 期）

中医药治疗支气管哮喘的概况

郑昌雄

支气管哮喘是一种变态反应性疾病，它属于中医学"哮喘"的范畴。哮与喘是两种症状，哮是指喉间哮鸣，喘是指呼吸气促，甚至张口抬肩；但在临床上哮与喘往往同时并见，故可合称为哮喘。本病的发病诱因，主要有伤风感冒、气候变化、饮食失节、精神情绪和过度疲劳等，其病变部位虽在于肺，而与脾、肾也有着密切的关系；患者以青壮年为多。患本病后，大都反复发作，危害健康，妨碍生产劳动。因此，进一步对其加强研究，以期获得一种有效的防治方法，是重要任务之一。

兹就近 5 年（1959～1963 年）来各地医学期刊所载的有关用中医药治疗支气管哮喘的资料，摘要综述如下。

一、辨证分型

支气管哮喘的症情比较复杂，目前对本病的辨证分型，尚未取得一致的意见。兹根据有关文献资料，归纳如下：班氏等将支气管哮喘分为实喘和虚喘两型。上海市胸科医院肺科也以虚、实进行分类，在实喘中又分风寒喘、风热喘、痰实喘和火郁喘四型；虚喘则分肺虚喘、肾虚喘两型。杨氏除分实喘和虚喘外，又增哮喘型。也有人将本病分为寒证、热证、虚证、实证四型。以上各人的分型方法虽不尽相同，但基本上是按《景岳全书》的虚实分类法进行分型的。

与上述分型不同者，尚有以下几种分型方法：张氏以病性与脏器相结合，把本病分为寒性、热性、心脏性、肾虚性、肺及气管性五种类型。邹氏依据病因病机将本病分作四型：①风寒伏饮型；②寒束痰火型；③脾虚痰湿型；④肾虚失纳型。朱氏则将本病分为偏寒、偏热、气虚、夹痰食四型。上海中医药大学附属曙光医院小儿科将本病分为阴虚、阳虚、蕴热、风寒四型。邵氏等根据本病的临床表现，将本病分为发作与未发作两期，发作期又分为偏寒、偏热、偏阴虚、偏气虚四型；未发作期则分为偏阴虚、偏阳虚两型。黄氏等的分期与邵氏等大致相同，所不同的是将发作期分为阳虚、阴虚、阴阳两虚三型；未发作期分阳虚之体、阴虚之体、阴阳两不足三型。李氏除对未发作期不另分型外，将发作期分为肺喘、脾喘、肾喘三型。

舌苔和脉象的变化，对本病的辨证有一定的参考价值。有关这方面的资料报道，如上海中医药大学附属曙光医院小儿科观察了 135 例小儿支气管哮喘，其中以薄白而润的舌苔为最多（109 例），脉以浮缓者占多数（88 例）。通过临床分析结果，认为脉、舌的改变是受风寒所致。邵氏等观察了 45 例支气管哮喘患者的舌苔，其中以白苔较黄苔为多见；白苔中又以薄白者为最多，白腻次之，厚而白腻苔为最少。此可能与单纯性支气管哮喘有关。在脉象方面，邵氏所观察的 31 例发作期哮喘患者中，以浮滑数为多见（12 例），除 2 例脉象呈细数外，其余均为弦、滑带数；但在未发作期的 15 例中，以弦、滑为主，这两种脉象多见于病期较长，且有并发症的患者。因此，邵氏等认为此可能与久病体虚和痰饮内阻有关；并指出脉象浮滑数对判断哮喘发作与否，有着一定的意义。孙氏等根据临床经验，提出了脉象和缓者可治，急促者难治的看法。

从以上脉、舌的临床资料来看，它虽可作为本病辨证求因和判断预后的依据，但由于所观察的病例还不够多，很难得出一个客观规律。因此，有待于今后积累更多的资料，进行更全面的分析研究，方能进一步阐明。

二、治疗方法

近年来，主要的治疗方法大致有辨证论治、验方单方、针灸、气功和其他疗法（外敷、割治法）等。方法虽多，但大都遵循"急则治其标，缓则治其本"及"未发之时以扶正为主，既发之时以攻邪为主"的基本法则。兹分述于下：

（一）辨证论治

班氏等将本病分为两型施治：①实喘型：对外感风热所致者，治以辛凉疏泄、清热宣肺，方用麻杏石甘汤与十七煎（银柴胡、乌梅、五味子、防风、甘草、蜂蜜）交替服用；对感受风寒者，治以辛温解表、化饮止咳平喘，方用小青龙汤合十七煎治疗。②虚喘型：因肾虚不能纳气，治以补肾敛气法，方用十七煎合九仙丹（人参、款冬花、桂枝、五味子、阿胶、乌梅、贝母），或给予河车丸、河车粉均可。经治疗 61 例支气管哮喘患者，其中痊愈者 41 例，显效者 20 例。

孙氏等将本病分为四证论治：①寒证用温化寒饮法，方选苏子降气汤、小青龙汤、苓桂术甘汤等。②热证用肃肺除痰法，方选清肺定喘汤、麻杏石甘汤、定喘汤、泻白散加味。③虚证主要方剂为黑锡丹、参蛤散、人参胡桃汤、肾气丸、都气丸。④实证用温肺解表法，方选三拗汤、小青龙汤、定喘汤等。在哮喘发作时，除用汤剂、丸药调服外，可配合外治法（肉桂、白附子、胡椒三味共研细末，贴于风门穴）；对间歇患者，只服丸剂即可。孙氏等认为，对于间歇期患者用七味都气丸及河车大造丸以温补培本，有减少复发的可能；并提出了"实证易治，虚证难疗"的看法。时氏等报告 60 例支气管哮喘者，其中属于寒证者 9 例，治以解表散寒、温肺化饮法，用小青龙汤、射干麻黄汤、苓桂术甘汤、定喘汤等。属于热证者 25 例，治以清肺化痰定喘法，用麻杏石甘汤、越婢汤、二母宁嗽丸、自制经验方（旋覆花、枇杷叶、知母、贝母、黄芩、枳壳、连翘、杏仁、厚朴、瓜蒌、白前、桔梗、泽泻）等。属虚证者 23 例，其中偏阳者，治以温肾降气法，用苏子降气汤、参茸卫生丸、金匮肾气丸、河车大造丸、河车粉等；偏阴虚者，治以养阴敛气法，用七味都气丸、麦味地黄丸、参蛤散、百合固金汤、麦冬汤、生脉散等。属实证者3例，治以豁痰降气法，用苓桂术甘汤、二陈汤、葶苈大枣泻肺汤等。邵氏等报告50例，其立法和主方与时氏等基本相同。

邹氏将本病分作四型论治：①风寒伏饮型的主症为喘，兼恶寒，肢体疼痛，或表有寒热，胸满呕逆，甚而喉中痰鸣如水鸡声，脉浮紧或浮缓，舌苔薄白滑润。治以解表化饮、止咳平喘，方用小青龙汤为主。②寒束火型的主症为恶寒发热，头身疼痛，阵咳面赤，痰黄稠黏，咯吐不畅，口干而渴，咳喘气粗，甚则鼻煽，有汗或无汗，脉浮洪或滑数，舌苔薄白或厚黄。治以辛凉疏泄、清肺定喘，方用麻杏石甘汤为主。③脾虚痰湿型的主症为呼吸不利，喉间痰鸣，甚则喘不得卧，肢体倦怠，食欲不振，脉沉缓无力，舌苔薄白或厚腻。治以健脾化湿为主，方用六君子汤加味。④肾虚失纳型的主症为动则气喘，呼气长而吸气短，脉沉细无力。治以补气固肾，方用都气丸（此型又分偏阳虚、偏阴虚而论治）。

苏州市中医医院报告治疗患者30例，其治疗方法分为平喘降气，涤痰蠲饮；温化水饮，散寒解喘；宣肺解热，镇逆平喘；清热涤痰，宣肺定喘；降气化饮，行气平逆；泻肺涤痰，温化纳气；平喘降逆，补气下纳等法。平喘降逆，涤痰蠲饮和温化水饮、散寒解喘法，分别用于热型、寒型哮喘患者，其余五法，则根据患者不同症情而化裁应用。

张氏将本病分成四型论治。①寒型：用百部白果定喘汤（炒白果、蜜炙麻黄、款冬花、法半夏、桑白皮、炒苏子、甜杏仁、黄芩、生甘草、炒百部）治疗。②热型：用加味麻杏石甘汤（生麻黄、甜杏仁、生石膏、生甘草、苏子泥、火麻仁）治疗。③心肾型：用双百瓜子散（蜜炙百合、炙百部、炒柏子仁、甜瓜子）治疗。④肺及气管型：用三子黄精酒（炒柏子仁、炒苏子、五味子、黄精）治疗。

汪氏等对肾阳虚为主者，用金匮肾气丸；肾阴虚为主者用六味地黄丸，同时均加服河车大造丸。若脾阳虚者，则用温中祛寒法；心肾不交者，则用补养心肾、安神益志法；偏于寒者，配服砒矾丸，偏于热者则加用玉涎丹。经分析，对45例肾虚的支气管哮喘患者，采用培本补肾方法而取显效；经测定了14例支气管哮喘患者24小时尿17-羟类固醇及17-酮类固醇的含量，根据临床观察结果指出：肾上腺皮质功能的盛衰，在支气管哮喘发病机制中可能起到一定的作用，但支气管局部病变的程度也应该考虑在内。

（二）验方单方

根据文献报告，运用验方、单方治疗支气管哮喘，有一定的效果。如蒋氏以新订定喘合剂（麻黄、光杏仁、甘草、姜半夏）为主，结合辨证论治治本病；李氏采用越婢加半夏汤；胡氏采用平喘丸（麻黄、白矾制杏仁、桂枝、冬虫夏草、香油制马钱子、鹿茸）、抗喘丸（又名砒矾丸，药物组成：砒石、枯矾、豆豉）治疗本病，亦有效果；但据黄氏临床观察，认为抗喘丸对少数患者有不同程度的不良反应，因此，应谨慎使用。

上海市第二人民医院中医科用加味紫金丹（白信、白矾、光杏仁、桑白皮、蝉蜕、马兜铃、沉香、陈皮、甘草、白果）为主治疗本病；万氏用哮喘膏（制南星、桔梗、川贝母、细辛、杏仁、生麻黄、生甘草、白苏子、生紫菀，以麻油煎药去渣，同白蜜、生姜熬成膏）治疗寒证哮喘患者，获得一定的疗效。

福建省人民医院哮喘治疗小组用圣济抗敏丸配合定喘汤；姜氏等用玉涎丹（蛞蝓、贝母，共捣为丸）；汪氏用加味白果定喘汤（炙麻黄、炙白前、光杏仁、象贝母、苏子霜、法半夏、旋覆花、炙紫菀、白果仁、白扁豆、代赭石）；天津市药政处用哮喘糖浆；戴氏用香泡煎等，认为对实证、热证哮喘，均有疗效。

此外，尚有用羊水、桃南瓜、胎盘粉、瓜蒂和海蟛蜞、癞蛤蟆装鸡蛋等单方的治疗报告，收到效果，且有一定的病例数。

（三）针灸疗法

用针灸疗法治疗本病，有一定的效果。它既有镇静作用，又能缩短和减少哮喘发作的时间，至于针灸治疗的方法，邹氏认为，对阴虚者，宜针不宜灸或少灸；阳虚者则宜灸或少针；对针灸后获得效果的患者，不论其发作与否，在来年夏、秋季仍须再针一个疗程，以巩固疗效。

惠安县医院中医科报告本病 7 例，取崇骨、大椎、陶道、无名、身柱、附分、肩中俞、风门、肺俞、委中等穴，用三棱针刺络而获效。李氏报告本病 26 例，取喘息、合谷、膻中、巨骨、肺俞、曲池、太渊等穴，其中以喘息和合谷为常用穴；用捻入手法，留针时间为 10～15 分钟。经观察 26 例，均有不同程度的效果。萨氏等报告 9 例发作期哮喘患者，其呼吸阻力均有不同程度的增加，经过实验证明，认为针刺天突、尺泽、风门、肺俞、大椎、太渊、足三里等穴，有缓解支气管痉挛的作用，对单纯性哮喘有效，但对已并发肺气肿、慢性支气管炎引起管腔狭窄者，则难以取效。

孙氏报告本病 285 例，单刺内关穴，对虚证用先补后泻手法，实证则用先泻后补手法，效果尚好。

卢氏等报告 121 例，用皮下留针疗法，取肺俞（双）、心俞（双）、膻中、华盖等穴；用捻转或垂直刺入手法捻入后，随即将针倾斜，再用胶布固定。一周埋针 1 次，留针 6 次，约 3 个月为一个疗程，有一定的效果。

刘氏报告以埋针配合针灸治疗本病 13 例，以毫针（29 号不锈钢针，长 1 寸半）针膻中透中尾穴；用捻转泻法，留针 15 分钟，待气喘缓解后，用胶布固定。隔 7 日埋针 1 次，以 1 次为一个疗程，并随症选用气海、俞府、璇玑、崇翼、肺俞、风门、天突、丰隆、足三里、大椎、膏肓等穴；每隔 3 天针灸 1 次。13 例中，痊愈者 6 例，显著进步者 3 例，好转及无效者各 2 例。

郑氏等报告本病 21 例，取两侧肺俞穴，用肉桂酊药液 1mL 作封闭注射，每天 1 次，以 7 次为一个疗程，注射时间在发作前 1 小时。牟氏报告本病 5 例，取天突、尺泽、膻中、肺俞等穴，用 0.5%～1%普鲁卡因作穴位注射，每次注射 0.5mL，每日或隔日 1 次。朱氏等报告本病 5 例，取气喘穴，用 5mg 可的松，稀释于 0.8mL 蒸馏水中，后以 0.5mL 可的松注射，每日 1 次，5 次为一个疗程，均有效，且无不良反应。

李氏报告，对哮喘未发作期则灸大椎、膻中穴。发作期又分三型施灸：①肺喘型，治以宣肺平喘，取大椎、肺俞、风门、膻中、天突穴；②脾喘型，治以培中化痰，取大椎、肺俞、膏肓、中脘穴；③肾喘型，治以补肾养肺，取大椎、气海、肾俞、肺俞、膏肓穴。朱氏报告本病 157 例，采用主穴为大椎、肺俞、天突，配穴为年幼针灵台，胃脘虚寒针中脘，气虚针膻中、气海。每日灸 1 穴，4～5 日为一个疗程。朱氏认为，化脓灸能激发人体本身的自然疗能，从而达到扶正的目的。

（四）气功疗法

黄氏等以气功为主治疗本病，阳虚者用意守命门、丹田，取少放多守呼吸法；阴虚者用意守涌泉，取多放少守呼吸法；并配用各种理疗和药物治疗，效果较为满意，认为坚持气功锻炼和练好气功，是提高疗效、巩固疗效很重要的一个环节。赵氏报告本病 22 例，用内养功坐式呼吸法；体力差者可先取卧式，待好转后改为坐式。经过练功后，膈肌运动幅度加大，肺活量显著增加，呼吸节律频度减缓，血中嗜酸粒细胞和痰中嗜酸粒细胞均有减少或恢复正常。

气功疗法对支气管哮喘的作用机制，也有人作了初步研究。诸氏等根据国内外学者的研究，认为支气管哮喘的发病，似与肾上腺皮质功能不全有密切关系。因此，测定了 15 例支气管哮喘及 10 例练功 1 年左右的患者练功前后 24 小时尿 17-酮类固醇的排泄量变化情况，发现在练功前 10 例偏于肾阳虚的患者，其 24 小时尿 17-酮类固醇周排量处于低水平，而经过 2 周气功锻炼后，即回升至正常范围之内；5 例肾阴虚者的尿 17-酮类固醇含量很不稳定；10 例练功 1 年左右的患者，其 24 小时尿 17-酮类固醇的含量在正常范围之内，但停止练功 1 天后，即显著下降。根据以上分析，初步认为气功锻炼对支气管哮喘的疗效，可能在于增加肾上腺皮质的血流，从而改善其功能状态。

（五）其他疗法

沈阳市沈河区滨河人民公社卫生保健院报告本病 1200 例，经用割治疗法治疗后，观察 6～10 个月，基本痊愈者 415 例，有效者 711 例，无效者 74 例。割治部位第一次在胸前正中线与乳头横线交叉点之上下，用指压法找出压痛点即是；第二次以第一次割治部位为中心，作横切口。进行割治术前，局部皮肤先用乙醇、碘酒消毒，再用普鲁卡因作局部麻醉，然后用小刀于压痛点处剖开，深度约 2cm，并以刀背较广泛地破坏皮下组织纤维，再行缝合；术后以消毒纱布覆盖，用伴创膏固定。

上海中医药大学附属曙光医院小儿科治疗小儿哮喘 135 例，采用《张氏医通》中白芥子涂敷法（细辛、白芥子各七钱，甘遂、延胡索各四钱。上药共研末，用生姜汁 120mL 调如糊状，制成药饼 6 只，再用麝香 5 厘，研末后分成 6 份，放在药饼中央，后将药饼放在直径约 3 寸大的布上，药饼贴于双侧百劳、肺俞、膏肓穴上）。敷贴时间在伏天。初伏、中伏、末伏各 1 次，每次敷贴 2 小时（上午 11 时至下午 1 时），需连续治疗 3 年，并结合辨证论治，结果对发作频度和发作严重程度等方面，均有一定的效果。刘氏等采用药饼发泡法（白芥子三两，轻粉、白芷各三钱，共研细末，用蜂蜜调和作饼。未贴前，应用生姜擦第三胸椎下之身柱穴，擦到皮肤极热，有热刺痛为止，再将烘热的药饼贴于身柱穴上）治疗 26 例，疗效尚称满意。

（上海中医药杂志，1965 年 02 期）

消结开音冲剂治疗声带小结和声带息肉及对血液流变性的影响

郑昌雄　忻耀杰　张剑华　马桂敏　袁来恩

声带小结和声带息肉是喉科临床常见病之一，属于良性、局限性、增生性黏膜病变，发病率有逐渐上升趋势。治疗上，目前主要采用在间接喉镜或直接喉镜、喉纤维镜下施行摘除手术，但很多学者仍主张用非手术治疗为妥。近年来，运用中医中药、针刺疗法治疗本病积累了一些经验，但由于所观察的病例大多为小样本，疗效来自临床实践经验，缺乏客观指标加以证实，故有进一步研究的必要。我们在分析中医药治疗本病临床报道的基础上，结合本科工作经验和中医理论，认为声带小结和声带息肉形成的主要机制是痰瘀凝结所致，因此选用活血消结、养阴开音的消结开音冲剂进行治疗，并观察了本冲剂对血液流变性的影响。现报告如下：

一、临床资料

1. 一般资料

1989年10月至1992年3月于门诊无选择地收治声带小结和声带息肉患者100例，其中男 33 例，女 67 例。年龄 23～76 岁，其中 31～50 岁者 75 例。病程 6个以内者 18 例，7～12 个月者 14 例，1 年以上者 68 例。本组病例中合并肝胆疾病 6 例，胃溃疡和胃出血术后 4 例，慢性支气管炎或哮喘 3 例，鼻炎、咽炎 3 例，还有少数合并其他疾病；有烟酒嗜好者 15 例，声带息肉术后复发者 14 例，曾在外院用中、西药治疗无效而来诊治者 72 例。

2. 诊断标准

全部病例均用间接喉镜或喉纤维镜检查作为诊断标准。100 例中声带小结 27例，声带息肉 73 例（其中广基性息肉 59 例，出血性息肉 13 例，带蒂息肉 1 例）。全部病例均见不同程度的声门闭合不良（声口裂约在 1.5mm），两侧声带充血 21例，左侧声带充血 6 例，右侧声带充 8 例。两侧声带肥厚或水肿 23 例，室带充血肿胀 5 例。

3. 临床症状及辨证

本组病例均有不同程度的声音嘶哑及讲话费力，伴喉部干燥 87 例，喉部痰黏71 例，喉部异物感 51 例，喉部隐痛 37 例，咽痒 21 例，微咳 15 例。经临床辨证，100 例中属单纯痰瘀型 59 例，痰瘀夹阴虚型 28 例，痰瘀兼郁热型 13 例。

二、治疗及观察方法

消结开音冲剂由夏枯草、玄参、天冬、麦冬、红花、天花粉、炙僵蚕、桔梗、生薏苡仁、蝉蜕等中药组成。委托安徽凤阳制药厂根据处方药物和用量，按《中华人民共和国药典》有关规定，制成本冲剂。上述三种证型均用消结开音冲剂进行治疗，不作随症加减，每次 1 包，每日 2 次，用热水冲，饭后 1 小时服用。在接受本冲剂治疗期间，均停用其他疗法，并嘱忌冷饮及辛辣刺激之物。本组病例治疗前、中、后均详细问诊和进行喉内镜检查，并由专人记录，以便于进行比较。

三、疗效分析

1. 疗效标准

经 3 个月治疗后，据临床症状的改善程度和喉内镜检查结果评定疗效。发声恢复正常，临床症状和声带小结或声带息肉消失者为痊愈；声嘶好转，临床症状改善，声带小结或声带息肉缩小者为好转，临床症状及声带小结或声带息肉均未明显变化者为无效。

2. 治疗结果

本组 100 例中，痊愈 36 例，好转 27 例，无效 37 例，总有效率达 63.0%。在痊愈的 36 例（声带小结 16 例，广基性息肉 16 例，出血性息肉 3 例，带蒂息肉 1 例）中，有 8 例声带小结和 3 例广基性息肉者平均仅服本冲剂 76 天后即见消失，其余痊愈病例均服本冲剂 3 个月。

服药后临床症状明显改善，如咽痒、单侧声带充血、微咳、喉部隐痛、喉部异物感、喉部干燥等，有效率达 82.76%～100%。

3. 辨证分型与疗效的关系

由表 2 看出，按中医辨证，本冲剂对单纯痰瘀型疗效显著，总有效率达 81.36%，痰瘀夹阴虚型和痰瘀兼郁热型疗效较差。

表 2　100 例不同辨证分型与疗效的关系

疗效	例数	辨证分型		
		单纯痰瘀型	痰瘀夹阴虚型	痰瘀兼郁热型
痊愈	36	32	1	3
好转	27	16	10	1
无效	37	11	17	9

4. 声带小结和声带息肉大小与疗效的关系

如表 3 所示，声带小结或声带息肉的大小与疗效明显相关，获痊愈者声带小结或息肉均≤2mm×2mm；≥2mm×3mm 者无 1 例获痊愈。经分析声带小结和不同部位的各种类型声带息肉与疗效无明显差异。

表 3　声带小结或声带息肉大小与疗效的关系

疗效	例数	声带小结或息肉大小				
		1mm×1mm	1mm×2mm	2mm×2mm	2mm×3mm	>2mm×3mm
痊愈	36	16	16	4	0	0
好转	27	1	12	7	7	0
无效	37	1	1	2	21	12

5. 声带小结和声带息肉颜色与疗效的关系

经临床观察，声带小结或息肉呈淡（灰）白色者 87 例，获痊愈 34 例，好转 25 例，无效 28 例；淡红色者 4 例，痊愈 2 例，好转 2 例；鲜（紫）红色者 9 例，均无效。

6. 药物不良反应

服用消结开音冲剂后，有少数患者出现如下几种不良反应，如大便变稀溏或日行 2～3 次 5 例，月经量增多 2 例，胃脘部不适 3 例。只要酌情减量或 1 日剂量分 4 次服，症状即可逐渐减轻。

四、血液流变性检测情况

凡排除伴有血液疾病、慢性肝胆疾病、支气管哮喘及心血管疾病等能影响血液流变性的本病患者，共观察 16 例，其中声带小结 4 例，广基性声带息肉 12 例。正常人对照组选自本院的血液流变学正常值。于上午 8～9 时抽取上述本病患者静脉血 5mL，用肝素干燥剂抗凝。所用的仪器是上海医科大学生产的 XN-5 型血液黏度计，在 25℃恒温水浴中检测。16 例声带小结和广基性声带息肉患者治疗前的血液流变性各项指标与正常人比较，其中血浆比黏度增高，血细胞比容增大，纤维蛋白原含量增加等，而其余指标与正常对照组相近，说明声带小结和广基性声带息肉患者的血液处于黏滞凝聚和浓度增高状态。经 3 个月本冲剂疗后，16 例本病患者上述异常的血液流变性与治疗前比较，均有明显下降（P 均<0.05），初步提示临床疗效与之相关。

五、讨论

中医学认为声带小结和声带息肉都是声带部位出现的异常有形之物，其生成均与瘀血阻滞及痰饮结聚有一定关系。如清代王清任《医林改错》曰："无论何处皆有气血……气无形不能结块，结块者，必有形之血也。"唐宗海《血证论》也阐述为："血积既久，亦能化为痰水。"就声带小结和声带息肉而言，因其发病缓慢，逐渐形成，也不例外。从本组 16 例治疗前的血液流变性检测结果来看，患者的血液处于黏聚状态，血液流动缓，说明了血瘀痰凝是声带小结和声带息肉的主要病机。再从多数患者罹患的主要症状来看，诸如喉部异物感、喉部隐痛或声带充血、息肉呈红色等证候，也是血瘀痰凝的具体表现。综上所述，本课题对所有病例均考虑从痰瘀互结立论为主进行治疗。此外，由于临床表现有所不同，而根据中医辨证分型原则，又进而分为单纯痰瘀、痰瘀夹阴虚和痰瘀兼郁热三型进行观察，并分析其疗效结果。由于当前对声带小结和声带息肉的手术治疗，不仅手术操作较为困难，切除不彻底，甚至可能造成声带损伤，或者术后复发，特别是对于声带小结和声带息肉样变者，很多学者则主张用非手术治疗。因而，积极探索有效的非手术疗法具有很大的意义。本组 100 例患者，经消结开音冲剂治疗 3 个月后，治愈率为 36.0%，好转率为 27.0%，总有效率达 63.0%。在中医辨证方面，则以单纯痰瘀型疗效最佳，痰瘀夹阴虚次之，痰瘀郁热型之出血性声带息肉（呈鲜红紫红色）则无效。对于无效病例，可能与方中消结活血药少有关。

本组病例所用消结开音冲剂的处方，是针对声带小结和声带息肉的主要病机的。方用红花活血行瘀，炙僵蚕、桔梗化痰散结，辅以夏枯草、生薏苡仁、天花粉皆有散结之功，以助活血化瘀之势，是本冲剂主要组成部分。同时，考虑到大部分患者有喉部干燥之症，故伍用天冬、麦冬、玄参以养阴润燥；声音嘶哑为本病的主要症状，故加入蝉蜕，以宣肺开音；况且桔梗、玄参、炙僵蚕、蝉蜕皆为中医喉科利喉要药，全方标本兼治，主辅有序，不仅符合中医理论认识，而且临床应用也可使大部分患者声带小结和声带息肉消失或缩小，局部症状改善。由于本冲剂重在活血化瘀消结，故在临床应用中以单纯痰瘀型疗效最佳。

从血液流变性动态检测结果来看，16 例声带小结和广基性声带息肉患者，治疗前患者异常的血液流变性都明显下降，初步提示消结开音冲剂有利于血液的流动，有利于红细胞在血浆中处于分散状态，防止其凝结，达到活血消结的药理作用，而治疗前的血液流变性在正常范围的患者，治疗后无明显变化，可能是本冲剂对异常的血液黏滞、凝聚状态具有调节作用，而对正常的生理状态不起"治疗"作用。由于我们观察时间不长，观察病例又不多，故尚有待于今后积累更多的资料予以证实。

（中医杂志，1993 年 08 期）

喉癌前期病变的中西医结合治疗分析

曹建国　朱敏君　金　杰　冯志伟　郑昌雄[1]

（上海市杨浦区中心医院耳鼻咽喉科　上海　200090；[1]上海中医药大学
附属曙光医院耳鼻咽喉科　上海　200021）

　　喉癌前期病变多见于喉白斑病、喉乳头状瘤及肥厚性喉炎伴鳞状上皮重度不典型增生等疾病的患者，目前发病机制不明，治疗上缺乏理想的方法，复发率较高。作者从 1986 年 1 月至 2002 年 12 月共收治喉部疾病 1312 例，其中癌前期病变 74 例，采用全麻显微支撑喉镜下手术治疗及术后 2 周内服中药的中西医结合治疗方法，取得了较好的疗效。

一、资料与方法

1. 病例选择

　　作者自 1986 年 1 月到 2002 年 12 月在全麻支撑喉镜下行显微喉内术治疗喉部病变共 1312 例，术后标本常规送病理检验。病理报告为喉白斑病 24 例，喉乳头状瘤 31 例。按照 WHO 上呼吸道肿瘤组织分类协作中心标准：异形细胞局限于上皮下 1/3 为轻度不典型增生，局限于上皮下 2/3 为中度不典型增生，局限于全层为重度不典型增生。1312 例中，重度不典型增生 19 例。

　　按这三种癌前病变共 74 例的类别、性别、年龄、例数列表如下（表 4）。

表 4　74 例喉癌前期病变患者的一般资料

病名	性别		年龄（岁）			例数
	男	女	最大	最小	平均	
喉白斑病	17	7	78	23	45	24
喉乳头状瘤	25	6	71	34	49	31
肥厚性喉炎伴鳞状上皮重度增生	15	4	80	24	39	19
合计	57	17				74

2. 治疗方法

　　本组病例全部采用全身麻醉下显微支撑喉镜喉内手术。术后 2 周起常规内服中药，疗程 2 周至 24 个月。

基本方：夏枯草、白花蛇舌草、海藻、昆布、生薏苡仁、杜红花、炙僵蚕、白桔梗、生草。兼有喉干者加天冬、麦冬。有充血者加玄参、沙参、知母。喉部痰黏者加象贝母。喉部黏膜鳞状上皮不典型增生者加生黄芪、生地黄、炙鳖甲、炙桑叶。

二、结果

作者对喉癌前期病变患者术后均进行随访。最短的随访 3 个月，而最长的达 16 年之久。

经随访发现喉癌前期病变复发率较高。凡发现复发者均给予再次手术。74 例中再手术者为 43 例次。由于喉白斑病、喉乳头状瘤及肥厚性喉炎多具复发倾向，在随访 3 个月至 16 年上述三种病变复发次数最高 10 次（表 5）。其中 1 例喉乳头状瘤在第 10 次复发和 1 例肥厚性喉炎伴鳞状上皮重度不典型增生第 2 次复发行喉裂开术。再次手术后都再次给予中药治疗。

表 5　癌前期病变的复发次数

病名	复发次数									
	1	2	3	4	5	6	7	8	9	10
喉白斑病（例）		6								
喉乳头状瘤（例）		11	3			2		1		1
肥厚性喉炎伴鳞状上皮重度增生（例）		7	6	4	2					
合计		24	9	4	2	2		1		1

随访：本组病例均密切随访，随访期最短 3 个月，最长达 16 年。发现有复发即限期再手术并再内服中药。

本组 74 例喉癌前期病变的总发病率为 74/1312（5.64%）。除 2 例实行喉裂开术，其余均为全身麻醉下显微支撑喉镜喉内手术。内服中药 2 周至 24 个月。经过 3 个月至 16 年的随访，癌前期病变复发为 43 例次，但无一例癌变。

三、讨论

喉白斑病、乳头状瘤及肥厚性喉炎均属于喉癌前期病变，具有高度的复发率和不同比例的癌变率。有报告癌变率为 3.4%~67.3%，也有报告癌变率为 0。本文报告 74 例随访 3 个月至 16 年无一例癌变。究其原因，作者认为在全身麻醉显微支撑喉镜下手术比裸眼下手术更彻底，较少遗留病变组织。密切随访，有复发的限期再手术并送病理检验。内服中药，使异常的组织细胞增生得到逆转。

喉癌前期病变从中医药理论分析，认为其发病过程存在着某些共同的病理特点和临床特征。其病理特点为痰瘀互现兼夹热毒。临床特征可分两种：一是痰瘀互现为主症的，多见声嘶、喉部痰黏、发声异常等；二是夹有热毒指征如声带充血或有发热感。因此在临床上以这些共同的特征采用化痰散瘀为主要方药进行治疗，这就是中医学异病同治的理论在本组病例的具体应用。

本组病例的基本方药是针对上述三种不同疾病的共同病理特点，用杜红花活血行瘀，僵蚕、桔梗化痰散结，辅以夏枯草、海藻、生薏苡仁、白花蛇舌草皆有化痰软坚之功，以助活血化瘀，是治疗本组病例的方药的主要组成部分。同时，考虑到大部分患者有声带充血或喉干等症，故后用玄参、沙参、生地黄清热养阴而利咽；鳞状上皮不典型增生者则加生黄芪、炙桑叶、炙鳖甲以防癌变。经临床观察，所用方药对本组病例有一定疗效，但仍需进一步研究。

（上海医药，2004 年 03 期）

外治法在喉科临床应用中的体会
——名老中医张赞臣治疗经验

郑昌雄　张剑华

外治法是指直接作用于病变部位的一种治疗方法，它与内治法一样，应用范围极为广泛。老中医张赞臣教授在运用外治法，或与内服汤剂配合治疗咽喉病症方面，确有独到之处。为了继承总结这一宝贵的临床经验，现在初步整理介绍如下。

一、外治法在喉科上的地位

喉科病症，大都具有红肿热痛，甚则化脓腐溃等症状。其发生和发展多与风热外袭、痰火上升等有关，因而，在治疗上如若仅用内服汤剂而不施外治法，则难速效。特别是当肿痛化脓，吞咽困难，呼吸不利时，采用外治法治疗，更能使之直达病所，起到清热利咽，排脓消肿的作用。清代徐大椿说："形体及九窍有形之病，实有邪气凝结之处……必用外治之法，可以应手而愈。"由此可见，外治法便是治疗咽喉病症必不可少的行之有效的一种治法。

外治法在喉科上的应用，最早见于《黄帝内经》。其后历代医家对外治法治疗咽喉疾病的重要性不但有着深刻的认识，而且还用于临床。《咽喉脉证通论》在叙述对咽喉病的治疗时，指出其病轻者主重外治法，病重者则以内服与外治兼施。此外，如《尤氏喉科秘书》《重楼玉钥》《焦氏喉科枕秘》和《喉痧证治要略》等医籍均载有外治法，其种类有针灸、手术、吹喉药、漱口药、外敷和火烙等，这充分体现了古代医家对于外治法在喉科上的运用是十分重视的。宋代医学家窦材在所著的《扁鹊心书》中，提出用切开引流法治疗喉痈（扁桃体周围脓肿），可以说是医学史上最早的手术治疗了。

张老在长期的临床中，创立了不少外治药用于治疗各种咽喉病症，有时则以外科手术治疗喉痈，以弥补内服药功效之不足。诚如清代吴师机所说："外治可与内治并行，而能补内治之不及"的道理。据初步统计，张老用吹喉药治疗急、慢性咽喉病者占100%，含漱法约占18%，敷贴法占6%，手术引流法占2%左右。通过临床观察，疗效显著。

二、外治法在喉科的具体应用

喉科疾病应用的外治法，主要有药物外治法和手术引流法两种，张老通过长期观察，认为临床上的疾病是复杂多变的，因此，外治法的应用，也同内治法一样，必须进行辨证论治，根据疾病的不同阶段和证候选用不同的方药剂型、不同的外治法，方能达到预期的疗效。兹选择张老治疗咽喉疾病常用的外治法简介于后。

药物外治法大致可分为含漱法、吹入法和敷贴法三类。

1. 含漱法

含漱法是将药物煎成水剂，冷却后含在口中片刻，再漱涤后吐出，病轻者每日3～4次，病重者每日5～6次，以起到清热祛痰、清洁咽喉病变部位的作用。张老的验方如下。

银硼漱口效用：清热、祛痰、消肿，治咽喉红肿碎痛、喉间痰涎壅盛，也可防治白喉或白喉带菌者。

组成：金银花12g，生甘草5g，土牛膝根30g，薄荷叶5g，硼砂6g。

按：方中用金银花、硼砂为主药，其作用有二：一者在清热解毒方面，以金银花为主，配生甘草、土牛膝根清热解毒，佐以薄荷叶，更加强了它的利咽功能；二者在祛腐方面，则用硼砂以达到其效能。由于其中土牛膝根是防治喉证之要药，故可消除黏涎浊痰，减轻咽部阻塞。

2. 吹入法

吹入法是将药物研成极细末，取少量用喷药器吹入喉部患处，每日5～6次，以达到清热消肿、祛腐利咽作用的治疗目的。本法应用范围较广，凡咽喉红肿热痛和腐溃者均可适用。

（1）上品冰硼散效用：清热解毒、祛腐利咽，治喉痈、喉风和乳蛾等症。

组成：风化硼砂9g，西瓜霜6g，飞朱砂2.5g，煅石膏（尿浸水飞）15g，海螵蛸（去硬壳）7.5g，冰片1.5g。

按：本方由《外科正宗》冰硼散加减而成。原方中玄明粉清热消肿之力不及西瓜霜，故弃去不用，伍入煅石膏、海螵蛸，其清利收敛作用较原方更胜一筹。但方中飞朱砂一味用量不宜过大，因其有刺激黏膜的不良反应，故对于疮面无白腐凹陷者，须慎用。

（2）加味柳花散效用：清热解毒、祛腐收敛，治咽喉碎痛、口腔黏膜腐溃等症。

组成：飞青黛15g，生蒲黄15g，生黄柏15g，煅人中白15g，硼砂7.5g，薄荷叶4.5g，冰片1g。

按：飞青黛、生黄柏清热解毒，煅人中白利咽，生蒲黄疗口疮，硼砂祛腐收敛，加用薄荷叶有辛散风热，清利咽喉的功效。本方由《外科正宗》柳花散加减而成。原方有肉桂一味，因其性味偏于辛温，对于热毒引起的咽症不适宜，故除去不用。再者本方虽能治咽喉碎痛之症，但以用于口腔黏膜腐溃为主。

（3）珠黄吹口散效用：清热解毒、涤痰开咽，治咽喉红肿、喉核（扁桃体）肿大。

组成：薄荷3g，煅石膏（尿浸水飞）3g，人中白（水飞）3g，西瓜霜3g，硼砂3g，珍珠粉3g，天竺黄3g，川黄连2g，生甘草2g，飞青黛2g，冰片2g，犀黄0.6g。

按：方中用犀黄、珍珠粉、西瓜霜、人中白（水飞）能清热解毒，为利咽要药，配煅石膏、飞青黛、川黄连、生甘草清热泻火，更有薄荷辛凉开咽，天竺黄、硼砂清热豁痰，故对热毒炽盛，痰涎壅滞的咽喉重症疗效显著。

（4）喉科牛黄散效用：清热解毒、消肿祛腐，治乳蛾、喉核红肿或白腐不脱、喉痧、白喉等病症。

组成：犀黄6g，薄荷6g，黄连6g，生黄柏6g，飞雄黄1.5g，西瓜霜1.5g，硼砂1.5g，冰片1.5g。

按：方用犀黄清热解毒为主药，佐以黄连、生黄柏、飞雄黄，则清热解毒之功更为增强；又用薄荷、西瓜霜利咽消散，硼砂祛腐，因此对咽喉肿痛有效。

3. 敷贴法

敷贴法是将膏药按局部红肿大小，摊于纱布上，外敷患处，每日换药一次，从而起到清热消炎退肿的治疗目的。

芙蓉软膏效用：清热消散，治咽喉脓肿引起颈项皮肤鲜红漫肿作胀疼痛者。

组成：芙蓉叶 500g，赤豆粉（炒焦黄）60g，陈小粉（炒焦黄）60g。上药共研细末，过筛，加入黄凡士林（约 5∶1，即黄凡士林 5 份，药末 1 份），调匀即得。

按：上述三味药都能清热清肿，是消散阳性痈肿常用的外治药。陈小粉即小麦麸洗制面筋后澄淀的淀粉。

4. 引流法

引流法在咽喉病的治疗中也是一种重要的外治法。咽喉痈肿化脓内服汤剂见效缓慢，甚至无效者宜施用之。

主治：喉痈脓熟之患者。

用法：以消毒三棱针或小刀尖刺破患处使脓液从外而泄，可缩短疗程，减轻患者的病痛。

三、病案举例

病例 1：顾某，男，54 岁。

咽喉红肿作痛，吞咽不利，喉头痰黏如堵，已历 3 日，脉滑，舌质红，苔腻。检查：咽部充血，会厌舌面红肿明显，左软腭充血肿胀。证属痰热逗留肺胃，而成喉风。外用上品冰硼散吹入喉部患处。13 日后，检查发现会厌及软腭肿胀充血全部消退而愈。

病例 2：蒋某，男，45 岁。

近 3 个月来咽部常有梗阻感。但吞咽无困难，一天来吞咽作痛，不能进食。住院检视会厌。舌面红肿，偏左侧有乳白色黄豆大小的囊肿，表面充血，全身无特殊发现。脉弦滑，舌质红苔薄。乃由痰热阻肺，气火上升所致。外治用银硼漱口液漱口。三诊时，咽痛已除，会厌红肿全部消退，但囊肿未消，在局部麻醉下用手术摘除之。

病例 3：陈某，男，32 岁，干部。

素有喉痛史，每因劳累辄易发作。就诊时，形寒发热（体温 38℃），头痛以前额为甚，咽喉干燥作痛，声音嘶哑，痰多黏腻，胸闷。大便 5 日未解，小便色赤。脉滑数，舌苔根腻，右咽关红肿高突，延及颈部。精神疲乏，面红目赤。证由痰热内蕴，夹肝胃之火上升而成，此属喉痈，症情颇重。一面以喉科牛黄散吹入喉部患处，一面用银硼漱口液含漱；又因颈部红肿，故以芙蓉软膏敷之。连续二诊，诸症悉除。

病例4：沈某，女，30岁，工人。

左咽关红肿，痛引耳窍，左颌下亦有肿核，伴发热头痛，痰多黏腻，吞咽不利，时历1周。脉左细数，右滑数，舌苔腻乃胃火上升，痰热内阻，而为喉痈之痰。治用珠黄青吹口散吹入喉部患处，并以银硼漱口液漱口。三诊时，患者左喉痈酿脓已熟，用消毒银针刺破之，流出脓液甚多。前后共诊四次，咽痛明显好转，咽关肿胀消退，左颌下肿核也无压痛。

四、讨论和体会

1. 辨证地使用外治法

清代吴师机在《理瀹骈文》中说："外治必如内治者，先求其本，本者何？明阴阳，识脏腑。"外治法在喉科上的应用，也同样如此。张老认为，咽喉局部病变情况，是其病情的真实反映。所以临证时，务须详察患者咽喉色泽变化、肿势和分泌物等表现，探求其病因病机，以辨别病性之虚实和病程之久暂，从而选择适当的外治法进行治疗。例如，上述顾、蒋两案，虽同患喉风，但由局部病变略有殊异，因而外治药互有出入。顾某会厌和软腭肿胀作痛，故用上品冰硼散吹喉，促使肿胀消退而痛止。蒋某会厌部有乳白色黄豆大的囊肿，则以银硼漱口液漱口，以清热祛腐。二诊时，因囊肿未消，防其发展而堵塞咽喉，造成窒息，所以用手术摘除。具体情况具体分析，施用不同的外治法，针对性强，因而疗效显著。

2. 重视外治药的配制

外治药配制得当与否，与疗效有着密切的关系。张老认为，咽喉黏膜娇嫩，所以外治药必须精选性质较为平和之品，忌用烈性之药，以免刺激局部或造成腐溃，增加治疗上的困难；药物也要注意炮制，如石膏经火煅不但其清热泻火之功不变，而且又加强了收敛的作用；药物的研制也应到候，即达到"点舌化水"的程度，使咽喉黏膜易于吸收，而无刺激及其他不良反应。否则，不仅不能发挥其治疗作用，反而会引起不良反应。医者临证时不可不注意。

3. 使用吹喉药时的宜忌

吹喉药对于咽喉疾病有着"初起者消之，疼痛者止之，溃烂者敛之"的治疗作用，但应用时应注意下述几点：①吹喉药在咽喉内不易保留，故需多次施药方能奏效；②吹药时，喷药器的斜口不宜正对悬雍垂，以免发生呛咳，影响疗效；③吹喉药要均匀地撒布在局部患处及其周围，不要凝结成团，以达到治疗目的。

4. 辨别咽喉脓熟与否的标志

咽喉脓熟而不自溃时，宜急予切开排脓，但切开排脓也应掌握时机，过早则徒泄气血；过迟则内腐益深，皆不易愈。如《薛氏医案》中说："疮疡用针，当辨生熟、深浅……若脓生而即针，则徒泄其气血，而脓反难成；若脓熟而不针，则腐溃益深，疮口难敛；若脓深而针浅，则内脓不得外出，血反泄之；若脓浅而针深。则内脓虽出，良肉反伤。"诊断喉痈（扁桃体周围脓肿）化脓是否成熟，主要有两个标志：①外观局部有红肿光亮之象；②用压舌板按之软而不硬者，这才是脓熟之候，可以及时切开引流排脓。

5. 适当配服汤剂

咽喉病症的发生、发展及预后，均与机体功能有密切关系。张老常说："咽喉病虽为局部病变，但其病必本于内，知乎内以求乎外。"全身情况的变化必然会直接或间接地影响局部病变，所以，在施用外治法治疗的同时，还需遵循"治病必求于本"的原则，针对病因病机，适当地配用内服汤剂，调整阴阳，恢复生机，以巩固疗效。

（福建中医药，1983 年 04 期）

中医中药治疗喉白斑病

上海中医药大学附属曙光医院　郑昌雄　忻耀杰　李春芳

喉白斑病是一种较顽固难治的少见的喉科病，被视为癌前期病变，目前对它的病因和发病机制还不清楚，治疗上也缺乏理想的方法。1996 年我们曾作过中医药治疗本病的个案报道，嗣后，我们在临床上又遇到本病 7 例，经中医药治疗后，不啻能消除和改善临床症状，且其中 3 例伴喉黏膜状上皮不同程度增生者产生逆转，现报告如下。

一、临床资料

7 例患者中，男性 6 例，女性 1 例。年龄 51～58 岁 3 例，61～76 岁 4 例；病程 3～7 个月 3 例，12～24 个月 2 例， 24 个月以上者 2 例。其中 4 例为 3～5 次手术治疗后又复发者。7 例患者均符合实用耳鼻咽喉科学的 5 个月的有关诊断标准，有不同程度的声音嘶哑、喉部痰黏或有异物梗阻感、喉部干燥或灼热作痛，多言则感喉部发胀及胸闷等。治疗前内镜检查均见双侧声带呈不同程度充血；5 例双侧声带前中段表面有白色斑块状隆起，1 例右侧声带前 2/5 段表面有乳白色斑块状物覆盖，其中 1/3 交界处有一带蒂新生物隆起约 0.3cm×0.3cm 大小，质偏硬，表面欠光滑，1 例双侧室带及声带表面散布白色斑块。7 例均经病理学检查证实为喉白斑，伴喉黏膜上皮轻度轻度不典型增生者 2 例，上皮呈中重度不典型增生者 1 例；兼有高血压者 1 例，糖尿病者 1 例，浅表性胃窦炎及胃溃疡者 1 例，慢性支气管炎和肺气肿 1 例，脂肪肝及肝炎者 1 例。

二、治疗方法

7 例患者均用中药汤剂治疗。基本方药：夏枯草、白花蛇舌草、生薏苡仁、杜红花、炙僵蚕、天冬、麦冬、白桔梗、生甘草。双侧声带充血明显者，加京玄参、生地黄或牡丹皮；大便干结难解者，加全瓜蒌或生大黄；有胃窦炎及胃溃疡病史者，上方去炙僵蚕，加川黄连、炒莱菔子、合欢皮或茯苓；喉黏膜鳞状上皮出现不同程度不典型增生者，上方加生黄芪、生地黄、炙鳖甲、芙蓉叶。

上药每日 1 剂，加水煎煮 2 次，每次煎煮约 1 小时，于饭后 1 小时服用。

三、治疗结果

7 例患者经治疗 3～10 个月后，均获得较好的临床效果。如 4 例无间变性喉白斑病临床症状消失，声带白斑全部消退，门诊随访 10～28 个月均未见复发；3 例间变性喉白斑病者中，有 2 例上皮轻度不典型增生者经 4～5 个月的治疗，临床症状明显改善，声带白斑全部消退，门诊随访 9～16 个月未见复发，1 例经 10 个月治疗后，双侧室带及声带表面白斑较前消退约 1/3，上皮中重度不典型增生转化为上皮轻度炎症。

四、典型病例

病例 1：陈某，男，64 岁，广东籍。1999 年 5 月 10 日初诊。

有慢性喉炎病史。常感发声沙哑，近 3 个多月来声嘶加重，讲话费力，喉部痰黏而干，时有喉部异物梗阻感，但进食吞咽无特殊。纤维喉镜检查见双侧声带慢性充血，右侧声带前 2/5 段表面有乳白色斑块状物覆盖，前中 1/3 游离缘有一带蒂新生物隆起，约 0.3cm×0.3cm 大小，质偏硬，表面欠光滑，双侧声带活动可，发"yi"时声门裂约 0.25cm 大小。于右侧声带前段表面取一小块组织做病理检查，发现右侧声带黏膜鳞状上皮有明显角化、变性、坏死的组织，有少量炎细胞浸润，诊断为声带白斑。舌苔薄腻，舌尖红。病由痰瘀互阻、阴虚火旺所致。治以化痰散瘀、养阴清热为法。处方：夏枯草、天冬、麦冬、玄参、南沙参、生薏苡仁、白花蛇舌草、杜红花、炙僵蚕、白桔梗、生甘草，每日 1 剂。

此后每次复诊随症加减方药：如声带充血明显，加生地黄、牡丹皮；大便干结难解者，加全瓜蒌。至 7 月 10 日复诊时，患者自诉发声已恢复正常，喉部黏痰消失，但多言时仍感喉干。内镜检查见右侧声带边缘呈淡红色，右侧声带前 2/5 段表面白斑及前中 1/3 交界处新生物全部消失。此后，患者每月来院复查 1 次，随访 18 个月未见复发。

病例 2：许某，男，57 岁，干部。1999 年 10 月 5 日初诊。

自诉有高血压病史。反复出现声音嘶哑已 8 年，在外院检查诊为间变性喉白斑病，前后共做手术 5 次，放疗 1 次。现仍感发声嘶哑，喉部痰黏难咯，且有灼热胀痛感，多言则喉部灼热干痛感加重。纤维喉镜检查见右侧声带前段表面白斑高出，中后段也有大片白斑病变，左侧声带前段见小片状白斑突起，双侧室带肿胀明显，双侧声带被遮挡，室带黏膜粗糙，但未见有赘生物生长。于右侧声带前段表面取一组织活检，提示："右侧声带"鳞状上皮高度增生，过度角化及角化不全，部分区域上皮间变Ⅱ～Ⅲ级。舌苔微黄中黑，舌尖红，脉弦滑。诊断为间变性喉白斑病。病由痰瘀内阻，肝火上炎，耗伤阴液所致。治以化痰散瘀，清热平肝养肝为法。处方：夏枯草、海藻、昆布、生薏苡仁、白花蛇舌草、生地黄、杜红花、炙僵蚕、玄参、沙参、生甘草、天冬、麦冬、芙蓉叶。每日 1 剂，煎服 2 次，于饭后服用。如大便干燥，加全瓜蒌；少寐，加紫丹参、炙远志；喉部胀痛灼热明显，加炙鳖甲等。

至 2000 年 1 月 12 日就诊时，患者自诉发声较前明显好转，喉干痰黏均有改善，但多言则感喉胀或有灼热感。舌苔薄腻尖红。纤维喉镜检查见右侧声带中后段表面粗糙呈灰白色，左侧室带肥厚表面欠光滑，左侧声带被挡，双侧声带活动可，声门大。于右侧声带中段取一组织进行活检，提示：右侧声带部分鳞状上皮表层中等角化和不全角化，棘层肥厚，基底层细胞呈灶性轻度增生，细胞无异型性，符合无间变性喉黏膜白斑病；另两小块鳞状上皮组织棘层和表面细胞水肿，基底细胞轻度增生，未见癌变。病情已见转机，再予前方加减治之。处方：夏枯草、白花蛇舌草、海藻、昆布、白桔梗、生甘草、生薏苡仁、生地黄、炙鳖甲、杜红花、炙僵蚕、天冬、麦冬、芙蓉叶。

2000 年 8 月 5 日复诊：经中医药治疗 10 个月，目前发声基本恢复正常，但多言时自觉喉部干燥，或喉胀不适。纤维喉镜检查见右侧声带前中段表面仍有白斑突起，左侧声带中段边缘有一点状白色物突起，双侧室带肿胀，双侧声带被挡。继续用中医药治疗观察。

五、讨论和体会

喉白斑病，又称喉角化症，是一种以喉黏膜上皮增生异常或异常成熟、角化过度为特征的病变。从病理学角度来讲，本病可分为无间变性喉白斑病和间变性喉白斑病两种，前者仅呈鳞状上皮组织角化过度；后者则伴上皮组织呈不同程度不典型增生，且恶变率较高。目前，西医对此病除局部手术剥离或作密切随访观察外，仍无特殊疗法。因此，从中医中药中寻找有效的治疗方药是很有必要的。

我们根据中医学理论，从临床证候入手，发现喉白斑病的临床表现常呈虚实兼见，为痰瘀夹阴虚的病理现象。因此采用化痰散瘀为主的方法进行治疗，药用杜红花活血行瘀，炙僵蚕、桔梗化痰消斑，辅以夏枯草、生薏苡仁、白花蛇舌草，皆有清热化痰之功，以助活血消斑之势，是本方主要的组成部分。同时，考虑到患者大多有咽部干燥之症，故伍以天冬、麦冬、生甘草以清热养阴利喉，况且白桔梗、生甘草、炙僵蚕皆为中医利喉之要药。全方标本兼治，主辅有序，临床应用中发现对无间变性喉白斑病的疗效较佳。

间变性喉白斑病恶变率较高，这与上皮不典型增生的范围和累及程度有关。如累及上皮的基底层者，为轻度；抵达上皮的中层，为中度；侵入上皮的全层者，则为重度。喉白斑病往往是在上皮呈现重度不典型增生的基础上进而发展为喉癌。因此，对于此类患者，要严密观察。

中医药治疗喉白斑病，一般需要坚持 3 个月以上，这可能与其致病因素和病理变化有密切关系。同时，在服药治疗期间，应嘱患者绝对要避免进食熏腌炙煿及烟酒辛辣刺激之物，以免引起本病复发。

（上海中医药杂志，2003 年 01 期）

郑昌雄教授治疗声带息肉的学术思想探析

忻耀杰　滕　磊　程雨杭　魏慈芸　李春芳

上海中医药大学附属曙光医院耳鼻喉科（上海　201203）

郑昌雄（1936—），上海中医药大学附属曙光医院耳鼻喉科主任医师，1963 年从福建中医学院毕业后，师从全国著名老中医张赞臣教授，深得其传；曾任上海市中医耳鼻咽喉科学会主任委员、顾问，上海市咽喉病医疗协作中心主任委员，上海市中西医结合耳鼻咽喉科学会顾问。郑老从事中医耳鼻咽喉科医疗、教学、科研工作 40 余年，临床主张中西医双重检查，在疾病诊断明确后，采用中药治疗；

强调务必在中医学理论的指导下，根据局部和全身的临床表现进行辨证施治；对喉部疑难杂症（如喉白斑病、喉乳头状瘤和喉肉芽肿等）的中医药治疗，有独到之处。

声带息肉是比较常见的引起声音嘶哑的一种嗓音病。嗓音病是由生理声音转变为病理声音的结果，即指发声器官、发声功能及发音的异常状态。本病不仅局限于喉源性发声障碍，还涉及整个基础医学及物理学、声乐学和心理学。发音滥用、用声不当及不良的生活习惯、发声器官感染与炎症、全身因素如反流性食管炎、内分泌功能异常均可导致此病。郑昌雄教授在治疗嗓音病方面有独到之处。作者就其治疗声带息肉的学术思想探讨如下。

一、病机责于痰、瘀、虚

声带息肉属于中医学"喉喑"的范畴，是指以声音不扬，甚至嘶哑失音为主要特征的喉部疾病，本病小儿及成人均可发生，成人往往与职业用声有一定关系。早在夏商殷墟甲骨《卜辞》中，首见有"音有疾""疾言"的记载。《黄帝内经》中始用"喑"作病名，并有"暴喑""卒喑"等病名记载。《景岳全书·卷28》对"声喑"的病因病机、证候特点及辨证论治有了较全面的论述，确立了"金实不鸣，金破不鸣"的理论基础，对后世喉病研究有着深远的影响。

郑老认为声带息肉往往虚实夹杂。总结声带息肉的病机是痰瘀凝结兼阴虚。声带息肉往往患病日久，在声带形成有形之结。因此，痰瘀凝结在局部是其局部的病理表现。用嗓太过，耗气伤阴，喉窍脉络受阻，经气郁滞不畅，气滞则血瘀痰凝，结聚喉窍，致声带肿胀或形成小结及息肉，妨碍声户开合，则久喑难愈。素体虚弱，燥热伤肺，过劳伤肾，或久病失养，以致肺肾阴亏，肺津无以上布，肾液无以上承，喉窍失滋，声户失健；又因阴虚生内热，虚火上炎，熏灼喉窍，致声户开合不利，加重了声嘶的形成。因此，郑老的处方原则是活血行瘀，化痰散结，兼以养阴。

二、用药经验分析

根据郑老总结的声带息肉的病因病机，其常用经验方：红花、炙僵蚕、桔梗、夏枯草、生薏苡仁、天花粉、玄参、天冬、麦冬、蝉蜕。辨证分析：红花活血行瘀；炙僵蚕、桔梗化痰散结，辅以夏枯草、生薏苡仁、天花粉皆有散结之功；同时，考虑到大部分患者有喉部干燥之症，故伍以玄参、天冬、麦冬以养阴润燥；因为声音嘶哑为本病的主要症状，故加入蝉蜕，以宣肺开音。

1. 红花活血行瘀

红花郑老喜用来活血行瘀，既用在声带息肉、声带小结，也用在喉白斑病、喉乳头状瘤或喉肉芽肿等有形之结的疾病上。特点：祛瘀力强，故咽喉有形之结皆可应用，郑老活血行瘀药往往只只用此一味即可达到效果，可见红花的活血祛瘀之性。

2. 炙僵蚕、桔梗化痰散结

郑老喜用炙僵蚕和桔梗配对来化痰散结，广泛用于声带息肉、声带小结、喉白斑病、喉乳头状瘤或喉肉芽肿等疾病。炙僵蚕为蚕蛾科昆虫家蚕蛾的幼虫，在吐丝前因感染白僵菌而发病致死的干燥体。收集病死的僵蚕，倒入石灰中拌匀，吸去水分，晒干或焙干。桔梗为桔梗科多年生草本植物橘的根。切片晒干，生用。郑老经验：炙僵蚕能够化痰散结，略有一点清热祛痰的作用，所以适用于痰热内阻之证。祛风通络，祛风热达到利咽、止痛、止痒的作用，用于风热引起的皮肤瘙痒，风热引起的咽喉肿痛，风热上攻引起的头昏、头痛；通络，治中风、中风经络口眼㖞斜为主的麻木偏瘫。化痰散结，用于痰核、瘰疬，消痰又祛痰，用于肺热咳嗽、痰多等都适宜。因此，用于咽喉有形之结因痰瘀所致者甚为恰当。桔梗善于祛痰，还是利咽的良药，能宣肺利咽开音利咽，适用于一切咽喉疾病。其性升散，有载药上行的作用，可作舟楫之剂，载诸药上浮，临床常在治疗肺经病变的方药中，加入桔梗，以引药上行。因此，炙僵蚕和桔梗的药对配伍能够有效地起到化痰散结之效。

3. 蝉蜕开音

蝉蜕为蝉科昆虫黑蚱羽化后的蜕壳。生用。郑老经验：蝉蜕轻浮发散，专治皮毛，退翳膜，消肿毒。治大人失音，小儿夜啼，取其昼鸣夜息之意。

三、验案举隅

病例：刘某，女，43岁。

初诊（2014年3月11日）：声嘶3个月，咽干，痰黏难咯，时有异物感，讲话吃力，进食吞咽均顺利。喉镜检查左侧声带前中1/3暗红色新生物，表面光滑，双侧声带运动对称，闭合不全。舌苔薄腻，舌尖红。诊断为声带息肉（左）。病由痰瘀交阻，夹有阴虚所致。治以化痰祛瘀，养阴利喉为法。

处方：夏枯草25g，白桔梗6g，生甘草6g，红花9g，炙僵蚕6g，玄参9g，沙参9g，生薏苡仁30g，天花粉9g，天冬9g，麦冬9g（14剂）。

二诊（3月25日）：服药后咽干痰黏好转，发声有时好转，讲话不若以前费力。喉镜检查见声带息肉缩小。治按前法，上方加蝉蜕 6g（14 剂）。

三诊（4 月 8 日）：上方连服 2 周后复诊，发声基本恢复正常，喉镜检查见双侧声带轻度充血，双侧声带边缘基本光滑。苔薄尖红。上方去蝉蜕加炙龟板 15g 以滋阴潜阳（14 剂）。此后随访，双侧声带边缘光滑，运动对称。

四、讨论

声音嘶哑是喉部疾病的特有表现，主要表现为发音障碍，其病因随其年龄与性别的不同而异，可能为喉部本身病变所引起，也可能是其他疾病的喉部表现。如有报道 2～20 岁声嘶以慢性喉炎和声带小结为主，21～60 岁以声带息肉和慢性喉炎最多见，而 61 岁以上声嘶以喉癌为主。此外，还有引起声音嘶哑的其他疾病，如喉非特异性肉芽肿等，治疗较为棘手，而中医药治疗声嘶有丰富的理论和临床经验，从整体入手，调整脏腑阴阳平衡，治疗彻底有效。

郑老根据多年的临床经验总结认为，声带息肉皆与痰瘀互阻有关。中医古代既有"久病皆有痰作祟""怪病治痰"之说。且论现代人，平素好食肥甘厚味，贪凉喜冷饮，最易伤脾胃，脾主运化水湿，脾胃虚弱，则水湿不化，故脾为生痰之源。久则水停痰阻，则血流不畅，继而化生为瘀，痰瘀互结更是形成恶性循环。因此，郑老常拟化痰祛瘀为治疗大法。针对不同的病情，辨证选取与证相宜的上药进行配伍应用于临床，经观察，疗效令人满意。

（时珍国医国药，2016 年第 21 卷第 11 期）

郑昌雄教授应用鸡血藤治疗嗓音病的临床经验浅谈

滕 磊　忻耀杰　郑昌雄（指导）
上海中医药大学附属曙光医院耳鼻喉科（上海 201203）

郑昌雄（1936—），男，上海中医药大学附属曙光医院主任医师，曾任上海市中医耳鼻咽喉科专业委员会主任委员、顾问，上海市中医咽喉疾病医疗协作中心主任委员和上海市中西医结合耳鼻咽喉科专业委员会顾问等职；1963 年从福建中医学院医疗专业毕业后，师从全国著名老中医张赞臣教授临证学习，深得其传；从事中医耳鼻咽喉科医疗、教学和科研工作近 50 年。临床上主张：师古又不泥于古，临床实效作考量；树衷中参西之风，揭耳鼻咽喉之秘；效法经典探病机，化痰行瘀除顽疾。治疗疾病方面，郑老主张中西医双重检查，在疾病明确诊断后，采用中医药治疗，务必根据中医学理论进行辨证施治，方能取得较好的疗效。在治疗喉白斑病和喉肉芽肿等喉科疑难杂症方面有独到之处。

鸡血藤，具有活血补血、调经止痛、舒筋活络之效，临床多用于月经不调、风湿痹痛等症，与嗓音病的治疗并无直接关系。郑昌雄教授在嗓音病的治疗中却善用鸡血藤，具有独特的临床经验。

一、鸡血藤应用经验

鸡血藤，始载于《本草纲目拾遗》，因其藤汁如鸡血，故名，是豆科植物密花豆的干燥藤茎。一般认为，鸡血藤具有补血、活血、通络的功效，主要用于月经不调、血虚萎黄、麻木瘫痪、风湿痹痛等的治疗，是传统的活血补血中药。由于鸡血藤的化学成分复杂，具有广泛的药理作用和多样性的临床应用。如鸡血藤提取物可以抑制肿瘤细胞增殖，鸡血藤的有效成分在体外能明显抑制柯萨奇病毒 B_3 的致细胞病变作用，鸡血藤治疗中风后遗症、鸡血藤治疗风湿性心脏病等都有显著的疗效。综合现代药理研究，鸡血藤主要具有改善造血系统、抗血栓形成、抗肿瘤、抗病毒和抗氧化等作用。郑昌雄教授认为鸡血藤具有活血舒筋之效，在嗓音病应用中，有减轻声带充血、改善声带血瘀之效，因此可以促进声带闭合，改善声音嘶哑，郑老在治疗声带闭合不全的患者时往往加上一味鸡血藤，疗效卓著。证之临床，颇有效验。

嗓音病的常见症状有声音嘶哑、发音费力、音量减小、音域发声改变、咽部干燥、异物感等。有时不仅局限于喉源性发声障碍，还涉及整个基础医学及物理学、声乐学和心理学等。虽然急性喉炎等感染性喑哑疾病的治疗比较简单，但还有很多嗓音病属疑难杂症，西医尚无满意的疗法。如声带白斑是声带黏膜上皮增生和过度角化所发生的白色斑块样疾病，被认为是癌前病变，治疗无对症之药，手术容易复发。声带麻痹，是由喉返神经受损所致，西医的恢复治疗是局部或全身应用神经营养药、糖皮质激素及血管扩张剂，有手术适应证者尚可行喉返神经探查术，但治疗效果并不满意。

声音嘶哑，常常与喉部声带的形态、色泽、活动度和新生物等有关，这些病理变化，最终都影响声带的运动开合，一旦声带闭合不全，发声必然嘶哑。以前由于没有内镜等检查，无法明确声带的局部病变情况，难免以偏概全。因此，借助内镜检查，必要时病理活检，才是早期发现声带组织结构、形态和色泽等病理变化的前提。这也丰富了中医学在微观方面的辨证内容。中医学认为，声音主要由肺所调节。肺气充沛，肺阴滋养，肺的宣发功能正常，则声音洪亮、音质清脆润泽；反之，无论是外邪犯肺、肺气不宣，或是肺气不足或肺阴亏虚，咽喉失养，都会导致咽喉发音障碍，轻则嘶哑，重则失音。郑昌雄教授将现代医学检查方法融合中医辨证，认为声带息肉、喉乳头状瘤、喉白斑等长时间的声音嘶哑，皆与痰瘀互结有关。鸡血藤味苦甘性温，归肝、肾经。功能活血舒筋，养血调经。现代人平素好食肥甘厚味，贪凉喜冷，最伤脾胃，脾胃虚弱则水湿不化，久则水停痰阻，则血流不畅，继而化生为瘀，鸡血藤甘温之性疏肝养血，祛瘀生新，不伤脾胃，苦可泄降，下冲破结，亦可改善血瘀之征，用于声音嘶哑，则有减轻声带充血，改善声带血瘀病理的妙用。郑老根据多年的临床经验总结，鸡血藤在治疗声带闭合不全方面厥功甚伟，有时加一味鸡血藤往往效如桴鼓。

二、验案举隅

病例 1：金某，女，41 岁。

初诊（2012 年 5 月 23 日）：因"声音嘶哑 1 年余"前来治疗。患者平素喜言，1 年多来时有声音嘶哑，讲话过多后声嘶加重，伴有讲话费力。舌淡苔白腻，边有齿印。纤维喉镜检查见双侧声带色红充血，声带略肥厚，少量痰液附着，左侧声带前中 1/3 淡红色新生物突起，约绿豆大小，表明光滑，声带闭合不完全。诊为左声带息肉。病由肺脾气虚，痰瘀互结所致。治以益气健脾，化痰散瘀为法。

处方：夏枯草 15g，薏苡仁 30g，生黄芪 15g，天花粉 9g，白茯苓 10g，桔梗 6g，甘草 6g，红花 9g，僵蚕 6g，鸡血藤 10g（7 剂）。

二诊（5 月 30 日）：声嘶明显减轻，讲话仍感费力，舌边齿印仍然明显，加党参 15g，连服 2 周后声音嘶哑基本恢复正常，多言后亦不感费力。纤维喉镜检查发现声带充血完全减退，左侧声带息肉缩小成粟粒样突起，声带闭合时仅见约 1mm 大小间隙。舌苔薄，舌边齿印不显著。再随证加减，共服药 2 个月，纤维喉镜随访声带恢复正常。

病例 2：陈某，男，40 岁。

初诊（2012 年 7 月 11 日）：半年前因"双侧声带白斑"在外院行手术治疗，病理证实为（声带）鳞状上皮轻度不典型增生，术后 2 周，又出现声音嘶哑。来就诊时纤维喉镜检查见双侧声带慢性充血，表面附有白斑样物，声带闭合不完全。舌苔淡白。有吸烟史近 20 年，平均每日 1 包。病由痰瘀交阻所致。治以化痰祛瘀。

处方：夏枯草 30g，薏苡仁 30g，白花蛇舌草 30g，半枝莲 15g，桔梗 6g，甘草 6g，海藻 10g，昆布 10g，丹参 10g，天花粉 10g，僵蚕 6g，生黄芪 15g，14 剂。

2 周后复诊，患者自觉喉部清爽，间接喉镜检查双侧声带白斑范围减小，声带仍然充血，闭合不完全，予前方加鸡血藤行血祛瘀，2 周后再诊时声带充血减轻，闭合基本完全。此后，每 2 周复诊 1 次。根据临床症状加减用药，并嘱禁烟，戒酒，以及禁食羊肉、杨梅等"火"气大的食品。经上述内服中药治疗 2 个月后，纤维喉镜检查双侧声带白斑物基本消失。

三、讨论

嗓音病，是由生理声音变为病理声音的过程和结果，是发声器官病变、发声功能异常导致的发音异常状态。发音滥用、用声不当及不良的生活习惯、发声器官感染与炎症、全身因素如反流性食管炎、内分泌功能异常均可导致此病。上述病案或是多言，或是长期大量吸烟造成，在其发病过程中都存在着某些共同的病理特点和临床特征，如舌淡苔白，其病理特点考虑为肺脾气虚，这是用生黄芪、党参的辨证要点，局部检查都可见新生物，则以夏枯草、海藻、昆布等化痰散结，至于声带闭合不完全则是鸡血藤的应用要点。郑老辨证即抓住了这些共同的特征，就鸡血藤而言，在嗓音病中适用于声带充血、闭合不完全的患者，有行血祛瘀之效，契合声带病变痰瘀互结的病例特点。

在上述病案中，均有"痰瘀互结"这一病机。王肯堂曾在《证治准绳》中首倡"瘀血失音"之论。此后，王清任《医林改错》说："气无形不能结块，结块者，必有形血也。"而唐宗海《血证论》有云"血积既久，亦能化痰水。"随着对声嘶病因病机研究的不断深入，现在对考虑长期的声音嘶哑，会导致邪留喉窍阻滞脉络，继而气血不畅成瘀，气滞水停不行成痰，痰凝血瘀积于声门，形成的往往是声带息肉、声带小结、声带白斑、喉乳头状瘤等有形之病。中医对这样的嗓音病治疗有独特的疗效，如郑老对鸡血藤在嗓音病中的应用心得体会，都是中医治疗特色和治疗优势的体现。对该领域的研究将有助于临床应用和发展。

（中医药信息，2015 年 01 月第 32 卷第 01 期）

郑昌雄教授治疗喉乳头状瘤的学术思想探微

上海中医药大学附属曙光医院耳鼻喉科　程雨杭　滕　磊　忻耀杰

喉乳头状瘤是由人乳头状瘤病毒（HPV）引起的病毒源性良性肿瘤，具有生长迅速、复发率高、易癌变等特点，手术切除是现代医学首选的治疗方法，但是，即便是被视为一线的 CO_2 激光切除手术，仍不能阻止病变复发。郑昌雄教授用中医中药治疗喉乳头状瘤效果卓著，见效快，复发少。治疗喉乳头状瘤的学术思想探讨如下。

一、病机责于痰、瘀、毒

《灵枢·忧恚无言》曰："咽喉者，水谷之道也。喉咙者，气之所以上下者也。"喉乳头状瘤就是发生在喉咙的来自上皮组织的真性良性肿瘤，可发生于声带、室带及声门下区，亦可蔓延到下咽及气管，引起声音嘶哑。因此，喉乳头状瘤的发生与气机的升降失常有关。

声音由肺所司，肺藏气，而气之激宕则为声。肺的功能是宣发和肃降，容不得一丝浊阴，正所谓"上焦如雾"，正常情况下痰涕不生，肺的宣发和肃降功能正常。如果肺的功能失调，肺气不降，那么上焦不清，痰涕形成。而《黄帝内经》所云"气之所以上下者"的喉咙正是气机停滞的地方，也由肺所司，这是局部病理因素"痰"的成因。而气滞则血瘀，喉窍脉络受阻，经气郁滞不畅，气血瘀于局部，结聚喉窍，致声带形成乳头状瘤，妨碍声门的开合，这是"瘀"的成因。若患者肺胃素有蕴热，或过食辛辣，或外感邪毒，或用声过度，则内外邪热相搏，肺胃火热循经上蒸咽喉，痰热交蒸，久滞咽喉而成肿块，这是局部"毒"的因素。《景岳全书·卷二十八》对"声喑"的病因病机、证候特点及辨证论治有全面的论述，确立了"金实不鸣，金破不鸣"的理论基础，对后世喉病研究有着深远的影响。郑老认为喉乳头状瘤实际上往往是虚实夹杂，痰瘀兼毒是其局部的病理表现，还和患者的素体虚弱，脾胃功能失调，过劳伤肾，或久病失养，肺肾阴亏等密切相关。

化痰散结郑老喜用炙僵蚕和桔梗配对。炙僵蚕能够化痰散结，还略有一点清热祛痰的作用。桔梗善于祛痰，有载药上行的作用，炙僵蚕和桔梗的药对配伍能够有效地起到化痰散结之效。郑老为增其疗效，通常还会辅以夏枯草清肝散结和生薏苡仁利湿散结。杜红花是郑老喜用的活血行瘀之药，其祛瘀力强，郑老活血行瘀药往往只用此一味即可达到效果。解毒消肿软坚之品，郑老则喜用半枝莲和白花蛇舌草之品，其相须而用有清热解毒消肿之功，广泛用于喉白斑病、喉乳头状瘤的治疗。而海藻、昆布相须而用则是软坚散结必不可少之品。

二、常需考量清火降逆

三焦之火，随太阳膀胱之经下行，温水脏，出腘中，贯腨肠，而入外踝。少阳之火降，水得此火，而后通调，所以说三焦独主水道。水性本寒，少阳三焦之火，随太阳而下行，水得此火，火秘于内，水敛于外，是以下焦不寒。木火主里，自内而生长之，故里气常温，金水主表，自外而收藏之，故表气常清。阳藏则外清而内温，阳泄则内寒而外热。凡上热之证，都是甲木之不降，相火之不蛰。相火上炎就是阳泄于外，阳泄则内寒而外热，上热而下寒。上述上焦肺气不清的原因除了与患者肺胃素有蕴热，或过食辛辣，或外感邪毒，或用声过度等因素有关，从患者自身的体质来说，往往是相火刑金的结果，金被火刑则肺气不清，上焦常热，故而治疗上往往需要考虑清火降逆。郑老经验：在经过其中医药治愈的喉乳头状瘤患者，治疗后如果仍见声带充血明显者，此时若停药随访观察，其复发的可能性较大，而声带无充血者，往往不易复发。这就是上焦有热的表现。因此，玄参、麦冬、沙参、天花粉之类轻清之品皆为郑老所习用。

三、固护脾胃为本

脾为己土，以太阴而主升，胃为戊土，以阳明而主降。胃主受盛，以通降为顺，脾主消磨，以脾阳之升运为健。因此，中气的盛衰是保证脾升胃降的必要条件。中气旺则胃降而善纳，胃口好；脾升而善磨，食物能够消化，肚腹不胀，饮食消化以后，精气滋生，所以无病。同时，中气是全身气机之枢轴，脾升则肾肝亦升，故水土不郁，胃降则心肺亦降，金火不滞。火降则水不下寒，水升则火不上热。这就是正常人的状态。

病理状态下，中气虚衰，升降窒塞，会出现脾陷胃逆的状态，脾陷则下利不止，如太阴脏病即是脾气下陷的表现，胃气上逆则呕吐，饮食不纳。从气机升降来看，气以清降为性，以心火右转，则化肺气，肺气方化，而已胎阴魄，故其性清肃而降敛。肺气上逆，上焦雾露不清而痰涕生，且收令不行，君相升泄，而刑辛金，则生上热。而肺气不降之原，则在于胃土逆升，浊气填塞。因此，虽然病变表现为局部的痰瘀毒兼夹之象，而脾胃的虚衰是疾病的根由所在，焦白术、党参、生黄芪之品都是郑老常用的固护脾胃之品。尤其对生黄芪的应用到了出神入化的境地。

四、验案举隅

病例：徐某，女，36岁。

初诊（2014年2月17日）：患者声嘶反复发作5年，曾在外院喉镜检查发现右侧声带有一新生物隆起，先后手术治疗2次，标本病理均示（右侧声带）鳞状上皮乳头状瘤，伴上皮轻度不典型增生。末次手术时间为 2014 年 1 月 13 日。术后 1 个月复查时又发现右侧声带中段有一乳头状瘤复发。且声嘶加重，讲话费力，喉部时有异物感或痰黏不适，进食吞咽顺利。平时每多疲劳感冒，但无发热。月经、眠食均可。舌苔黄腻，边有齿痕。诊为喉乳头状瘤术后复发。病由正气虚弱，痰瘀互阻，上逆于喉所致。治拟化痰祛瘀，佐以扶正之法。

处方：夏枯草 9g，白花蛇舌草 9g，生薏苡仁 9g，桔梗 6g，生甘草 6g，杜红花 9g，炙僵蚕 9g，海藻 9g，昆布 9g，生黄芪 30g，焦白术 15g，14 剂。

此后患者每 2 周复诊 1 次，依临床症状，上方稍作加减，并嘱患者平时注意劳逸结合，避免感冒发热，忌食热性食品，如羊肉、杨梅等。经上述内服中药治疗 3 个月后，患者发声响亮，讲话不费力，嗓音与发病时相比，可谓判若两人。间接喉镜检查发现右侧声带乳头状瘤消失。嘱继服中药 1 个月，以巩固疗效。2016 年 7 月 7 日作硬喉镜检查示喉部未见异常。门诊随访至今，未见喉乳头状瘤复发。

五、讨论

喉乳头状瘤临床表现多为声音嘶哑和发音异常，可有呼吸不畅甚至呼吸困难症状。治疗以手术切除缓解喉梗阻，保留喉功能，减缓复发，也可辅助应用抗病毒药物，但复发仍较常见，难以根治。其原因可能是 HPV 藏匿在黏膜的基底层细胞内，一般手术切除范围难以清除。至今，喉乳头状瘤的治疗不断有新仪器及方法投入使用。而这些方法并不能阻止病变的复发，甚至 CO_2 激光手术的总体并发症的发生率反而增高。

喉乳头状瘤的西医治疗虽然较为棘手，而郑老应用中医药治疗该病有丰富的临床经验，从整体入手分析病机，认为局部因素与痰瘀毒有关，时有相火刑金的病理因素出现，而归根结底是脾胃虚衰。临床特征可分为两种：一种是痰瘀互阻为主症的，多见声嘶、喉部痰黏、发声异常等；另一种则是夹有热毒伤阴指征的，如声带充血或喉干或有发热感。临床上以这些特征采用活血化瘀、化痰散结并解毒消肿、软坚散结为主要方法进行治疗。依据郑老的病机分析和用药经验，总结郑老的经验组方为红花、僵蚕、桔梗、夏枯草、生薏苡仁、半枝莲、白花蛇舌草、海藻、昆布、生甘草。其中红花活血化瘀，僵蚕、桔梗化痰散结，辅以夏枯草、生薏苡仁化痰散结，而半枝莲、白花蛇舌草、海藻、昆布等皆有解毒消肿、软坚散结之功，以助活血化瘀。若声带充血或喉干，可用玄参、沙参、生地黄清热养阴而利咽。如有鳞状上皮不典型增生者可加生黄芪、炙桑叶、炙鳖甲而防癌变。

中医自古即有"久病皆由痰作祟""怪病治痰"之说。且论现代人，平素好食肥甘厚味，贪凉喜冷饮，最易伤脾胃，脾主运化水湿，脾胃虚弱，则水湿不化，故脾为生痰之源。久则水停痰阻，则血流不畅，继而化生为瘀，痰瘀互结更是形成恶性循环。因此，郑老常拟化痰祛瘀为治疗大法，同时固护脾胃。针对不同的病情，辨证选取与证相宜的上药进行配伍应用于临床，调整脏腑阴阳平衡，治疗彻底而有效。

（中医药信息，2016 年 11 月第 33 卷第 06 期）